Handbook
of Clinical Drug Therapy
for Oral Mucosal Diseases

口腔黏膜病
临床药物
手册

主审　曾　昕　陈谦明
主编　王冏珂　刘佳佳　金　鑫

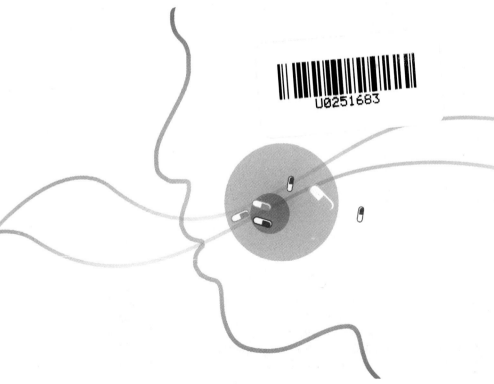

四川大学出版社

项目策划：段悟吾　王　军
责任编辑：周　艳
责任校对：龚娇梅
封面设计：墨创文化
责任印制：王　炜

图书在版编目（CIP）数据

口腔黏膜病临床药物手册 / 王囤珂，刘佳佳，金鑫
主编 . 一 成都 ： 四川大学出版社，2020.12
ISBN 978-7-5690-3333-5

Ⅰ. ①口… Ⅱ. ①王… ②刘… ③金… Ⅲ. ①口腔粘
膜疾病－药物疗法－手册 Ⅳ. ① R781.505-62

中国版本图书馆 CIP 数据核字 (2019) 第 292698 号

书名　　口腔黏膜病临床药物手册
　　　　KOUQIANG NIANMOBING LINCHUANG YAOWU SHOUCE

主　　编	王囤珂　刘佳佳　金　鑫
出　　版	四川大学出版社
地　　址	成都市一环路南一段 24 号（610065）
发　　行	四川大学出版社
书　　号	ISBN 978-7-5690-3333-5
印前制作	四川胜翔数码印务设计有限公司
印　　刷	成都金龙印务有限责任公司
成品尺寸	170mm×240mm
印　　张	17.75
字　　数	337 千字
版　　次	2020 年 12 月第 1 版
印　　次	2020 年 12 月第 1 次印刷
定　　价	89.60 元

版权所有 ◆ 侵权必究

◆ 读者邮购本书，请与本社发行科联系。
　电话：(028) 85408408/ (028) 85401670/
　(028) 86408023　邮政编码：610065
◆ 本社图书如有印装质量问题，请寄回出版社调换。
◆ 网址：http://press.scu.edu.cn

四川大学出版社
微信公众号

《口腔黏膜病临床药物手册》编委会

主　审　曾　昕　陈谦明

主　编　王同珂　刘佳佳　金　鑫

编　者（以姓氏笔画为序）

王　非（四川大学华西口腔医学院 2020 级博士）

王同珂（四川大学华西口腔医学院 2017 级博士，
现就职于四川大学华西口腔医院）

尹凤英（四川大学华西口腔医学院 2017 级博士，
现就职于浙江大学医学院附属口腔医院）

刘天楠（四川大学华西口腔医学院 2018 级硕士）

刘佳佳（四川大学华西口腔医学院 2016 级博士，
现就职于重庆医科大学附属口腔医院）

孙思露（四川大学华西口腔医学院 2020 级博士）

杜玉琦（四川大学华西口腔医学院 2020 级博士）

杨华梅（四川大学华西口腔医学院 2016 级博士，
现就职于广东省口腔医院）

时玉洁（四川大学华西口腔医学院 2019 级博士）

何明靖（四川大学华西口腔医学院 2013 级博士，
现就职于武汉大学口腔医院）

辛　川（四川大学华西口腔医学院 2012 级八年制）

张雪峰（四川大学华西口腔医学院 2016 级博士，
现就职于四川大学华西口腔医院）

金　鑫（四川大学华西口腔医学院 2011 级博士，
现就职于重庆医科大学附属口腔医院）

赵　奎（四川大学华西口腔医学院 2010 级八年制）

姚懿桓［四川大学华西口腔医学院 2015 级硕士，
现就职于遵义医科大学附属口腔医（学）院］

魏子豪（四川大学华西口腔医学院 2018 级博士）

主编介绍

王闯珂

医师，中华口腔医学会口腔黏膜病学专业委员会专科会员。四川大学华西口腔医学院和美国加州大学洛杉矶分校牙学院（UCLA School of Dentistry）联合培养博士，师从曾昕教授、陈谦明教授和助理教授 Bo Yu 博士。现就职于四川大学华西口腔医院。

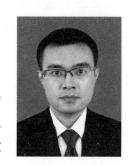

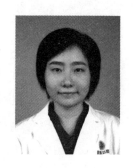

刘佳佳

主治医师，中华口腔医学会口腔黏膜病学专业委员会专科会员。2019 年于四川大学华西口腔医学院获博士学位，师从曾昕教授和陈谦明教授。现就职于重庆医科大学附属口腔医院。

金 鑫

副教授，中华口腔医学会口腔黏膜病学专业委员会青年委员。2014 年于四川大学华西口腔医学院获博士学位，师从陈谦明教授和曾昕教授。现就职于重庆医科大学附属口腔医院。

序

此书的雏形源自研究生们送给导师的生日礼物。导师深感此份礼物分量沉重，故嘱弟子们抛光打磨后呈现于此，与学界同仁共享。

口腔黏膜病是发生在口腔黏膜上类型各异、种类繁多的疾病，以药物治疗为主。口腔黏膜病学专业医生面临的困境在于：①药物种类复杂（涵盖糖皮质激素、免疫调节药、抗过敏药、抗生素、抗真菌药等），药物剂型多样（包括口服制剂、注射剂、含漱剂、凝胶、散剂、滴剂等）。②说明书的适应证中明确包括口腔黏膜病的药物非常有限，很多情况下需要超适应证用药。以四川大学华西口腔医院为例，药房中口腔黏膜病科常用药物有近70种，但药物说明书的适应证中明确指出可用于口腔黏膜疾病者仅十余种，显然无法满足临床治疗需求。③口腔黏膜病患者年龄跨度大（从新生儿到百岁高龄的老人），伴有系统疾病（如高血压、糖尿病、肝肾疾病、肿瘤等）者多，患者状态复杂（可能处于备孕期、妊娠期、哺乳期、围绝经期或放化疗期等）。这就对口腔黏膜病科医生用药的有效性和安全性提出了更高的要求。

面对种类繁多的药物，医生很难准确全面地记住每一种药物的禁忌证、不良反应或药物相互作用。所以在临床工作中，我们会时常查阅药盒内或网页版的药物说明书。在临床一线工作的研究生们注意到这一情况后，本着为导师临床用药提供详尽且便捷的参照、减轻导师工作负担的目的，共同编写了《口腔黏膜病临床药物手册》，将其作为生日礼物送给了导师，以期辅助导师核对用药，提高药物开具的效率和安全性。

我们欣喜地感受到研究生们对导师的关心，也体会到他们对口腔黏膜病学的热爱、对口腔黏膜病患者的负责和编写制作书稿时的严谨态度。因此提议，对药物的纳入进行调整，并重点添加了药物在口腔黏膜疾病中应用部分的内容，使本书成为一本方便口腔黏膜病科医生随时查阅的临床手册和案头参考书，同时作为我们主编的《案析口腔黏膜病学》（第 1，2 版）和 *Case Based Oral Mucosal Diseases* 的延伸与补充。大家以极大的热情和认真的态度迅速行动，查阅药典、相关指南、参考书籍和文献，精心编写后终于成书于此。

值此成书之际，我们欣然作序，希望这本源自研究生们殷殷心意的礼物能升华为一本惠及更多口腔黏膜病学专业临床医生的实用之作，并请大家批评指正。

2020 年 5 月

前　言

　　口腔黏膜病种类众多，药物治疗是其主要的治疗手段，占有非常重要的地位。在品种繁多的药物中科学地选择药物，制订合理的个体化用药方案，是提高临床疗效和保证临床用药安全的关键所在。值得重视的是，适应证中明确包括口腔黏膜病的药物非常少，为应对越来越多口腔黏膜病患者的治疗需求，口腔黏膜病临床医生往往需要超适应证用药。这要求医生对药物的使用须慎之又慎，更要全面掌握临床中常用药物的适应证、不良反应、用法用量、注意事项等，以尽量确保临床用药的安全性。因此，将口腔黏膜病临床常用药物相关资料尽量全面地收集和整理成册，解决目前口腔黏膜病领域用药指导书籍缺乏之亟需，方便临床医务人员参考，是我们编写此书的主要目的。

　　本书以国家临床重点专科四川大学华西口腔医院口腔黏膜病科在临床治疗中的常用药物为基础，纳入百余种口腔黏膜病临床常用药物，参考《中华人民共和国药典临床用药须知（2015 年版）》、药品说明书、中国食品药品监督管理总局（China Food and Drug Administration，CFDA）和美国食品药品监督管理局（Food and Drug Administration，FDA）相关文件等资料，按照"药品名称""成分""适应证""药理""不良反应""禁忌证""美国 FDA 妊娠期药物安全性分级""注意事项""孕妇及哺乳期妇女用药""儿童用药""老年用药""药物相互作用""用法用量""制剂与规格"等进行编写，并根据临床用药经验、大量国内外最新文献、循证医学证据以及疾病防治指南对各种药物在口腔黏膜病治疗中的应用进行了阐述，使读者能更好地掌握口腔黏膜病药物的临床使用，力求科学准确、全面实用。本书可作为《口腔黏膜病学》和《案析口腔黏膜病学》的补充和延伸，适用于口腔临床医学专业的学生和不同水平的口腔临床医师，也适用于药师、皮肤科及内科的医师、护士和学生。

经过数月的修订增补以及四川大学出版社编辑的精雕细琢，《口腔黏膜病临床药物手册》最终问世。本书受到了国家卫计委公益性行业科研专项（201502018）、国家自然基金委创新群体项目（81321002）、国家自然科学基金面上项目（81870775）以及四川大学研究生科研创新基金（2018YJSY018）的资助，在此一并表示感谢！本书特别邀请四川大学华西口腔医院曾昕教授和陈谦明教授审阅，在此对他们付出的辛勤劳动致以谢意！

本书的编者尽力使书中出现的药物相关介绍科学、准确，但考虑到医学不断发展且临床患者存在个体差异，因此，对使用本书资料而引起的医疗差错或事故，我们不承担法律责任。由于编者学识有限，对于本书中存在的错误和缺点，我们恳切地希望各位专家及广大读者批评指正，以便再版时修正，使本书更好地为临床工作服务。

编　者

2020 年于四川大学华西口腔医院

目 录

第一章　局部用药

第一节　含漱剂

【药品名称】

复方氯己定含漱液（Compound Chlorhexidine Gargle）

【成分】本品为复方制剂，每 500ml 含葡萄糖酸氯己定 0.6g、甲硝唑 0.1g。辅料为甘油、聚山梨酯 80、聚乙二醇－400、浓薄荷水、乙醇、糖精钠、色素、香精、纯化水。

【适应证】用于牙龈炎、急慢性冠周炎、口腔黏膜炎等引起的牙周脓肿、牙龈出血、牙周肿痛、牙槽部炎症及溢脓、口臭、口腔黏膜溃疡等。

【药理】本品为抗菌药物。其中所含葡萄糖酸氯己定为广谱杀菌剂，甲硝唑具有抗厌氧菌作用。

【不良反应】

1. 偶见过敏反应或口腔黏膜浅表脱屑。

2. 长期使用能使口腔黏膜表面与牙齿着色，舌苔发黄，味觉改变。

【禁忌证】对本品成分过敏者禁用。对甲硝唑或其他硝基咪唑类过敏者禁用。

【美国 FDA 妊娠期药物安全性分级】无相关数据。

【注意事项】

1. 本品连续使用不宜超过 3 个疗程。

2. 本品含漱时至少在口腔内停留 2~5 分钟。

3. 本品仅供含漱用，含漱后吐出，不得咽下。

4. 用时应避免接触眼睛。

【孕妇及哺乳期妇女用药】尚不明确。

【儿童用药】尚不明确。

【老年用药】尚不明确。

【药物相互作用】使用本品期间如使用其他口腔含漱液，应至少间隔2小时。

【用法用量】含漱。每次 10~20ml，每日 2~3 次，5~10 日为一个疗程。

【制剂与规格】

（1）100ml：葡萄糖酸氯己定 120mg，甲硝唑 20mg；

（2）150ml：葡萄糖酸氯己定 180mg，甲硝唑 30mg；

（3）200ml：葡萄糖酸氯己定 240mg，甲硝唑 40mg。

【在口腔黏膜病治疗中的应用】

1. 适应证及用法用量。

复方氯己定含漱液主要用于口腔黏膜病的辅助治疗，如疱疹性龈口炎、复发性阿弗他溃疡、口腔扁平苔藓、大疱性疾病等存在口内黏膜糜烂时，用于抗菌及清洁口腔。也可用于伴有糜烂和（或）痂的盘状红斑狼疮、唇炎、口角炎等疾病的湿敷治疗。常用剂量为每次 10ml，每日 3 次。

2. 使用中的注意事项。

由于复方氯己定含漱液中含有甲硝唑，用药前应注意询问过敏史。老年人及儿童用药酌情减量，不建议孕妇及哺乳期妇女使用。

（尹凤英　王同珂）

【参考文献】

黄金林，孙珊珊，李冰．探讨复方氯己定含漱液在口腔溃疡治疗中的临床效果［J］．吉林医学，2014，35（12）：2554.

【药品名称】

复方硼砂含漱液（Compound Borax Gargle）

【成分】本品每 100ml 含硼砂、碳酸氢钠各 1.5g，甘油 3.5ml，液化苯酚 0.3ml。辅料为乙二胺四乙酸二钠、纯化水。

【适应证】用于口腔炎、咽喉炎、扁桃体炎等的口腔消毒。

【药理】本品具有消炎止痛作用。硼砂遇甘油生成酸性较强的甘油硼酸，再与碳酸氢钠反应，生成甘油硼酸钠，呈碱性，有除去酸性细菌分泌物的作用，能清洁口腔并杀菌。少量苯酚具有轻微的局部麻醉和抑菌作用。

【不良反应】尚不明确。

【禁忌证】 对本品过敏者禁用，过敏体质者慎用。新生儿、婴儿禁用。

【美国 FDA 妊娠期药物安全性分级】 无相关数据。

【注意事项】

1. 含漱后应吐出，不可咽下。

2. 小儿、老年人、孕妇及哺乳期妇女慎用。

3. 本品误服后可引起局部组织腐蚀，吸收后可发生急性中毒，早期症状为呕吐、腹泻、皮疹，以及中枢神经系统先兴奋后抑制等表现。一旦发生应立即就医。

4. 用时应避免接触眼睛。

【孕妇及哺乳期妇女用药】 慎用。

【儿童用药】 新生儿、婴儿禁用。

【老年用药】 慎用。

【药物相互作用】

1. 使用本品期间，如欲使用其他口腔含漱液，至少应间隔 2 小时。

2. 勿与生物碱的盐、氯化汞、硫酸锌以及其他金属盐并用。

【用法用量】 含漱。每次取少量（约 10ml）加 5 倍量的温开水稀释后含漱，每次含漱 5 分钟后吐出，每日 3~4 次。

【制剂与规格】

（1）200ml：硼砂 3.0g，碳酸氢钠 3.0g，甘油 7.0ml，液化苯酚 0.6ml；

（2）500ml：硼砂 7.5g，碳酸氢钠 7.5g，甘油 17.5ml，液化苯酚 1.5ml。

【在口腔黏膜病治疗中的应用】

1. 适应证及用法用量。

复方硼砂含漱液主要用于口腔黏膜病的辅助治疗，如疱疹性龈口炎、复发性阿弗他溃疡、口腔扁平苔藓、大疱性疾病等存在口内黏膜糜烂时，用于杀菌及收敛。也可用于伴有糜烂和（或）痂的盘状红斑狼疮、唇炎、口角炎等疾病的湿敷治疗。常用剂量为每次 10ml，1∶5 稀释后含漱或湿敷，每日 3~4 次。

2. 使用中的注意事项。

见"注意事项""孕妇及哺乳期妇女用药""儿童用药""老年用药"部分。

（尹凤英　王同珂）

【药品名称】

金栀洁龈含漱液

【成分】 金银花、栀子、薄荷、黄芩、苦参、黄柏、茵陈、地肤子、石菖蒲、独活、蛇床子、艾叶。辅料为聚山梨酯 80、甘油、羟苯乙酯、甜菊素、薄荷香精、枸橼酸。

【功能主治】 清热解毒，消肿止痛。用于缓解牙龈、牙周及黏膜炎症所致的肿痛。

【不良反应】 尚不明确。

【禁忌证】 对本品过敏者禁用，过敏体质者慎用。

【美国 FDA 妊娠期药物安全性分级】 无相关数据。

【注意事项】

1. 本品仅供含漱用，含漱后应吐出，不得咽下。

2. 忌烟、酒及辛辣、油腻食物。

3. 不宜在用药期间同时服用温补性中药。

【孕妇及哺乳期妇女用药】 孕妇慎用，哺乳期妇女应在医师指导下使用。

【儿童用药】 在医师指导下使用。

【老年用药】 尚不明确。

【药物相互作用】 尚不明确。

【用法用量】 每次 5～20ml，每日 3 次，含漱 1 分钟即可。

【制剂与规格】 200ml。

【在口腔黏膜病治疗中的应用】

1. 适应证及用法用量。

金栀洁龈含漱液可用于伴有牙龈不适的灼口综合征患者的辅助治疗，常用剂量为每次 10ml，每日 3～4 次。也可用于复发性阿弗他溃疡、斑纹类疾病、大疱性疾病等存在口腔黏膜糜烂时的辅助治疗，以及唇炎、口角炎等疾病的湿敷治疗。

2. 使用中的注意事项。

见"注意事项""孕妇及哺乳期妇女用药""儿童用药""老年用药"部分。

（尹凤英　王同珂）

【参考文献】

喻珊．金栀洁龈含漱液治疗复发性口腔溃疡的临床观察［J］．中国医药指南，2012，10（8）：46－47．

【药品名称】

康复新液

【成分】本品为美洲大蠊干燥虫体的乙醇提取物，辅料为甘油、苯甲酸钠、山梨酸。

【功能主治】

通利血脉，养阴生肌。

1. 内服：用于瘀血阻滞，胃痛出血，胃、十二指肠溃疡，以及阴虚肺痨，肺结核的辅助治疗。

2. 外用：用于金疮、外伤、溃疡、瘘管、烧伤、烫伤、压疮之创面。

【不良反应】尚不明确。

【禁忌证】尚不明确。

【美国 FDA 妊娠期药物安全性分级】无相关数据。

【注意事项】

1. 服药期间禁饮含酒精的饮料。

2. 肾功能不全者慎用。

【孕妇及哺乳期妇女用药】尚不明确。

【儿童用药】尚不明确。

【老年用药】尚不明确。

【药物相互作用】

1. 本品不应与巴比妥类、苯妥英钠及氯霉素同服。

2. 长期服用本品或与其他解热镇痛药同服有增加肾毒性的危险。

【用法用量】

1. 口服：每次 10ml，每日 3 次。

2. 外用：用医用纱布浸透药液后敷于患处，感染创面清洁后再用本品冲洗，并用浸透本品的纱布填塞或敷用。

【制剂与规格】120ml。

【在口腔黏膜病治疗中的应用】

1. 适应证及用法用量。

康复新液可用于复发性阿弗他溃疡、化疗所致的口腔溃疡，放疗化疗性口炎、手足口病、疱疹性咽峡炎、带状疱疹等口腔黏膜糜烂溃疡性疾病的辅助治疗，具有减轻患处疼痛、加速口腔黏膜愈合的作用。含漱后口服，每次 10ml，每日 3 次。也可用于唇炎、口角炎等疾病的湿敷治疗。

2. 使用中的注意事项。

老年人及儿童用药酌情减量，不建议孕妇及哺乳期妇女使用。

（尹凤英　王同珂）

【参考文献】

［1］李海燕．康复新液在复发性口腔溃疡中的应用研究［J］.中国现代药物应用，2017，11（17）：142－143.

［2］刘舫．康复新液治疗淋巴瘤化疗后口腔溃疡患者的效果观察和护理［J］.临床医药文献电子杂志，2018，5（20）：108－109.

［3］朱能萍，范娟，秦蓉声，等．康复新液对头颈部恶性肿瘤患者急性放射性口腔炎的防治效果［J］.临床合理用药杂志，2017，10（36）：33－34.

第二节　气雾剂

【药品名称】

口腔炎喷雾剂

【成分】 蜂房、蒲公英、皂角刺、忍冬藤。

【功能主治】 清热解毒，消炎止痛。用于治疗口腔炎、口腔溃疡、咽喉炎等；对小儿口腔炎症有特效。

【不良反应】 尚不明确。

【禁忌证】 尚不明确。

【美国 FDA 妊娠期药物安全性分级】 无相关数据。

【注意事项】 尚不明确。

【孕妇及哺乳期妇女用药】 尚不明确。

【儿童用药】 尚不明确。

【老年用药】 尚不明确。

【药物相互作用】 尚不明确。

【用法用量】 口腔喷雾用。每次向口腔挤喷药液适量，每日 3～4 次，小儿酌情减量。

【制剂与规格】 25ml。

【在口腔黏膜病治疗中的应用】

1. 适应证及用法用量。

口腔炎喷雾剂主要用于复发性阿弗他溃疡、口腔扁平苔藓、手足口病、疱疹性龈口炎等疾病溃疡、糜烂病损的辅助治疗，也可用于缓解灼口综合征、地图舌、沟纹舌等患者的口腔不适感。局部喷挤，每日 3~4 次。该药剂型为喷雾剂，使用方便，特别是对于年龄较小、依从性较差的患儿，该药无特殊异味，易被患儿接受。

2. 使用中的注意事项。

老年人、儿童用药酌情减量，不建议孕妇及哺乳期妇女使用。

（尹凤英　王同珂）

【参考文献】

解昱，何春环. 口腔炎喷雾剂治疗复发性阿弗它性口腔溃疡的临床疗效观察［J］. 中国医药指南，2015，13（28）：20-21.

第三节　滴　剂

【药品名称】

维生素 AD 滴剂（Vitamin A and D Drops）

【成分】本品为复方制剂，由特定含量的维生素 A 和维生素 D 组成。

【适应证】预防维生素 A 和维生素 D 缺乏，治疗佝偻病、夜盲症和小儿手足抽搐症。

【药理】

1. 药效学。

维生素 A 和维生素 D 是人体生长发育的必需物质，尤其对血钙和磷的恒定，胎儿、婴幼儿的发育，上皮组织的完整性，视力，生殖器官、骨骼、牙的生长发育有重要作用。

2. 药动学。

（1）维生素 A 口服易吸收，水溶制剂较脂溶制剂更易吸收，胆汁酸、胰脂酶、中性脂肪、维生素 E 及蛋白质均可促进维生素 A 的吸收，吸收部位主要在十二指肠、空肠。正常情况下，体内与血浆脂蛋白结合的维生素 A 不足 5%，大量摄入维生素 A 时，肝内储存达饱和，其蛋白结合率可达 65%。维生素 A 主要储存于肝内，少量储存于肾、肺。维生素 A 自肝内释放后与视黄醇结合蛋白结合进入血液循环，在肝内代谢，随粪便、尿液排出，少量经乳汁排出。

（2）维生素 D 由小肠吸收，维生素 D_2 吸收后需借助胆盐与特殊 α－球蛋白结合后转运到身体其他部位，储存于肝和脂肪。维生素 D_2 的代谢、活化首先通过肝脏，其次为肾。半衰期（$t_{1/2}$）为 19～48 小时，作用开始时间为 12～24 小时，发挥治疗效应需 10～14 日，作用持续时间最长 6 个月，重复剂量有累积作用。骨化二醇代谢活化于肾，骨化三醇不需要代谢活化，部分降解于肾。

【不良反应】按推荐剂量服用，无明显不良反应。长期过量服用，可产生慢性中毒。早期表现为骨关节疼痛、肿胀，皮肤瘙痒，口唇干裂，发热，头痛，呕吐，便秘，腹泻，恶心等。

【禁忌证】慢性肾衰竭、高钙血症、高磷血症伴肾性佝偻病患者禁用。

【美国 FDA 妊娠期药物安全性分级】无相关数据。

【注意事项】

1. 必须按推荐剂量服用，不可超量服用。

2. 对本品过敏者禁用，过敏体质者慎用。

【孕妇及哺乳期妇女用药】

1. 高钙血症孕妇可伴有对维生素 D 敏感。本品能抑制甲状旁腺功能，可能导致婴儿有特殊面容、智力低下及患遗传性主动脉弓缩窄等。

2. 全母乳喂养婴儿易发生维生素 D 缺乏，母亲皮肤黝黑的婴儿尤易发生。婴儿对维生素 D 的敏感性在个体间差异大，有些婴儿对小剂量维生素 D 即很敏感。

3. 女性妊娠期间对维生素 A 需要量略增加，但每日不宜超过 6000 单位（U）。孕妇摄入大量维生素 A 时有可能致胎儿畸形，如泌尿道畸形、生长迟缓、早期骨骺愈合等。维生素 A 能从乳汁中分泌，哺乳期妇女摄入量增加时，应注意婴儿自母乳中摄取的维生素 A 量。有维生素 A 过量摄入，并可能合并早期妊娠者，应做妊娠试验，并测血液中维生素 A 含量。维生素 A 过量期应避孕。妊娠期妇女如有维生素 A 摄入过量中毒，应进行胎儿致畸风险的评估。

【儿童用药】婴幼儿对大量或超量维生素 A 较敏感，应谨慎使用。

【老年用药】老年人长期使用维生素 A，可能因视黄基醛清除延迟而致维生素 A 过量。

【药物相互作用】

1. 口服避孕药可升高血浆维生素 A 的浓度。

2.与维生素 E 合用时，可促进本品的维生素 A 吸收，增加肝内储存量，加速利用和降低毒性，但大量服用维生素 E 可耗尽维生素 A 在体内的储存。

3.抗酸药（如氢氧化铝）可使小肠上段胆汁酸减少，影响本品中维生素 A 的吸收。

4.大量维生素 A 与抗凝血药（如香豆素或茚满二酮衍生物）同服，可导致凝血酶原减少。

5.考来烯胺、矿物油、新霉素、硫糖铝能干扰本品中维生素 A 的吸收。

6.本品不应与含大量镁、钙的药物合用，以免引起高镁、高钙血症。

【用法用量】

1.成人：口服，预防用量 3~9 滴/日，治疗用量 15~60 滴/日。

2.儿童：口服，每日 1 次。1 岁以下服小剂量（维生素 A 1500U，维生素 D 500U），1 岁以上服大剂量（维生素 A 2000U，维生素 D 500U）。

【制剂与规格】

1.维生素 AD 滴剂：

（1）每 1 克含维生素 A 5000U+维生素 D 500U；

（2）每 1 克含维生素 A 9000U+维生素 D 3000U；

（3）每 1 克含维生素 A 50000U+维生素 D 5000U；

（4）每丸含维生素 A 15000U+维生素 D 500U；

（5）每粒含维生素 A 1800U+维生素 D_3 600U；

（6）每粒含维生素 A 1200U+维生素 D 400U。

2.维生素 AD 滴剂（胶囊型）：

（1）每粒含维生素 A 1500U+维生素 D 500U；

（2）每粒含维生素 A 2000U+维生素 D 700U。

【在口腔黏膜病治疗中的应用】

1.适应证与用法用量。

可用于口腔白斑病和口腔白角化症的角化病损，局部涂搽，3~4 次/日。也可用于口腔扁平苔藓患者角化程度较高的斑块状病损。

2.使用中的注意事项。

见"注意事项"部分。

（魏子豪　时玉洁　全鑫）

第四节　糊　剂

【药品名称】

氨来呫诺糊剂（Amlexanox Paste）

【成分】氨来呫诺。

【适应证】适用于免疫系统正常的复发性阿弗他溃疡患者。

【药理】

1. 药效学。

5％氨来呫诺糊剂局部治疗轻度复发性阿弗他溃疡，可加速溃疡愈合，减少溃疡面积，缩短病变的疼痛时间。而且，在前驱期使用本品可能可以避免溃疡的发生。动物口服试验表明，本品具有抗过敏和抗炎作用，可抑制速发型和迟发型超敏反应。体外研究表明，本品可潜在性地抑制肥大细胞、嗜中性粒细胞及单核细胞中炎症介质（组胺、白三烯）的形成和（或）释放。氨来呫诺的这些活性与其对复发性阿弗他溃疡治疗作用的相关性尚未明确。

2. 药动学。

（1）吸收：胃肠道给药可被大部分吸收。溃疡局部直接吸收不明显。血浆峰值浓度为120ng/ml，达峰时间为2.4小时（单次涂抹5％糊剂100mg）。每日用药4次，一周内达稳态血药浓度。

（2）代谢：代谢为羟基化产物和结合代谢产物。

（3）排泄：经肾脏由尿液排泄。其中17％为原型药，6.2％为羟基化氨来呫诺，3％为结合代谢产物（M1）。清除半衰期为3.5小时。

【不良反应】

国外临床试验中，患者（$n=409$）出现的局部不良反应包括用药局部疼痛（7.1％）、灼烧感（2.7％）、刺激感（1.5％）、非特异反应（1.2％）和异样感（0.7％）；出现的全身不良反应包括恶心（1.0％）、头痛（1.5％）、咽喉痛（0.2％），个别患者出现肝功能异常（2.0％）。在国外上市应用后有报道，有9.8％的患者用药后出现用药部位疼痛和灼烧感，少于2％的患者出现用药部位刺激感和异样感。

【禁忌证】对本品过敏者禁用。

【美国 FDA 妊娠期药物安全性分级】B级。

【注意事项】

1. 尽可能在口腔溃疡刚出现时就使用本品，每日 4 次，连续使用。最好在早餐、午餐、晚餐后和睡前 80 分钟清洁口腔后涂用。应确保糊剂紧贴于溃疡处。

2. 如不慎入眼应及时清洗眼部。

3. 为保证药物能在患者睡觉前分散至患处，患者在睡前 80 分钟内不能用药。

4. 用药 1 小时内，患者应避免进食。

5. 持续用药至溃疡愈合。如用药十日后仍无明显的愈合或疼痛减轻，应咨询医师。

6. 本品对吸烟者的作用尚不明确。

【孕妇及哺乳期妇女用药】

尚缺乏孕妇及哺乳期妇女使用本品的资料。

1. 动物的生殖研究结果显示，氨来呫诺对大鼠和兔的生殖力没有损害，对胎儿也无损害。但是，在怀孕妇女中，本品尚未进行充分和良好的对照试验。因为动物的生殖研究并不总能代表人类，因此妇女在妊娠期间只有必需时才可使用本品。

2. 动物试验表明氨来呫诺可见于泌乳大鼠的乳汁中，因此孕妇及哺乳期妇女应慎用。

【儿童用药】 尚不明确。

【老年用药】 临床研究未包括足够数量≥65 岁的患者以评价老年人用药的安全有效性，老年人更常有肝、肾、心功能下降，或伴有其他疾病或其他药物治疗，所以，老年人应注意用药剂量。

【药物相互作用】 尚不明确。

【用法用量】 挤出少量糊剂于棉棒上，涂在溃疡表面，用药量以覆盖溃疡面为准。每日 4 次，3 天为一个疗程。

【制剂与规格】（1）2g：氨来呫诺 100mg；（2）5g：氨来呫诺 250mg。

【在口腔黏膜病治疗中的应用】

1. 适应证及用法用量。

氨来呫诺糊剂主要用于治疗免疫系统功能正常的成人及 12 岁以上青少年的复发性阿弗他溃疡，常用剂量为每日 4 次，具体疗程因所选用剂型不同而不同。此外，本品还可以用于糜烂型口腔扁平苔藓的糜烂面和溃疡型口腔白斑病的溃疡面。

2. 使用中的注意事项。

见"注意事项""孕妇及哺乳期妇女用药""老年用药"部分。

(何明靖 金鑫)

【参考文献】

[1] Fu J, Zhu XH, Dan HX, et al. Amlexanox is as effective as dexamethasone in topical treatment of erosive oral lichen planus: a short-term pilot study [J]. Oral Surgery Oral Medicine Oral Pathology Oral Radiology, 2012, 113 (5): 638-643.

[2] Meng W, Dong Y, Liu J, et al. A clinical evaluation of amlexanox oral adhesive pellicles in the treatment of recurrent aphthous stomatitis and comparison with amlexanox oral tablets: a randomized, placebo controlled, blinded, multicenter clinical trial [J]. Trials, 2009, 6 (10): 30.

[3] Liu J, Zeng X, Chen QM, et al. An evaluation on the efficacy and safety of amlexanox oral adhesive tablets in the treatment of recurrent minor aphthous ulceration in a Chinese cohort: a randomized, double-blind, vehicle-controlled, unparallel multicenter clinical trial [J]. Oral Surgery Oral Medicine Oral Pathology Oral Radiology & Endodontics, 2006, 102 (4): 475-481.

第五节　散　剂

【药品名称】

外用溃疡散

【成分】 寒水石（凉制）、雄黄、朱砂、银朱、石决明（煅）、冰片、人工麝香。

【功能主治】 生肌，收敛。用于口舌生疮、溃疡、咽喉红肿、皮肤溃烂、外伤感染、宫颈糜烂。

【药理】

1. 药效学。

（1）抑菌。研究发现，外用溃疡散原液和原液 75%、50% 的稀释液对大肠埃希菌、绿脓杆菌、白色葡萄球菌均有较好的抑制作用。

（2）创伤修复。外用溃疡散对创面有干燥、收敛和消炎作用，可控制渗出、促进创面快速愈合。

2. 药动学。

无相关数据。

【不良反应】尚不明确。

【禁忌证】孕妇禁用。

【美国 FDA 妊娠期药物安全性分级】无相关数据。

【注意事项】

1. 本品含有毒性药材，不宜长期大量使用。

2. 过敏体质慎用。

3. 溃疡面较大或创伤较深者慎用。

4. 运动员慎用。

【孕妇及哺乳期妇女用药】孕妇禁用。

【儿童用药】尚不明确。

【老年用药】尚不明确。

【药物相互作用】尚不明确。

【用法用量】外用，涂患处，口腔用细管吹入，每次少量，每日数次；妇科用专用器具放入，每次一支，每日 1 次，临睡前使用。

【制剂与规格】0.5g。

【在口腔黏膜病治疗中的应用】

1. 适应证及用法用量。

主要用于复发性阿弗他溃疡、糜烂型口腔扁平苔藓的治疗，外用，涂患处，口腔用细管吹入，每次少量，每日数次。

2. 使用中的注意事项。

较少用于幼儿，以避免引起呛咳。余见"注意事项"和"孕妇及哺乳期妇女用药"部分。

（何明靖　尹凤英　金鑫）

第六节　膜　剂

【药品名称】

复方氯己定地塞米松膜
（Compound Chlorhexidine and Dexamethasone Pellicles）

【成分】盐酸氯己定、维生素 B_2、地塞米松磷酸钠、盐酸达克罗宁。

【适应证】用于口腔黏膜溃疡。

【药理】

1. 药效学。

盐酸氯己定为阳离子表面活性剂，具有广谱杀菌、抑菌作用，并对一些病毒（HIV、HBV）有抵抗作用。维生素 B_2 被吸收后在人体内转化为黄素单核苷酸（FMN）和黄素腺嘌呤二核苷酸（FAD），均为细胞呼吸的重要辅酶；可激活维生素 B_6，将色氨酸转化为烟酸；与维持红细胞的完整性有关。地塞米松为糖皮质激素类药物，具有抗炎、抗过敏和抑制免疫等多种药理作用。盐酸达克罗宁为非酯类、非酰胺类局麻药，对皮肤有止痛、止痒、杀菌的作用。

2. 药动学。

未进行该项试验且无可靠参考文献。

【不良反应】

1. 偶见皮疹等过敏反应。

2. 可使口腔黏膜变色、味觉改变、咽部出现烧灼感，停药后可恢复。

3. 10～18 岁儿童和青年使用本品可能发生口腔黏膜无痛性浅表脱屑。

【禁忌证】

1. 对本品过敏者禁用。

2. 严重高血压、糖尿病、胃与十二指肠溃疡、骨质疏松，有精神病史、癫痫病史，青光眼等患者禁用。

【美国 FDA 妊娠期药物安全性分级】无相关数据。

【注意事项】

1. 本品仅供口腔使用。如正在使用其他药品，使用本品前请咨询医师或药师。

2. 本品不宜长期使用，如连用 1 周后症状未缓解，应停药就医。

3. 过敏体质者慎用。

4. 运动员慎用。

【孕妇及哺乳期妇女用药】慎用。

【儿童用药】慎用，且必须在成人监护下使用。

【老年用药】未进行该项试验且无可靠参考文献。

【药物相互作用】

1. 使用本品时不能同时使用其他含漱剂及口腔用药物；若要在口腔使用其他药物，注意间隔使用。

2. 如正在使用其他药物，使用本品前请咨询医师或药师。

【用法用量】剥去涂塑纸，取出药膜，视口腔溃疡面的大小贴于患处。每次一至数片，每日 4 次或遵医嘱。连用不得超过 1 周。

【制剂与规格】每片贴膜含盐酸氯己定 1.5mg、维生素 B_2 1mg、地塞米松磷酸钠 0.05mg、盐酸达克罗宁 0.75mg，其他辅料若干。

【在口腔黏膜病治疗中的应用】

1. 适应证及用法用量。

多用于口腔黏膜溃疡，如复发性阿弗他溃疡和创伤性溃疡等。也有将本品与红霉素软膏合用治疗慢性唇炎的报道。临床上还可用于出现口腔黏膜糜烂的疾病，如糜烂型口腔扁平苔藓、药物过敏性口炎、接触过敏性口炎、放疗化疗性口炎、大疱性疾病等。

2. 使用中的注意事项。

除"注意事项""孕妇及哺乳期妇女用药""儿童用药""老年用药"部分提到的内容外，本药在口腔黏膜病中应用时还应注意可能出现的严重过敏反应：有个案报道，本品可能引起局部黏膜麻木、心悸、头晕、恶心、全身无力、呼吸困难、手足发凉、出冷汗等。

（杜玉琦　刘佳佳）

【参考文献】

［1］张亚茹. 应用复方氯己定地塞米松膜治疗口腔溃疡的疗效观察［J］. 西北药学杂志，2006，21（4）：152.

［2］郝军，冯经一. 红霉素软膏联合复方氯己定地塞米松膜贴敷治疗唇炎 100 例［J］. 人民军医，2012，55（7）：620.

［3］刘长海，马晓玲，张贞霞. 复方氯己定地塞米松膜过敏 1 例［J］. 人民军医，2012，55（2）：166.

第七节　片　剂

【药品名称】

制霉素片（Nysfungin Tablets）

【成分】本品主要成分为制霉素，为多烯类抗真菌抗生素，包括制霉素 A1、A3 和多真菌素 B。

【适应证】口服治疗消化道念珠菌感染，局部外用治疗皮肤、黏膜真菌感染。

【药理】

1. 药效学。

多烯类抗真菌药具有广谱抗真菌作用，对念珠菌属的抗菌活性高。新型隐球菌、曲菌、毛霉菌、小孢子菌、荚膜组织浆胞菌、皮炎芽生菌及皮肤癣菌通常对本品敏感。本品可与真菌细胞膜上的甾醇相结合，使细胞膜通透性改变，导致重要细胞内容物漏失而发挥抗真菌作用。

2. 药动学。

本品口服后胃肠道不吸收，给予常用口服量后血药浓度极低，对全身真菌感染无治疗作用，几乎全部服药量自粪便排出。局部外用亦不被皮肤和黏膜吸收。

【不良反应】口服较大剂量时可发生腹泻、恶心、呕吐和上腹疼痛等消化道反应，减量或停药后迅速消失。

【禁忌证】对本品过敏者禁用。

【美国 FDA 妊娠期药物安全性分级】口服给药、口腔咽喉给药、局部、皮肤外用：C 级。

【注意事项】

1. 本品对全身真菌感染无治疗作用。

2. 口服后胃肠道不吸收，因此口服治疗口腔真菌感染的效果不佳。

3. 对深部真菌感染无效。

4. 治疗后症状消失且念珠菌培养阴性时可停药，停药 1 周后复查，并做念珠菌培养，视培养结果决定是否继续用药。

【孕妇及哺乳期妇女用药】孕妇及哺乳期妇女慎用。

【儿童用药】5 岁以下儿童不推荐使用。

【老年用药】尚不明确。

【药物相互作用】无相关数据。

【用法用量】消化道念珠菌病：口服，成人每次 50 万～100 万 U，每日 3 次；小儿每日按体重 5 万～10 万 U/kg，分 3～4 次服。

【制剂与规格】（1）10 万 U；（2）25 万 U；（3）50 万 U。

【在口腔黏膜病治疗中的应用】

1. 适应证及用法用量。

本品主要用于口腔念珠菌病的治疗。用法：50 万 U 碾碎兑入 15ml 纯净水中调匀，局部涂抹于患处，每日 3 次；对于口内广泛的真菌感染或不易局部涂抹的部位，亦可采用 50 万 U 碾碎兑入 50ml 纯净水中，含漱，每日 3 次。伴有真菌感染迹象的其他口腔黏膜病患者，亦可局部使用制霉素片治疗。

2. 使用中的注意事项。

见"注意事项"部分。

（魏子豪　时玉洁　金鑫）

【参考文献】

中华口腔医学会口腔黏膜病专业委员会，中华口腔医学会中西医结合专业委员会．口腔扁平苔藓诊疗指南（试行）［J］. 中华口腔医学杂志，2012，47（7）：399－401.

【药品名称】

西吡氯铵含片（Cetylpyridinium Chloride Buccal Tablets）

【成分】西吡氯铵。

【适应证】本品为口咽局部抗菌剂，可用于口腔感染性疾病的辅助治疗。

【药理】

1. 药效学。

西吡氯铵为阳离子季铵化合物，作为表面活性剂，主要通过降低多种口腔致病和非致病菌表面张力，增加细菌细胞壁通透性，造成菌体肿胀、破裂而死亡，从而起到抑菌和杀菌作用。

2. 药动学。

尚不明确。

【不良反应】

1. 可能出现皮疹等过敏反应。

2. 口腔、咽喉偶可出现刺激感等症状。

【禁忌证】

1. 孕妇及哺乳期妇女禁用。

2. 对本品任何成分过敏者禁用。

【美国 FDA 妊娠期药物安全性分级】尚无相关数据。

【注意事项】

1. 若出现皮疹等过敏反应，请立即停止用药。

2. 含片应含于口中，慢慢溶解，勿咬碎吞入，如此可使有效成分长时间保存于口腔中。

【孕妇及哺乳期妇女用药】禁用。

【儿童用药】6岁以下儿童不宜使用。

【老年用药】尚不明确。

【药物相互作用】本品为阳离子型表面活性剂，与含有阴离子型表面活性剂的药物或产品合用时，有配伍禁忌，可能降低杀菌效果。

【用法用量】每次1片，每日3~4次，含于口中，使其缓慢溶化。

【制剂与规格】2mg。

【在口腔黏膜病治疗中的应用】

1. 适应证及用法用量。

西吡氯铵属于消毒防腐药，不属于抗生素类药物。主要用于口腔黏膜感染性疾病，如球菌性口炎、口腔念珠菌病等。也可用于复发性阿弗他溃疡、口腔扁平苔藓等常见非感染性疾病的辅助治疗。

2. 使用中的注意事项。

见"注意事项""孕妇及哺乳期妇女用药""儿童用药""老年用药"部分。

（金鑫　刘佳佳）

【参考文献】

［1］Reginato CF，Bandeira LA，Zanette RA，et al. Antifungal activity of synthetic antiseptics and natural compounds against Candida dubliniensis before and after in vitro fluconazole exposure ［J］. Revista da Sociedade Brasileira de Medicine Tropical，2017，50（1）：75－79.

［2］赵玉萍. 西吡氯铵含片辅助治疗糜烂型口腔扁平苔藓临床疗效评价［J］. 口腔医学，2014，34（11）：878－879.

【药品名称】

氨来呫诺口腔贴片（Amlexanox Oral Mucoadhesive Patch）

【成分】氨来呫诺。

【适应证】用于免疫功能正常的成人及12岁以上青少年的口腔溃疡。

【注意事项】

如果出现皮疹或接触性黏膜炎，应立即停止用药。

1. 使用氨来呫诺口腔贴片后应立刻洗手。

2. 用药后20~80分钟，药物会完全分散至口腔的溃疡处。由于贴片贴的位置不同，以及贴后口腔的活动情况不同，药物完全分散至患处的时间会有所不同。当药物分散至患处时，患者会感到口腔中有微小的颗粒。这些颗粒可安全地吞咽。

【儿童用药】由于氨来呫诺口腔贴片存在误吸的危险，不推荐在 12 岁以下的患者中使用。

【用法用量】用药前，将手洗净并擦干，特别是直接接触溃疡的指尖，将贴片类白色面贴于溃疡处，并轻压。贴片应紧贴溃疡处。极少数情况下，患者感觉贴的效果不太理想，可重新贴，并在贴后轻压数秒再移开手指。一旦发现有溃疡出现，就应使用本品，每日 4 次。每个口腔溃疡处用一片，每次最多使用三片。

【制剂与规格】2mg。

余见"氨来呫诺糊剂"部分。

（何明靖　金鑫）

第八节　软膏剂

【药品名称】

曲安奈德口腔软膏（Triamcinolone Acetonide Dental Paste）

【成分】本品主要成分为曲安奈德。

【适应证】口腔黏膜的急、慢性炎症，包括复发性阿弗他溃疡，糜烂型口腔扁平苔藓，口腔创伤性病损，如义齿造成的创伤性溃疡、剥脱性龈炎和口腔炎。慢性病变和复发性口腔溃疡停药后可能还会复发，但本品对控制复发也有一定作用。

【药理】

1. 药效学。

本品为糖皮质激素类药物，具有显著的抗炎、抗过敏的作用，可以迅速缓解口腔疼痛，控制炎症反应和促进溃疡愈合。本品基质具有黏附作用，可使药物与患处长时间紧密接触，覆盖保护创面，更好地发挥药效。

2. 药动学。

药物在口腔黏膜上的吸收是由多个因素决定的，包括介质、黏膜屏障的完整性、治疗持续时间、炎症的产生和（或）是否有其他病症出现。一旦药物通过黏膜吸收，后续代谢就与其他途径给药的糖皮质激素类相似了。糖皮质激素类不同程度上受血浆蛋白限制。糖皮质激素类首先在肝脏处进行代谢，然后经肾脏排出，一些糖皮质激素类及其代谢物会进入胆汁。

【不良反应】

1. 对本制剂不能耐受者非常少见。口腔内局部使用尚未见到对糖皮质激素类的不良反应。

2. 长期使用可引起如同全身使用类固醇类药物的不良反应，如肾上腺皮质功能抑制、葡萄糖代谢改变、蛋白质分解和消化道溃疡复发等。这些情况在停止使用药物后可以好转或消失。

3. 少见炎症、毛囊炎、痤疮样皮疹、色素减弱、口周皮炎、接触性过敏性皮炎、继发感染、皮肤萎缩、皮纹和皮疹等不良反应，但当采用封包疗法时其发生频率明显增加。

【禁忌证】

1. 对本品中任何一种成分有过敏史的患者都不能使用。

2. 禁用于口腔、咽部的真菌和细菌感染性疾病。

3. 由病毒引起的口腔疱疹，如唇疱疹、原发性疱疹性龈口炎、疱疹性咽峡炎等也不适用本品。

【美国 FDA 妊娠期药物安全性分级】C 级。

【注意事项】接受本品治疗时，口腔的正常防御反应受到抑制，口腔微生物中的毒株会繁殖，且不出现通常的口腔感染征兆。用药 7 日后，如果病损没有明显修复、愈合，建议做进一步的检查。

【孕妇及哺乳期妇女用药】本品在动物研究中证明有对胎儿的不良反应（致畸或杀死胚胎）。本品只有在权衡对孕妇的好处大于对胎儿的危害之后，方可使用。

【儿童用药】儿童使用曲安奈德的安全性及有效性尚不明确。由于体表面积相对体重而言较大，儿童使用曲安奈德发生肾上腺功能损伤、库欣综合征的概率要比成年人高。儿童使用含有类固醇的药膏时，剂量应限制在与治疗方案相匹配的最小剂量。儿童应在成年人监护下使用。

【老年用药】曲安奈德的临床研究并未包含足够数量的年龄在 65 岁及以上的被试者，因此无法对比出老年人是否对曲安奈德有不同于年轻人的反应。其他相关临床研究也未证实曲安奈德在老年人与年轻人身上的药效不同。

【药物相互作用】尚未进行该项试验且无可靠参考文献。

【用法用量】挤出少量药膏（大约 1cm）轻轻涂抹在患处表面使之形成薄膜（药膏在患处的用量以达到完全覆盖患处为佳），不要反复揉擦。刚刚涂抹药膏时可能感觉药膏中药物呈颗粒状，口腔有砂砾感。药膏涂好后可以形成光滑的薄膜。最好在睡前使用，这样可以使药物与患处整夜接触。如果症状严重，需要每日涂 2~3 次。以餐后用药为宜。

【制剂与规格】（1）2g：曲安奈德 2mg；（2）5g：曲安奈德 5mg。

【在口腔黏膜病治疗中的应用】

1. 适应证及用法用量。

可用于治疗口腔黏膜溃疡性疾病，如复发性阿弗他溃疡、创伤性溃疡，或用于出现口腔黏膜糜烂的疾病，如糜烂型口腔扁平苔藓、药物过敏性口炎、接触过敏性口炎、放疗化疗性口炎、大疱性疾病等。

2. 使用中的注意事项。

除"注意事项""孕妇及哺乳期妇女用药""儿童用药""老年用药"部分提到的内容外，本品在口腔黏膜病中应用时还应注意：按规定剂量使用，其类固醇用量很小，不太可能对全身产生影响，但长期局部过量使用也会出现异常情况，如"不良反应"部分所述，儿童使用时应更加谨慎。为避免糖皮质激素引起色素沉着或脱失，勿用于口周皮肤，勿长期用于唇红黏膜。

（杜玉琦　刘佳佳）

【参考文献】

[1] 张英，崔丹. 不同剂型曲安奈德治疗糜烂型口腔扁平苔藓的短期疗效评价 [J]. 实用口腔医学杂志，2016，32（6）：844－847.

[2] Erni I, Harijanti K. Management of allergic stomatitis due to daily food consumption [J]. Journal of Dentomaxillofacial Science，2014，13（2）：129－134.

【药品名称】

复方曲安奈德乳膏（Compound Triamcinolone Acetonide Cream）

【成分】本品主要成分为曲安奈德、制霉素、硫酸新霉素和短杆菌肽。

【适应证】用于过敏性皮炎、湿疹、神经性皮炎、脂溢性皮炎、接触性皮炎、中毒性皮炎、淤滞性皮炎、钱币形皮炎及异位性皮炎；也可用于念珠菌感染的皮肤病及间擦疹、肛门及外阴瘙痒。

【药理】

1. 药效学。

本品中曲安奈德为糖皮质激素类药物，有抗炎、抗过敏等作用，作用时间长。制霉素为广谱抗真菌药物，对念珠菌属抗菌活性高，新型隐球菌、曲菌、毛霉菌、小孢子菌、荚膜组织浆胞菌、皮炎芽生菌及皮肤癣菌通常均对本品敏感。本品中制霉素可与真菌细胞膜上的甾醇相结合，使细胞膜通透性改变以致重要细胞内容物漏失而发挥抗真菌作用。硫酸新霉素对葡萄球菌属（甲氧西林敏感株）、棒状杆菌属、大肠埃希菌、克雷伯菌属、变形杆菌属等肠杆菌科细菌有良好的抗菌作用，对肺炎链球菌、肠球菌属等活性差。绿脓杆菌、厌氧菌等对本品耐药。

2. 药动学。

未进行该项试验且无可靠参考文献。

【不良反应】长期使用可引起局部皮肤萎缩、毛细血管扩张、痤疮样皮炎、毛囊炎、色素沉着及继发感染等。

【禁忌证】

1. 对本品任何成分有过敏史者禁用。

2. 禁用于有结核病灶、局部或全身性病毒感染（即牛痘、水痘、单纯疱疹等）的患者。

3. 禁用于单纯皮肤真菌或细菌感染的患者。

4. 禁用于皮炎伴有念珠菌以外的其他真菌性皮肤病的患者。

5. 禁用于眼部。

6. 禁用于伴有鼓膜穿孔的外耳炎患者。

7. 禁用于有显著循环障碍的部位。

【美国 FDA 妊娠期药物安全性分级】C 级。

【注意事项】

1. 本品含有多种抗生素，长期使用会导致不敏感细菌和霉菌等过量生长，引起二重感染，对此必须同时使用其他抗生素治疗。如发生不良反应，应立即停用。

2. 本品含有新霉素，能引起肾中毒和耳中毒，对于大面积烧伤、营养性溃疡等患者应慎用。

3. 有明显循环系统疾病的患者慎用。

4. 避免全身大面积使用及长期使用，一般用药不宜超过 4~6 周。

5. 涂药处如有灼烧、瘙痒、红肿，应停止用药。

6. 请将此药置于儿童不能触及处。

【孕妇及哺乳期妇女用药】在权衡利弊情况下，尽可能避免使用。

【儿童用药】儿童不宜使用。

【老年用药】老年患者应避免长期、大量使用。

【药物相互作用】尚不明确。

【用法用量】外用。每日 2~3 次，涂擦患处。

【制剂与规格】本品为复方制剂，其成分为每克内含曲安奈德 1.0mg、制霉素 10 万单位、硫酸新霉素（按新霉素计）2500 单位和短杆菌肽 250 单位。

【在口腔黏膜病治疗中的应用】

1.适应证及用法用量。

用于干燥脱屑性唇炎、口腔扁平苔藓和慢性红斑狼疮的唇红部病损。用药量视病损大小而定，通常使用频率为每日 2～3 次。

2.使用中的注意事项。

为避免糖皮质激素引起色素沉着或脱失，多仅用于唇红部。用于口周皮肤不能超过 1 周。此外，一般不用于渗出较多的唇红部糜烂面。余见"注意事项""孕妇及哺乳期妇女用药""儿童用药""老年用药"部分。

（杜玉琦　刘佳佳）

【药品名称】

他克莫司软膏（Tacrolimus Ointment）

【成分】主要成分为他克莫司。

【适应证】外用于对常规治疗反应较差或不能耐受的儿童（2 岁或 2 岁以上）及成人中度至重度的特异性皮炎的治疗。文献报道，本品还可以外用于局限性白癜风、硬化性苔藓、面部激素依赖性皮炎等的治疗。

【药理】

1.药效学。

他克莫司是一种新型的局部免疫调节剂。治疗特异性皮炎的机制还未完全明确。他克莫司与特异性胞浆内免疫亲和蛋白（FKBP-12）结合后，抑制 T 细胞内钙依赖信号传导途径，从而阻止 IL-2、IL-3、IL-4、IL-5 以及其他细胞因子如 GM-CSF、TNF-α、IFN-γ 的转录与合成。体外研究显示，他克莫司可以减弱从正常组织中分离出的朗格汉斯细胞对 T 细胞的刺激活化作用，同时还可以抑制皮肤肥大细胞、嗜碱性粒细胞和嗜酸性粒细胞释放炎症介质。

2.药动学。

临床资料显示，外用他克莫司后其血药浓度极低，即使能够检测到，其持续时间也非常短暂。没有证据显示长期（长达 1 年）外用治疗的成人和儿童会出现他克莫司的系统性蓄积。不能检测到他克莫司在人体皮肤中代谢。系统地使用的他克莫司主要在肝脏经肝细胞色素酶 P4503A4（CYP3A4）代谢。成人和儿童反复外用他克莫司软膏的平均半衰期分别为 75 小时和 65 小时。

【不良反应】

1. 约半数患者在用药部位会出现皮肤刺激症状，最常见的有皮肤灼热感、瘙痒和红斑，通常程度为轻度至中度，治疗开始后1周内逐渐消退。其他常见的皮肤刺激症状包括皮肤敏感性增加、皮肤刺痛感。

2. 酒精不耐受（饮用含乙醇饮料后出现面部潮红或皮肤刺激）也较常见。

【禁忌证】 对大环内酯类、他克莫司或任何赋形剂成分过敏者禁用。孕妇禁用。

【美国 FDA 妊娠期药物安全性分级】 C 级。

【注意事项】

1. 慎用于黏膜部位。避免与眼睛黏膜接触，若不小心接触到该部位，应将其彻底擦除和（或）用水清洗。

2. 不推荐使用封包治疗。

3. 治疗期间应尽量减少日光暴露，并避免使用紫外线灯、UVB 或 PUVA 治疗。

4. 他克莫司软膏使用后2小时不能在同一部位使用润肤剂。尚未对其与其他药物联合应用进行评估。目前没有与系统性糖皮质激素或免疫抑制剂联合应用的经验。

5. 特异性皮炎的患者已发生浅表皮肤感染，外用他克莫司软膏可能会增加发生单纯疱疹病毒感染（包括单纯疱疹和疱疹样湿疹）的风险。

6. 若治疗2周后仍未见任何改善征象，应考虑采取进一步的治疗措施。

7. 如果不是用于手部的治疗，患者用药后应洗手。

【孕妇及哺乳期妇女用药】 孕妇禁用。哺乳期不推荐使用。在妊娠期间只有治疗对母亲的益处大于对胎儿的潜在危害时，才能使用本品。

【儿童用药】 本品不适用于2岁以下的儿童。

【老年用药】 在Ⅲ期临床试验中，有404例年龄在65岁及以上的患者接受了本品的治疗。这些患者发生不良事件的情况与其他成年患者一致。

【药物相互作用】

1. 由于他克莫司不会在人体皮肤中代谢，因而不存在经皮相互作用影响他克莫司代谢的潜在可能性。

2. 他克莫司经由肝 CYP3A4 代谢。虽然外用他克莫司软膏的系统吸收水平很低（<1ng/ml），对皮损广泛和（或）红皮病患者，同时系统性使用已知的 CYP3A4 抑制剂（如红霉素、伊曲康唑、酮康唑和地尔硫䓬）时应该谨慎。

3. 尚未对疫苗与他克莫司软膏间潜在的相互作用进行研究。疫苗接种应该在治疗前进行，或在治疗间歇期进行，最后每次外用他克莫司软膏与接种疫苗之间应间隔 14 天。若为减毒活疫苗，间隔时间应延长至 28 天，或考虑使用其他疫苗。

【用法用量】本品可用于体表的任何部位，包括面部、颈部和屈侧部位，将软膏在受损皮肤处涂薄薄一层。通常在治疗 1 周内出现病情改变。

1. 成人可用 0.03％和 0.1％他克莫司软膏。治疗开始时应使用 0.1％他克莫司软膏，每日 2 次，持续 3 周，然后改用 0.03％他克莫司软膏，每日 2 次。

2. 儿童（2 岁及 2 岁以上）应用 0.03％他克莫司软膏治疗，开始时，每日 2 次，持续 3 周，然后应减少用药次数至每日 1 次，直至病变痊愈。若临床情况允许，应尽量减少用药次数。应治疗至皮损完全愈合后才停药。

【制剂与规格】（1）0.03％（30g：9mg）；（2）0.1％（30g：30mg）。

【在口腔黏膜病治疗中的应用】

1. 适应证及用法用量。

一些专家认为，他克莫司局部制剂可用于移植物抗宿主病相关苔藓样反应、糜烂、溃疡的辅助治疗。另有报道表明，他克莫司局部制剂可用于治疗糜烂型口腔扁平苔藓、严重的剥脱性龈炎、黏膜类天疱疮、盘状红斑狼疮、克罗恩病相关口腔颌面部损害等，并可联合曲安奈德局部注射治疗腺性唇炎。但目前国内尚无可用于口腔内的剂型。临床常用本品（0.03％他克莫司软膏）治疗唇炎，如干燥脱屑性唇炎、腺性唇炎和口周皮炎等，或口腔扁平苔藓的唇红部病损、盘状红斑狼疮的唇红部及口周皮肤病损。

2. 使用中的注意事项。

尽管目前尚无证据表明局部使用他克莫司软膏会增加口腔潜在恶性疾患，如口腔扁平苔藓的癌变风险，但仍应对此予以关注。余注意事项见"注意事项""孕妇及哺乳期妇女用药""儿童用药""老年用药"部分。

（杜玉琦　刘佳佳）

【参考文献】

[1] Carpenter PA, Kitko CL, Elad S, et al. National institutes of health consensus development project on criteria for clinical trials in chronic graft-versus-host disease: the 2014 ancillary therapy and supportive care working group report [J]. Biology of Blood and Marrow Transplantation, 2015, 21 (7): 1167-1187.

[2] AI Johani KA, Hegarty AM, Porter SR, et al. Calcineurin inhibitors in oral medicine [J]. Journal of the American Academy of Dermatology, 2009, 61 (5): 829-840.

[3] Wang XJ, Zhang L, Luo JJ, et al. Tacrolimus 0.03% ointment in labial discoid

lupus erythematosus：A randomized，controlled clinical trial［J］. Journal of Clinical Pharmacology，2015，55 (11)：1221−1228.

［4］Shah NP, Goel RM, Escudier M. Treatment of a Crohn's disease-related cutaneous facial lesion with topical tacrolimus［J］. Oral Surgery Oral Medicine Oral Pathology Oral Radiology，2014，118 (3)：e71−e73.

［5］Sugaya N, Migliari D. Cheilitis glandularis of both lips：Successful treatment with a combination of an intralesional steroid injection and tacrolimus ointment［J］. Case Reports in Dentistry，2018.

【药品名称】

酮康唑乳膏（Ketoconazole Cream）

【成分】主要成分为酮康唑。

【适应证】

1. 皮肤癣菌如红色毛癣菌、须癣毛癣菌、絮状表皮癣菌和犬小孢子菌等所致的浅表皮肤真菌感染，如手癣、足癣、体癣、股癣、头癣。

2. 念珠菌属如白色念珠菌所致的皮肤念珠菌感染和念珠菌性外阴阴道炎。

3. 马拉瑟菌属所致的花斑癣、脂溢性皮炎。

【药理】

1. 药效学。

本品属咪唑类广谱抗真菌药物，通过抑制细胞色素 P450 氧化酶而抑制真菌麦角固醇的生物合成，并改变细胞膜上其他脂类化合物的组成，对皮肤癣菌、酵母菌、念珠菌、马拉色菌、双相真菌有抑菌和杀菌作用。

2. 药动学。

在正常人胸部、背部、臂部等位置外涂 1 次，72 小时内血液检测未发现有系统性吸收（5ng/ml 的敏感水平）。

【不良反应】

1. 可见刺痛或其他局部刺激症状，偶见瘙痒等过敏反应。

2. 罕见病例中可出现灼热感、皮肤刺激、局部湿疹。

3. 极罕见病例中可出现皮疹、荨麻疹、瘙痒、皮肤红肿和其他局部皮肤反应。

【禁忌证】对酮康唑、咪唑类药物或亚硫酸盐过敏者禁用，对本品任何成分过敏者禁用。

【美国 FDA 妊娠期药物安全性分级】C 级。

【注意事项】

1. 避免接触眼睛。

2. 治疗念珠菌病，需避免封包，否则可促进念珠菌生长。

3. 对念珠菌感染、股癣、体癣治疗 2 周；对手癣、足癣治疗 4 周，以免复发。

4. 头皮脂溢性皮炎治疗至少需用药 4 周，或用药至临床治愈。

【孕妇及哺乳期妇女用药】尚未进行该项试验且无可靠参考文献。

【儿童用药】尚未进行该项试验且无可靠参考文献。

【老年用药】尚未进行该项试验且无可靠参考文献。

【药物相互作用】尚未进行该项试验且无可靠参考文献。

【用法用量】体癣、股癣、花斑癣、皮肤念珠菌病，每日 1~2 次；脂溢性皮炎，每日2次；头癣、足癣和手癣，每日 3 次。

【制剂与规格】2%（10g：0.2g）。

【在口腔黏膜病治疗中的应用】

1. 适应证及用法用量。

适用于念珠菌感染相关的口角炎、唇炎和口周皮炎，每日 1~2 次。

2. 使用中的注意事项。

使用时注意勿入口内，余见"注意事项""孕妇及哺乳期妇女用药""儿童用药""老年用药"部分。

（杜玉琦 刘佳佳）

第九节 凝 胶

【药品名称】

重组人表皮生长因子凝胶
（Recombinant Human Epidermal Growth Factor Gel）

【成分】重组人表皮生长因子。

【适应证】

1. 用于难愈性创面如足部溃疡、糖尿病性溃疡、压疮、窦道、肛门创面、会阴部创面等的治疗。

27

2. 用于切口愈合障碍如切口感染、切口脂肪液化、切口张力过大，术后使用糖皮质激素、化疗药物，合并低蛋白血症、贫血以及重要器官功能障碍的治疗。

3. 预防和减少手术瘢痕。

【药理】

1. 药效学。

(1) 趋化作用：促进上皮细胞、成纤维细胞等多种细胞向创面迁移，提供组织再生和修复的基础，缩短创面愈合时间。

(2) 促增殖作用：促进 RNA、DNA 和蛋白质的合成；调节细胞糖酵解及 Ca^{2+} 浓度；促进上皮细胞再上皮化，加速创面愈合。

(3) 重建作用：促进细胞外基质如透明质酸、纤维连接蛋白、胶原蛋白的合成；调节胶原的降解及更新、增强创面抗张强度；提高上皮细胞的完全再生度和连续性，预防和减少瘢痕形成，提高创面修复质量。

2. 药动学。

机体对重组人表皮生长因子（rhEGF）极微量吸收，并很快通过肾脏清除，对机体内表皮生长因子（EGF）水平几乎无影响，无积蓄作用。

【不良反应】 偶见轻度刺激症状，如刺痛、烧灼感。

【禁忌证】 对天然和重组 EGF、甘油、甘露醇过敏者禁用。

【美国 FDA 妊娠期药物安全性分级】 无相关数据。

【注意事项】

1. 对于感染创口可联合使用抗生素和磺胺嘧啶银，也可系统性使用抗生素。

2. 对于各种慢性创面，如溃疡、压疮等，在应用本品前，应先行彻底清创，去除坏死组织，有利于本品与创面肉芽组织的充分接触，提高疗效。

3. 乳液和婴幼儿唾液、尿液中均含 EGF，体表局部外用 rhEGF 对胎儿和婴幼儿有无影响尚无相关数据。

【孕妇及哺乳期妇女用药】 未进行该项试验且无可靠参考文献。

【儿童用药】 无禁忌。

【老年用药】 无禁忌。

【药物相互作用】 酒精、碘酒等可能会使本品中的 EGF 变性，从而使之活性降低。因此使用酒精、碘酒等消毒后，应先用生理盐水清洗创面，然后使用本品。

【用法用量】 常规清创后，用生理盐水清洗创面，取本品适量，均匀涂于患处。需要包扎者，同时将本品均匀涂于适当大小的内层消毒纱布，覆盖于创面，常规包扎，每日1次。推荐剂量为每100cm²创面使用本品10g（以凝胶重量计）。

【制剂与规格】 （1）5g：50μg；（2）10g：100μg；（3）20g：200μg。

【在口腔黏膜病治疗中的应用】

1. 适应证及用法用量。

适用于口腔黏膜溃疡性疾病如复发性阿弗他溃疡、无癌变趋势的创伤性溃疡，非口腔癌患者的放化疗相关口腔黏膜炎，唇炎和口角炎的皲裂等。用药量视病损大小而定，每日1~4次。目前尚缺乏专门用于口腔内的该药制剂。

2. 使用中的注意事项。

一般不用于下列情况：口腔潜在恶性疾患，包括口腔扁平苔藓、口腔白斑病、盘状红斑狼疮的糜烂面，有癌变趋势的创伤性溃疡，口腔癌患者的放化疗相关口腔黏膜炎等。余见"注意事项""孕妇及哺乳期妇女用药""儿童用药""老年用药"部分。

（杜玉琦　刘佳佳）

【参考文献】

［1］Wu HG，Song SY，Kim YS，et al. Therapeutic effect of recombinant human epidermal growth factor（RhEGF）on mucositis in patients undergoing radiotherapy，with or without chemotherapy，for head and neck cancer：a double-blind placebo-controlled prospective phase 2 multi-institutional clinical trial［J］. Cancer，2009，115（16）：3699-3708.

［2］Hong JP，Lee SW，Song SY，et al. Recombinant human epidermal growth factor treatment of radiation-induced severe oral mucositis in patients with head and neck malignancies［J］. European Journal of Cancer Care，2009，18（6）：636-641.

【药品名称】

重组牛碱性成纤维细胞生长因子凝胶
（Recombinant Bovine Basic Fibroblast Growth Factor Gel）

【成分】 重组牛碱性成纤维细胞生长因子。

【适应证】 促进创面愈合，用于烧伤创面（包括浅Ⅱ度、深Ⅱ度、肉芽创面）、慢性创面（包括体表慢性溃疡等）和新鲜创面（包括外伤、供皮区创面、手术伤等）的治疗。

【药理】

1. 药效学。

牛碱性成纤维细胞生长因子对来源于中胚层和外胚层的细胞（如上皮细胞、真皮细胞、成纤维细胞、血管内皮细胞等）具有促进修复和再生作用。动物试验结果表明，本品能促进毛细血管再生，改善局部血液循环，加速创面的愈合。

2. 药动学。

无相关数据。

【不良反应】 未见不良反应。个别患者经眼给药后可能出现轻微刺痛感，不影响治疗。

【禁忌证】 对本品过敏者禁用。

【美国 FDA 妊娠期药物安全性分级】 无相关数据。

【注意事项】

1. 本品为无菌包装，用后请立即盖紧，操作过程中，尽量保持无污染。

2. 勿将本品置于高温或冷冻环境。

3. 高浓度碘酒、酒精、双氧水、重金属等蛋白变性剂可能会影响本品活性，建议常规清创后用生理盐水冲洗后再使用本品。

【孕妇及哺乳期妇女用药】 尚不明确。

【儿童用药】 尚不明确。

【老年用药】 尚不明确。

【药物相互作用】 无相关数据。

【用法用量】 将凝胶直接涂于清创后的伤处，覆以大小适当的消毒敷料，适当包扎即可。推荐剂量为每次约 300IU/cm²，每日 1 次或遵医嘱。

【制剂与规格】 5g：21000IU。

【在口腔黏膜病治疗中的应用】

1. 适应证及用法用量。

适用于口腔黏膜溃疡性疾病如复发性阿弗他溃疡、无癌变趋势的创伤性溃疡，非口腔癌患者的放化疗相关口腔黏膜炎，唇炎和口角炎的皲裂等。用药量视病损大小而定，每日 1～3 次。需注意的是，目前尚缺乏专门用于口腔内的该药制剂。

2. 使用中的注意事项。

一般不用于下列情况：口腔潜在恶性疾患，包括口腔扁平苔藓、口腔白斑病、盘状红斑狼疮的糜烂面、有癌变趋势的创伤性溃疡、口腔癌患者的放化疗相关口腔黏膜炎。余见"注意事项"部分。

（魏子豪　杜玉琦　全鑫）

【药品名称】

复方苯佐卡因凝胶（Compound Benzocaine Gel）

【成分】苯佐卡因、苯扎氯铵、氯化锌。

【适应证】复发性口腔溃疡的止痛及治疗。

【药理】

1. 药效学。

苯佐卡因局部使用，可阻断皮肤、黏膜的神经冲动传导，麻痹感觉神经末梢，吸收缓慢，作用持久，有止痛和止痒作用。

2. 药动学。

无相关数据。

【不良反应】

1. 部分患者有一过性局部刺激症状，如局部充血、刺激疼痛或味觉改变等。

2. 可能会引起高铁血红蛋白血症，如皮肤、口唇黏膜、甲床青紫，呼吸急促、心率加快、乏力、意识错乱、头痛、头晕等。

【禁忌证】

1. 对局麻药（如普鲁卡因、丁卡因、苯佐卡因或其他"卡因"类麻醉剂）或本品其他任一成分过敏者禁用。

2. 禁用于缓解牙齿萌出不适；2 岁以下儿童禁用。

【美国 FDA 妊娠期药物安全性分级】无相关数据。

【孕妇及哺乳期妇女用药】尚不明确。

【儿童用药】见"禁忌证"部分。

【老年用药】尚不明确。

【注意事项】

1. 除非有医师指导，否则连续使用不应超过 7 日。

2. 如以下任一情况出现，及时就医：7 日内口腔溃疡未愈合，患处疼痛、充血无好转；症状恶化或出现肿胀；伴有皮疹或发热。

3. 对本品过敏者禁用，过敏体质者慎用。

【药物相互作用】未进行该项试验。但有报道称，对乙酰氨基酚或可与苯佐卡因发生药物相互作用，诱发新生儿获得性高铁血红蛋白血症。

【用法用量】2 岁及 2 岁以上儿童、成人：局涂患处，每日 3～4 次，最多不超过 4 次。

【制剂与规格】5g：苯佐卡因 1g，氯化锌 5mg，苯扎氯铵 1mg。

【在口腔黏膜病治疗中的应用】

1. 适应证及用法用量。

用于复发性阿弗他溃疡、创伤性溃疡或其他口腔黏膜疾病（如糜烂型口腔扁平苔藓、放疗化疗性口炎等）引起的糜烂、溃疡的止痛和治疗。

2. 使用中的注意事项。

除"注意事项"部分提到的内容外，在口腔黏膜病中应用时还应注意：

（1）美国食品药品监督管理局（FDA）发布公告：苯佐卡因可能与高铁血红蛋白血症有关，12 岁以下儿童必须在成人监护下使用，禁用于缓解牙齿萌出所致的不适，禁用于 2 岁以下儿童。

（2）医师需要告知患者，若出现以下症状，应即刻停药并就诊：皮肤、唇部或甲床出现苍白、灰色或蓝色等症状，呼吸困难、疲劳乏力、意识错乱、头痛、头晕目眩、心率加快。若患者既往史包括哮喘、支气管炎、慢性阻塞性肺疾病或心脏病，或是老年人，可增加高铁血红蛋白血症并发的风险。

复方苯佐卡因凝胶导致高铁血红蛋白血症罕见，但高风险人群应慎用。

（杨华梅　金鑫）

【参考文献】

［1］Lepe-Zuniga JL, Aguilar-Gomez LE, Godinez-Tellez NC. Association of benzocaine and paracetamol with neonatal－acquired methemoglobinemia［J］. Boletin medico del Hospital Infantil de Mexico, 2015, 72（4）：271－275.

［2］Kaufman MR, Aouad RK. Benzocaine-Induced Methemoglobinemia［J］. Journal of Emergency Medicine, 2017, 53（6）：912－913.

［3］Veltri KT, Rudnick E. Benzocaine-induced methemoglobinemia：a case report［J］. Pharmacy and Therapeutics, 2016, 41（3）：180－191.

［4］Faust AC, Guy E, Baby N, et al. Local anesthetic-induced methemoglobinemia during pregnancy：a case report and evaluation of treatment options［J］. The Journal of Emergency Medicine, 2018, 54（5）：681－684.

［5］中华口腔医学会口腔黏膜病专业委员会，中华口腔医学会中西医结合专业委员会. 复发性阿弗他溃疡诊疗指南（试行）［J］. 中华口腔医学杂志，2012，47（7）：402－404.

【药品名称】

复方甘菊利多卡因凝胶
（Compound Chamomile and Lidocaine Hydrochloride Gel）

【成分】 盐酸利多卡因、麝香草酚、洋甘菊花酊，其他成分为苯扎氯铵、聚丙烯酸、糖精钠、氨基丁三醇、桂皮油。

【适应证】

1. 适用于唇部、牙龈以及口腔黏膜其余部位的炎症性疼痛的治疗。

2. 作为义齿配戴后出现疼痛不适，以及刺激性和（或）过敏性反应的辅助治疗。

3. 缓解正畸矫治器配戴引起的局部症状。

4. 缓解乳牙或智齿萌出中伴随出现的局部症状。

【药理】

1. 药效学。

对口腔黏膜及皮肤的炎症性疾患，具有迅速持久的止痛、抗菌、消炎以及促进创面愈合等作用。

利多卡因（Lidocaine）：通过阻断神经冲动的产生和传导而发挥局麻或止痛作用。作用强度高于普鲁卡因，是临床最常用的表麻或黏膜局麻药之一。研究显示，利多卡因在低浓度时能抑制脑膜炎奈瑟氏球菌和淋病奈瑟菌的生长。在高浓度时，对大肠杆菌、A 组链球菌等有杀灭作用。

麝香草酚（Thymol）：属酚类衍生物，是消毒防腐类药物。对多种细菌、真菌及病毒有效，其杀菌能力是苯酚的 30 倍，而毒性只是后者的 1/4。在口腔科或耳鼻喉科，麝香草酚也常作为有效成分用以配制消毒漱口水。

洋甘菊花酊（Chamomile tincture）：洋甘菊花（又名母菊、德国春黄菊）是本凝胶中一个补充活性的成分。在角叉菜胶引起的大鼠爪水肿模型中，洋甘菊花提取物的抗水肿作用与水杨酸相当。研究显示，洋甘菊花提取物能减少花生四烯酸生成，抑制环加氧酶活性，从而减少前列腺素的生成；具有抗组织胺、炎症介质的活性。此外，洋甘菊花提取物还有清除氧自由基的作用。10mg/mL 浓度的洋甘菊花提取物，对多种细菌均有抑制作用，尤其对口腔常见的病原菌金黄色葡萄球菌特别敏感。洋甘菊花及其提取物具有抗炎、解痉、促进伤口愈合、抗菌及促进皮肤代谢等多种作用。

苯扎氯铵（Benzalkonium Chloride）：为阳离子表面活性剂，可灭细菌的酶，对常见的病原体如金黄色葡萄球菌、链球菌、大肠杆菌、变形链球菌、克雷伯氏菌及绿脓杆菌等有效；对常见的真菌如白色念球菌也有一定的作用。

2. 药动学。

盐酸利多卡因：当浓度为 0.5%～4% 时，其通过在皮肤表面形成游离基质而起到缓冲作用。由于浓度梯度的作用，游离基质可快速扩散至皮肤深层，进入毛细血管网。2% 的利多卡因溶液可用于支气管镜检查，从活检物可测出组织中利多卡因的局部浓度为 0.05%～1.19%，经全身吸收的利多卡因在肝内代谢灭活。

麝香草酚：外用时其吸收程度非常有限，少量吸收物经体内完全生物转化。与硫酸根或葡萄糖醛酸结合，由尿液中排出。

洋甘菊花酊：单剂量局部外用 6mg ［^{14}C］－没药醇（洋菊花酊的主要活性成分）于雌性裸鼠颈部皮肤的研究显示该药对皮肤有恒定的穿透力。

苯扎氯铵：0.1% 的浓度在凝胶中即可发挥其防腐作用。

【不良反应】

1. 一般无不良反应，但大剂量使用时可能在特殊部位吸收。若血药浓度高于 6μg/ml，易产生毒性反应。若婴幼儿局部涂抹过量本品或吞咽过多，可导致癫痫发作、严重脑损伤或心脏问题。

2. 利多卡因可诱发迟发型变态反应和速发型变态反应，可与其他酰胺类药物发生交叉过敏反应。若局部频繁使用利多卡因，可诱发变态反应。

【禁忌证】 对凝胶任一成分有过敏反应者禁用。

【美国 FDA 妊娠期药物安全性分级】 无相关数据。

【注意事项】 剂量错误或意外摄入过量本品可导致婴儿和儿童出现前述不良反应，甚至死亡。偶有局部用利多卡因导致高铁血红蛋白血症的报道，但与苯佐卡因相较，本品可能更安全。

【孕妇及哺乳期妇女用药】 尚无有关资料。

【儿童用药】 本品可用于缓解幼儿或学龄期儿童出牙所致的不适，但每次凝胶的用量长度不应超过 0.5cm，20 小时内不应超过 3 次。当大剂量使用该凝胶时，特别是利多卡因血浆浓度大于 6μg/ml 时，可产生毒性反应。该凝胶更适用于年龄较大的儿童，要防止误吞。

【老年用药】 尚无有关资料。

【药物相互作用】 尚无相关数据。

【用法用量】

1. 牙龈或口腔黏膜其余部位炎症性疼痛：每日 3 次，每次取长约 0.5cm 的凝胶涂布于病损区，稍加按摩。

2. 义齿配戴相关的症状或病损：取约豌豆大小的凝胶，涂布后按摩患处。

【制剂与规格】10g：盐酸利多卡因 200mg，麝香草酚 10mg，洋甘菊花酊 2g。

【在口腔黏膜病治疗中的应用】

1. 适应证及用法用量。

主要用于缓解各种口腔黏膜疾病所致的疼痛，包括放疗化疗性口炎、复发性阿弗他溃疡、创伤性溃疡、大疱性疾病等。亦可用于口腔操作术前麻醉，术后（如光动力治疗术后）黏膜止痛及恢复。每日 3 次，清洁口腔后，酌情涂布长约 0.5cm 或豌豆粒大小凝胶。

2. 使用中的注意事项。

结合加拿大卫生部利多卡因凝胶儿童应用参考警示，建议 4 岁以上儿童使用本品。余见"注意事项"和"儿童用药"部分。

（杨华梅　金鑫）

【参考文献】

[1] Karim A，Ahmed S，Siddiqui R，et al. Methemoglobinemia complicating topical lidocaine used during endoscopic procedures [J]. The American Journal of Medicine，2001，111 (2)：150−153.

[2] Hartman NR，Mao JJ，Zhou H，et al. More methemoglobin is produced by benzocaine treatment than lidocaine treatment in human in vitro systems [J]. Regulatory Toxicology and Pharmacology，2014，70 (1)：182−188.

[3] 华红，孙晓平，徐岩英，等. 甘美达凝胶治疗轻型复发性口腔溃疡的临床研究 [J]. 现代口腔医学杂志，2007，21 (5)：506−509.

[4] Altenburg A，Abdel-Naser MB，Seeber H，et al. Practical aspects of management of recurrent aphthous stomatitis [J]. Journal of the European Academy of Dermatology and Venereology，2007，21 (8)：1019−1026.

[5] 中华口腔医学会口腔黏膜病专业委员会，中华口腔医学会中西医结合专业委员会. 复发性阿弗他溃疡诊疗指南（试行）[J]. 中华口腔医学杂志，2012，47 (7)：402−404.

[6] 《中国国家处方集》编委会. 中国国家处方集 [M]. 北京：人民军医出版社，2010.

第十节 注射剂

【药品名称】

地塞米松磷酸钠注射液
(Dexamethasone Sodium Phosphate Injection)

【成分】本品主要成分为地塞米松磷酸钠，辅料为丙二醇、磷酸氢二钠、依地酸二钠。

【适应证】主要用于过敏性与自身免疫性炎症性疾病的治疗。多用于结缔组织病、活动性风湿病、类风湿关节炎、红斑狼疮、严重支气管哮喘、严重皮炎、溃疡性结肠炎、急性白血病等的治疗，也用于某些严重感染及中毒、恶性淋巴瘤的综合治疗。

【药理】

1. 药效学。

糖皮质激素类药物有抗炎、抗过敏、免疫抑制作用。作用机制：①抗炎作用：减轻和防止组织的炎症反应，从而减轻炎症表现。能够抑制炎症细胞，包括巨噬细胞和白细胞在炎症部位的集聚，并抑制吞噬作用、溶酶体酶的释放以及炎症介质的合成和释放。②免疫抑制作用：包括防止或抑制细胞介导的免疫反应、迟发型超敏反应，减少T淋巴细胞、单核细胞、嗜酸性粒细胞的数目，降低免疫球蛋白与细胞表面受体的结合能力，抑制白介素的合成与释放，从而减少T淋巴细胞向淋巴母细胞转化，并减轻原发免疫反应的扩展。本品还可减少免疫复合物通过基底膜的数量，并能降低补体成分及免疫球蛋白的浓度。

2. 药动学。

本品极易自消化道吸收，肌内注射本品于1小时达血药峰浓度。本品血浆蛋白结合率较其他糖皮质激素类药物低。

【不良反应】

糖皮质激素类药物在应用生理剂量替代治疗时无明显不良反应，不良反应多发生在应用药理剂量时，且与疗程、剂量、用药种类、用法及给药途径等有密切关系。常见不良反应有以下几类：

1. 感染：并发感染（如真菌、细菌和病毒感染）为糖皮质激素类药物的主要不良反应，特别是在长期或大量应用的情况下。

2. 胃肠道：胃肠道刺激（恶心、呕吐）、胰腺炎、消化性溃疡或穿孔。

3. 神经、精神系统：患者可出现欣快感、激动、谵妄、不安、定向力障碍，也可表现为抑制。精神症状尤易发生于患慢性消耗性疾病者及以往有过精神障碍者。部分患者还会出现良性颅内压增高综合征。

4. 内分泌系统和水、电解质紊乱：患者表现出医源性库欣综合征面容和体态，体重增加、下肢浮肿、月经紊乱、低血钾、儿童生长受到抑制、糖耐量减退和糖尿病加重。

5. 肌肉骨骼：缺血性骨坏死、骨质疏松症及骨折、肌无力、肌萎缩。

6. 局部用药部位：关节内注射后出现急性炎症，肌内及皮下注射后组织萎缩造成凹陷，以及皮肤色素沉着或色素减退，肌腱断裂。

7. 皮肤及其附件：紫纹、创口愈合不良、痤疮，会阴区或肛周瘙痒、发热、刺痛。

8. 眼部：青光眼、白内障。

9. 过敏反应：表现为皮疹、瘙痒、面部潮红、心悸、发热、寒战、胸闷、呼吸困难等，严重者可发生过敏性休克。

10. 糖皮质激素依赖综合征：患者在停药后出现头晕、昏厥倾向，腹痛或背痛，低热，食欲减退，恶心、呕吐，肌肉或关节疼痛，乏力，经仔细检查如能排除肾上腺皮质功能减退和原来疾病的复发，则可考虑为糖皮质激素依赖综合征。

11. 其他：呃逆、夏科氏关节病、肝功能异常、白细胞增多、血管栓塞等。

【禁忌证】

1. 对本品过敏者禁用，对糖皮质激素类药物有过敏史的患者慎用。

2. 以下疾病患者一般情况下不宜使用，在特殊情况下需权衡利弊后使用，且注意病情恶化的可能：高血压、血栓症、胃与十二指肠溃疡、精神病、电解质紊乱、心肌梗死、内脏手术、青光眼。

【美国 FDA 妊娠期药物安全性分级】C 级。如在妊娠早期用药则为 D 级。

【注意事项】

1. 糖皮质激素可诱发或加重感染，存在细菌、真菌、病毒或寄生虫（如阿米巴病、线虫）等感染的患者应慎用，如需使用必须给予适当的抗感染治疗。

2. 溃疡性结肠炎、憩室炎、肠吻合术后、肝硬化、肾功能不良、癫痫、偏头痛、重症肌无力、糖尿病、骨质疏松症、甲状腺功能低下患者慎用。

3. 长期服本品后，停药前应逐渐减量。

4. 运动员慎用。

5. 对于眼部单纯疱疹患者，由于可能发生角膜穿孔，因而建议慎用糖皮质激素类药物。

6. 长期使用糖皮质激素类药物可产生后囊下型白内障和可能损伤视神经的青光眼，并可增加真菌和病毒继发性感染眼部的机会。

7. 关节内注射糖皮质激素类药物，会增加关节感染的风险。

8. 国外有报告指出，严重神经系统损害事件（其中一些导致死亡）与糖皮质激素类药物硬膜外注射有关，不良事件包括但不限于脊髓梗死、截瘫、四肢麻痹、皮质盲和脑卒中。

9. 若在使用本品时感染水痘或麻疹，可能加重病情，严重时会导致生命危险。在使用本品过程中，应充分给予观察和注意。

10. 长期、大量使用本品，或长期用药后停药 6 个月以内的患者，由于免疫力低下，不宜接种减毒活疫苗（如脊髓灰质炎减毒活疫苗糖丸等）。

11. 对于存在潜伏性结核或陈旧性结核的患者，在长期使用糖皮质激素类药物治疗期间，应密切观察病情，必要时接受预防治疗。

12. 乙肝病毒携带者使用糖皮质激素类药物时，可能会使乙肝病毒增殖，引发肝炎。在本品给药期间及给药结束后，应当继续进行肝功能检查及乙肝病毒标志物的监测。

【孕妇及哺乳期妇女用药】妊娠期妇女使用本品可增加胎盘功能不全、新生儿体重减少或死胎的发生率。动物试验表明本品有致畸作用，应权衡利弊后使用。若哺乳期妇女接受大剂量给药，则不应哺乳，防止药物经乳汁排泄，造成婴儿生长抑制、肾上腺功能抑制等不良反应。

【儿童用药】小儿如需使用糖皮质激素类药物，须十分慎重，因其可抑制患儿的生长和发育。如确有必要长期使用，应使用短效或中效制剂，避免使用长效制剂，并观察颅内压的变化。

【老年用药】老年患者使用本品易产生高血压及糖尿病。老年患者尤其是更年期后的女性使用本品还易加重骨质疏松。

【药物相互作用】

1. 肝药酶诱导药物如巴比妥类、苯妥英钠、利福平、利福布汀、卡马西平、扑米酮和氨鲁米特可促进糖皮质激素类药物的代谢，同时使用可能需要增加糖皮质激素类药物的剂量。肝药酶抑制药物如红霉素、酮康唑可能增加糖皮质激素类药物的血药浓度，合用时应注意用量。

2. 同时使用糖皮质激素类药物与香豆素抗凝剂（如华法林）可增加或减弱抗凝血作用，因此可能需要调整药物剂量。

3. 糖皮质激素类药物与乙酰唑胺、髓袢利尿药、噻嗪类利尿药或甘珀酸钠合用，可加重低钾血症。同时使用糖皮质激素类药物与强心苷有增加与低钾血症有关的心律失常或洋地黄中毒的可能。同时使用上述药品时，应密切监测血钾浓度。

4. 糖皮质激素类药物可减弱降血压药物和口服降糖药物的作用，合用时应酌情调整剂量。

5. 糖皮质激素类药物与非甾体抗炎药物同时使用可增加消化性溃疡的发生率。

6. 糖皮质激素类药物可增加水杨酸类药物的肾清除率，合并使用时停用糖皮质激素类药物可能导致水杨酸中毒。对于凝血酶原过少的患者，糖皮质激素类药物与阿司匹林合并使用时应慎重。

【用法用量】一般剂量：静脉注射时每次 2～20mg；静脉滴注时，应以 5％葡萄糖注射液稀释，可 2～6 小时重复给药至病情稳定。大剂量连续给药一般不超过 72 小时。用于缓解恶性肿瘤所致的脑水肿时，首剂静脉推注 10mg，随后每 6 小时肌内注射 4mg，一般 12～24 小时患者可有所好转，2～4 天后逐渐减量，5～7 天停药。对不宜手术的脑肿瘤患者，首剂可静脉推注 50mg，以后每 2 小时重复给予 8mg，数天后再减至每天 2mg，分 2～3 次静脉给予。鞘内注射时每次 5mg，间隔 1～3 周注射 1 次；关节腔内注射一般每次 0.8～4mg，按关节腔大小而定。

【制剂与规格】（1）1ml：1mg；（2）1ml：2mg；（3）1ml：5mg。

【在口腔黏膜病治疗中的应用】

1. 适应证及用法用量。

用于复发性阿弗他溃疡、糜烂型口腔扁平苔藓、大疱性疾病、放疗化疗性口炎的糜烂病损、创伤性溃疡等疾病的治疗。若糜烂、溃疡等病损局限，通常稀释后局部使用，如 1∶10～1∶30 稀释后湿敷或局部涂抹于病损区域；若糜烂、溃疡等病损广泛，则 1∶50 稀释后含漱，每日 3 次，嘱咐患者勿吞咽。对于大面积糜烂者，还可联用硫酸庆大霉素注射液与维生素 C 注射液进行雾化治疗，各 1 支，每日 2 次，依据病情持续 3～5 日。

2. 使用中的注意事项。

除"注意事项""孕妇及哺乳期妇女用药""儿童用药""老年用药"部分提到的内容外，在口腔黏膜病中应用时还应注意：

（1）该药物不宜长期使用。

（2）国内外均有文献报道局部应用地塞米松磷酸钠注射液产生过敏等不良反应，局部应用前需询问患者过敏史，使用过程中需监测患者是否有不良反应。

（3）儿童用药：因糖皮质激素可抑制患儿的生长和发育，儿童连续使用不应超过 2 周。临床上地塞米松局部应用于儿童时应酌情增大稀释倍数，密切监测不良反应，且勿长期连续使用。

（4）使用过程中必须叮嘱患者勿将药液吞咽。

（5）该药物为糖皮质激素类药物，局部使用时仍有部分药物经黏膜吸收，使用时需考虑患者是否有糖皮质激素用药禁忌证，根据患者的口腔病损以及全身情况，权衡利弊后酌情使用。

（6）使用该药液雾化治疗或漱口期间，为了防止口腔真菌感染，需配合2%～4%碳酸氢钠溶液漱口。

（时玉洁 王同珂）

【参考文献】

［1］沈映云，林辉龙．地塞米松雾化吸入过敏反应 1 例 [J].药物流行病学杂志，2012（7）：360－361.

［2］Kymionis GD，Panagiotoglou T，Tsilimbaris MK. The effect of intense，short-term topical dexamethasone disodium phosphate eyedrops on blood glucose level in diabetic patients [J].Ophthalmologica，2007，221（6）：426－429.

［3］Hengge UR，Ruzicka T，Schwartz RA，et al. Adverse effects of topical glucocorticosteroids [J].Journal of the American Academy of Dermatology，2006，54（1）：1－15.

［4］肖岚，宋元良．氨溴索联合地塞米松雾化吸入治疗小儿支气管炎的临床研究 [J].延安大学学报（医学科学版），2014，12（3）：37－38.

［5］汪秀丽．氨溴索联合地塞米松雾化吸入治疗小儿支气管炎的临床体会 [J].中国继续医学教育，2015，7（11）：190－191.

【药品名称】

复方倍他米松注射液（Compound Betamethasone Injection）

【成分】本品为复方制剂，其组分主要为二丙酸倍他米松及倍他米松磷酸钠。

【适应证】

本品适用于治疗对糖皮质激素敏感的急性和慢性疾病：

1. 肌肉骨骼和软组织疾病：类风湿关节炎，骨关节炎、滑囊炎、强直性脊柱炎、上髁炎、脊神经根炎、尾骨痛、坐骨神经痛、腰痛、斜颈、腱鞘囊肿、外生骨疣、筋膜炎。

2. 变态反应性疾病：慢性支气管哮喘（包括哮喘持续状态的辅助治疗）、枯草热、血管性水肿、过敏性气管炎、季节性或常年性过敏性鼻炎、药物反应、血清病、昆虫叮咬。

3. 皮肤病：异位性皮炎（钱币状湿疹）、神经性皮炎（局限性单纯苔藓）、接触性皮炎、重症日光性皮炎、荨麻疹、肥大性扁平苔藓、糖尿病脂性渐进性坏死、斑秃、盘状红斑狼疮、银屑病、瘢痕疙瘩、天疱疮、疱疹样皮炎、囊肿性痤疮。

4. 胶原病：播散性红斑狼疮、硬皮病、皮肌炎、结节性血管周围炎。

5. 肿瘤：成人白血病和淋巴瘤的姑息治疗，小儿急性白血病。

6. 其他疾病：肾上腺性腺综合征、溃疡性结肠炎、节段性回肠炎、口炎性腹泻、足部疾病（硬鸡眼下滑囊炎、僵拇、小趾内翻）、需结膜下注射的疾病、糖皮质激素奏效的恶液质、肾炎及肾病综合征。

本品还可治疗原发性或继发性肾上腺皮质功能不全，但应适当补充盐皮质激素。

【药理】

1. 药效学。

倍他米松具有高度的糖皮质激素类活性和轻微的盐皮质激素类活性。本品是一种可溶性倍他米松酯与微溶性倍他米松酯的复方制剂，可在治疗对糖皮质激素奏效的疾病中发挥强力的抗炎和抗过敏作用。可溶性倍他米松磷酸钠在注射后很快被吸收而且迅速起效。微溶性的二丙酸倍他米松注射后，成为一个供缓慢吸收的储库，持续产生作用，从而长时间控制症状。二丙酸倍他米松的晶粒微小，可通过细小针头（细至 26 号针头）行皮内和皮损内注射给药。

2. 药动学。

倍他米松磷酸钠和二丙酸倍他米松在注射部位被吸收并发挥治疗作用和其他局部及全身的药理作用。

倍他米松磷酸钠可溶于水，在组织中代谢为倍他米松。2.63mg 倍他米松磷酸钠产生的糖皮质激素的生物效应与 2mg 倍他米松相当。二丙酸倍他米松使药物可持久发挥作用。该成分微溶，可使吸收减慢，从而长时间地减轻症状。

肌内注射复方倍他米松注射液后，倍他米松磷酸钠和二丙酸倍他米松药动学见下表。

血药浓度	倍他米松	
	倍他米松磷酸钠	二丙酸倍他米松
血浆达峰时间	给药后 1 小时	缓慢吸收
单剂量给药后血浆半衰期	3～5 小时	逐渐代谢
排泄周期	24 小时	多于 10 天
生物半衰期	36～54 小时	——

倍他米松经肝脏代谢，其主要与蛋白结合。在患肝病的患者中可能出现其清除率降低及延迟。

【不良反应】

本品的不良反应与其他糖皮质激素类药物的不良反应类似，与剂量及疗程有关，可通过减低剂量而消除或减轻。具体表现为以下几个方面：

（1）水、电解质代谢紊乱：钠潴留、钾丢失、低血钾性碱中毒、体液潴留，某些患者可发生充血性心力衰竭、高血压。

（2）肌肉骨骼：肌肉乏力、糖皮质激素性肌病、肌肉消瘦、重症肌无力患者的肌无力症状加重、骨质疏松、椎骨压缩性骨折、股骨头和肱骨头无菌性坏死、长骨的病理性骨折、关节不稳（反复关节内注射所致）。

（3）消化系统：消化性溃疡（可能以后发生穿孔和出血）、胰腺炎、腹胀、溃疡性食管炎。

（4）皮肤：影响伤口愈合、皮肤萎缩、皮肤细薄和脆嫩、瘀点和瘀斑、面部红斑、多汗、皮试反应受抑、过敏性皮炎、荨麻疹、血管性水肿。

（5）神经系统：惊厥、伴有视神经乳头水肿（假脑瘤）的颅内压增高、眩晕、头痛。

（6）内分泌系统：月经失调、库欣综合征样表现、胎儿子宫内发育或小儿生长受到抑制；继发性肾上腺皮质和垂体缺乏反应性，特别是在应激状态时，如创伤、手术或疾病时；碳水化合物耐量减少，表现为隐性糖尿病，糖尿病患者对胰岛素或口服降血糖药的需要量增加。

（7）眼：表现为后囊下型白内障、眼内压增高、青光眼、突眼。

（8）代谢反应：由于蛋白分解代谢增快而引起负氮平衡。

（9）精神症状：欣快感、情绪波动、严重抑郁至明显的精神症状、性格改变、失眠。

（10）其他：与注射糖皮质激素类药物有关的其他不良反应包括过敏样或过敏性反应，血压降低或休克样反应；头面部皮损内注射偶尔伴发的失明；色素沉着或色素减退、皮下和皮肤萎缩、无菌性脓肿；关节内注射后潮红及夏科氏关节样病变。

【禁忌证】全身真菌感染，对倍他米松或其他糖皮质激素类药物或本品中任一成分过敏的患者禁用。

【美国 FDA 妊娠期药物安全性分级】局部/皮肤外用为 C 级；如在妊娠早期用药，则为 D 级。

【注意事项】

1．本品含苯甲醇，禁止用于儿童肌内注射。

2．本品不得供静脉注射或皮下注射。

3．给特发性血小板减少性紫癜患者肌内注射本品时应慎重。

4．该药物储钠作用弱，不宜用于肾上腺皮质功能减退患者的替代治疗。

5．肌内注射糖皮质激素类药物时，为避免局部组织萎缩，应将药物注入大块肌肉的深部，皮损内和关节内注入糖皮质激素可引起局部和全身作用。

6．由于接受糖皮质激素注射治疗的患者偶可发生过敏样反应，因而在给药前应采取适当的预防措施，特别是对有药物过敏史的患者。长期使用糖皮质激素疗法时，应在权衡利弊后考虑将注射给药改为口服给药。

【孕妇及哺乳期妇女用药】对于糖皮质激素类药物未进行设有对照的人生殖研究，因而只有在权衡药物对母亲与胎儿的利弊后，才在孕妇或育龄期妇女中使用。对于妊娠期接受大剂量糖皮质激素类药物的母亲生下的婴儿，应仔细观察是否有肾上腺功能减退的征象。由于倍他米松对哺乳期婴儿可能产生不良作用，故在考虑药物对母亲的重要性时应作出停药或停止哺乳的决定。

【儿童用药】本品含苯甲醇，禁止用于儿童肌内注射。

【老年用药】尚缺乏老年患者用药的研究资料。

【药物相互作用】参见"地塞米松磷酸钠注射液"中"药物相互作用"部分。

【用法用量】不同个体所需剂量有所不同，必须按疾病性质、严重程度及患者反应制定用药方案，从而达到剂量个体化。

全身给药：对于大多数疾病，全身治疗的起始剂量为 1～2ml，必要时可重复给药。给药方法是臀部深部肌内注射，给药剂量和次数取决于病情的严重程度和疗效。

局部用药：一般不需要合用局部麻醉药，如要合用，可将本品与1%或2%盐酸普鲁卡因或利多卡因在注射器内（不可在药瓶内）混合，但应使用不含尼泊金类防腐剂的制剂，也可使用类似的局部麻醉药，但不可用含有尼泊金甲酯、尼泊金丙酯及苯酚等的局部麻醉药，使用时须先将药瓶中的混悬注射液适量抽入注射器内，然后抽入局部麻醉药，振摇片刻。

皮损内注射本品对皮肤病有效。某些皮损虽未经局部用药但却出现疗效，这可能是药物的轻度全身性作用所致。皮损内注射本品时推荐剂量均为皮内注射$0.2ml/cm^2$，用结核菌素注射器和26号针头注射。本品在所有部位的注射总量每周不应超过1ml。

在获得良好疗效后，应通过合适的时间间隔，由起始剂量逐渐减量，直至将剂量减少至能够充分达到临床疗效的最低剂量，以此作为维持量。当患者处于某些与已有疾病无关的应激状态时，则需要增加用量。如果在长期治疗后需要停药，必须逐步减量。

【制剂与规格】　1ml：二丙酸倍他米松（以倍他米松计）5mg，倍他米松磷酸钠（以倍他米松计）2mg。

【在口腔黏膜病治疗中的应用】

1. 适应证及用法用量。

用于复发性阿弗他溃疡、糜烂型口腔扁平苔藓、大疱性疾病、放疗化疗性口炎的糜烂病损、创伤性溃疡等疾病的治疗。通常为稀释后局部使用，如1：10~1：30稀释后湿敷、局部涂抹于病损区域，每日3次，嘱咐患者勿吞咽；或与灭菌注射用水（或2%盐酸利多卡因注射液）1：1混合后于病损区域做病损局部注射，推荐剂量为$0.2ml/cm^2$，多部位使用时每次总量不超过1ml，5号针头注射，避免连续使用，视病情需要，两次注射间隔3~4周或以上。

2. 使用中的注意事项。

除"注意事项""孕妇及哺乳期妇女用药""儿童用药""老年用药"部分提到的内容外，在口腔黏膜病中应用时还应注意：

（1）该药物不宜长期连续使用。

（2）因该药物为糖皮质激素类药物，局部使用时仍有部分药物经黏膜吸收，使用时需考虑患者是否有糖皮质激素用药禁忌证，根据患者的口腔病损以及全身情况，权衡利弊后酌情使用。慎用于未经控制或控制欠佳的高血压、糖尿病和感染性疾病患者。

（3）儿童用药：因含有禁用于儿童肌内注射的苯甲醇，因此应尽量不用于儿童的口腔病损局部注射。若应用，应特别注意局部注射的深度仅在黏膜下。

（4）注射前需测量血压、询问患者是否进食及是否有晕针史。注射时，需摇匀药液，且叮嘱患者勿将药液吞咽。

（5）国内外均有倍他米松导致过敏的报道，使用倍他米松前需询问患者过敏史，局部注射时需配备抢救设备，注射后应观察一段时间，无不适方可离开诊室。

（时玉洁 王同珂）

【参考文献】

[1] Malozowski S，Purucker M，Worobec A. Cushing's syndrome induced by betamethasone nose drops. Children taking intranasal corticosteroids should be monitored for growth retardation [J]. British Medical Journal，1999，318（7194）：1355.

[2] 艾菁，肖阳娜，袁立燕，等．复方倍他米松注射液致过敏性休克1例 [J].皮肤性病诊疗学杂志，2015，22（5）：375－376.

[3] Nucera E，Buonomo A，Pollastrini E，et al. A case of cutaneous delayed-type allergy to oral dexamethasone and to betamethasone [J]. Dermatology，2002，204（3）：248－250.

【药品名称】

醋酸曲安奈德注射液
（Triamcinolone Acetonide Acetate Injection）

【成分】本品主要成分为醋酸曲安奈德，辅料为羧甲基纤维素钠、聚山梨酯80、氯化钠、注射用水、硫柳汞钠。

【适应证】外用时适用于接触性皮炎、脂溢性皮炎、神经性皮炎、湿疹、银屑病、盘状红斑狼疮等糖皮质激素外用治疗有效的皮肤病。局部注射可用于瘢痕疙瘩、肥厚性瘢痕、肩周炎、腱鞘炎、滑膜炎、类风湿关节炎等的治疗。

【药理】

1. 药效学。

本品为中效糖皮质激素类外用药。外用能降低毛细血管通透性，抑制角质生成和角质形成细胞增殖，具有抗过敏、抗炎的作用。作用时间较长，抗炎作用为氢化可的松的5倍。

2. 药动学。

（1）吸收：本品肌内注射1~2小时后生效，1~2日达最大效应，药效可维持2~3周以上。可经皮肤吸收，在皮肤病损处吸收更快。

（2）分布：在肝脏、血浆、脑脊液、胸腔、腹腔中均有分布。

（3）代谢：在肝、肾和组织中代谢为无活性代谢物。

（4）排泄：经肾脏排出。

【不良反应】 本品属于糖皮质激素类药物，有糖皮质激素类药物可能产生的不良反应，参见"地塞米松磷酸钠注射液"中"不良反应"部分。

【禁忌证】

1. 对本品及其基质成分过敏或对其他糖皮质激素类药物过敏者禁用。

2. 原发性病毒性、细菌性及真菌性等感染性皮肤病患者慎用。

3. 用作局部注射时，有高血压、糖尿病、溃疡、骨质疏松症、青光眼、肝肾功能不全的患者视病情慎用或禁用。

4. 不得用于活动性胃溃疡、结核病、急性肾小球肾炎或任何未被抗生素控制的感染。

【美国 FDA 妊娠期药物安全性分级】 口服及肠道外给药，C 级；如在妊娠早期用药，D 级；局部或皮肤外用，C 级。

【注意事项】

1. 本品不宜长期大面积外用。

2. 孕妇、哺乳期妇女需权衡利弊后谨慎使用。

3. 儿童慎用，婴儿不宜使用。

4. 皮肤有化脓性感染或真菌性感染时，须同时使用抗感染药物，如抗感染效果欠佳，需停用本品直至感染得到控制。

5. 面部、腋下及腹股沟等皮肤细嫩部位慎用，长期使用易使局部皮肤变薄、毛细血管扩张等。

6. 药物用前需摇匀，用注射器抽吸药物后应立即注射，以防止药物沉淀。注意防止感染。不得静脉注射。

【孕妇及哺乳期妇女用药】 本品只有在非常需要时并在医疗监测下才能用于孕妇。

【儿童用药】 6 岁以下儿童禁用。对于长期使用糖皮质激素类药物的儿童，必须仔细监测其生长发育情况。

【老年用药】 老年患者用糖皮质激素类药物易发生高血压和糖尿病。老年患者尤其是更年期后的女性应用糖皮质激素类药物还易加重骨质疏松。

【药物相互作用】

1. 患低凝血酶原疾病的患者慎将阿司匹林与糖皮质激素类药物合用。

2. 曲安西龙与非甾体抗炎药物并用会增加患消化性溃疡和消化道出血的

危险。

3.与巴比妥酸盐、苯妥英钠或利福平相互作用会导致酶的诱导作用，可能会限制本品药效的发挥。

4.对抗凝血剂的反应会减低，或在某些病例中反应会增强。

5.与排钾利尿剂如噻嗪类或呋塞米相互作用会导致钾的大量流失。

【用法用量】皮损局部注射，每次 10~40mg，每 3~4 周 1 次。局部注射剂使用前应充分摇匀。

【制剂与规格】（1）1‰（5ml：50mg）；（2）4‰（5ml：200mg）；（3）4‰（1ml：40mg）。

【在口腔黏膜病治疗中的应用】

1.适应证及用法用量。

用于复发性阿弗他溃疡、糜烂型口腔扁平苔藓、大疱性疾病的糜烂病损、创伤性溃疡等疾病的治疗。通常稀释后局部使用，如 1∶10~1∶30 稀释后湿敷、局部涂抹于病损区域，每日 3 次，嘱咐患者勿吞咽；或与灭菌注射用水（或 2%盐酸利多卡因注射液）1∶1 混合后，病损区域局部注射，推荐剂量为每次 10~40mg，5 号针头注射，避免连续使用，视病情需要，两次注射间隔3~4 周或以上。

2.使用中的注意事项

除"注意事项""孕妇及哺乳期妇女用药""儿童用药""老年用药"部分提到的内容外，在口腔黏膜病中应用时还应注意：

（1）儿童用药：儿童慎用，婴儿不宜使用。由于不同制药厂生产的药品辅料可能不同，若患儿需要进行口腔黏膜病损局部注射治疗，建议尽量选择不含苯甲醇的醋酸曲安奈德注射液。若含有苯甲醇，则在进行局部注射治疗时需注意注射深度仅在黏膜下，控制药物剂量，以及两次注射的间隔时间需 3~4 周。有将曲安奈德鼻腔喷雾用于治疗 6~12 岁儿童过敏性鼻炎的临床对照研究，曲安奈德组（每日 440μg，每日 1 次，6 周）与安慰剂组相比，无明显不良反应，对肾上腺皮质功能无明显影响，无药物累积。临床上若儿童局部使用醋酸曲安奈德注射液，需密切观察不良反应，酌情增大稀释倍数。

（2）余参见"复方倍他米松注射液"在口腔黏膜病中应用时的注意事项。

（时玉洁 王同珂）

【参考文献】

Nayak AS，Ellis MH，Gross GN，et al. The effects of triamcinolone acetonide aqueous nasal spray on adrenocortical function in children with allergic rhinitis [J]. Journal of Allergy

& Clinical Immunology, 1998，101（2 Pt 1）：157－162.

【药品名称】

硫酸庆大霉素注射液（Gentamicin Sulfate Injection）

【成分】本品主要成分为硫酸庆大霉素，为一种多组分抗生素，为以庆大霉素 C_1、C_{1a}、C_{2a}、C_2 等组分为主混合物的硫酸盐。辅料为焦亚硫酸氢钠、注射用水。

【适应证】

1. 适用于治疗敏感革兰氏阴性菌，如大肠埃希菌、克雷伯菌属、肠杆菌属、变形杆菌属、沙雷菌属、绿脓杆菌以及葡萄球菌甲氧西林敏感株所致的严重感染。临床上多采用庆大霉素与其他抗菌药联合应用。

2. 用于敏感细菌所致的中枢神经系统感染如脑膜炎、脑室炎时，可同时用本品鞘内注射作为辅助治疗。

【药理】

1. 药效学。

本品为氨基糖苷类抗生素，对各种革兰氏阴性菌及革兰氏阳性菌都有良好的抗菌作用，与 β－内酰胺类抗生素合用时，多数可获得协同抗菌作用。作用机制是与细菌核糖体 30S 亚单位结合，抑制细菌蛋白质的合成。

2. 药动学。

（1）吸收：本品肌内注射后吸收迅速而完全，在 0.5～1 小时达到血药峰浓度。药物消除半衰期为 2～3 小时，肾功能减退者可显著延长。其血浆蛋白结合率低。

（2）分布：在体内可分布于各种组织和体液中，在肾皮质细胞中积聚，也可通过胎盘屏障进入胎儿体内，不易透过血脑屏障进入脑组织和脑脊液。

（3）代谢：在体内不代谢。

（4）排泄：以原型经肾小球滤过后随尿排出，给药后 24 小时内排出给药量的 50%～93%。血液透析与腹膜透析可从血液中清除相当药量，使药物半衰期显著缩短。

【不良反应】

1. 耳毒性：对耳前庭影响较大，对耳蜗影响较小，应用本品后可发生头晕、眩晕、耳鸣、麻木、共济失调等。患者存在肾功能损害是耳毒性发生的重要诱发因素。少数患者的听力损害可进展至耳聋，听力损害初期表现为耳鸣及高频听力减退，如及早发现、及时停药，听力损害尚可能减轻。

2. 肾毒性：应用本品后少数患者出现肾毒性，常与合用其他肾毒性药物有关，通常在使用数天后或停药后出现肾小球滤过率下降。初期表现为尿液中出现管型细胞、蛋白质及红细胞等，尿量增多或减少，水、电解质失衡。如早期发现、及时停药，大多可逆。

3. 神经肌肉阻滞作用：偶可致呼吸抑制和肌肉麻痹。

4. 变态反应：与同类药物可发生交叉过敏反应，严重过敏反应极为罕见，偶可出现皮肤瘙痒、荨麻疹等。

5. 神经系统毒性：可发生脑病、精神错乱、嗜睡、幻觉、抽搐等中枢和周围神经系统症状。

6. 其他：偶有引起血液病、紫癜、呕吐、口腔炎、肝功能损害等的报道。

【禁忌证】对本品或其他氨基糖苷类过敏者禁用。

【美国 FDA 妊娠期药物安全性分级】局部或皮肤外用，C 级；注射给药，D 级。

【注意事项】

1. 存在下列情况应慎用本品：失水、第 8 对脑神经损害、重症肌无力或帕金森病及肾功能损害。

2. 交叉过敏：对氨基糖苷类抗生素如链霉素、阿米卡星过敏的患者，可能对本品过敏。

3. 在用药前、用药过程中应定期进行尿常规和肾功能测定，以防出现严重肾毒性反应。肾功能减退者应避免使用。必要时做听力检查或电测听图，尤其是高频听力测定以及温度刺激试验，以检测前庭毒性。

4. 应用疗程不宜超过 2 周，以减少耳毒性、肾毒性的产生。

5. 哺乳期妇女使用后应当暂停哺乳。

6. 新生儿、婴幼儿应避免使用。

7. 避免联合应用肾毒性、耳毒性药物及强利尿剂。

8. 长期应用可能导致耐药菌过度生长。

9. 不宜用于皮下注射。

10. 本品有抑制呼吸作用，不得静脉推注。

11. 对诊断的干扰：本品可使丙氨酸氨基转移酶、门冬氨酸氨基转移酶、血清胆红素及乳酸脱氢酶浓度的测定值增高，血钙、镁、钾、钠浓度的测定值可能降低。

【孕妇及哺乳期妇女用药】本品可透过胎盘屏障进入胎儿体内，有引起胎儿听力损害的可能，孕妇使用本品前应充分权衡利弊。本品在乳汁中分泌量很少，但通常哺乳期妇女在用药期间仍宜暂停哺乳。

【儿童用药】庆大霉素属氨基糖苷类抗生素，在儿科中应慎用，尤其是新生儿，其肾脏尚未发育完全，使本品的半衰期延长，易在体内积蓄而产生毒性反应。

【老年用药】老年患者的肾功能有一定程度的生理性减退，即使肾功能测定值在正常范围内，仍应采用较小治疗量。老年患者应用本品后较易产生各种毒性反应，应尽可能在疗程中监测血药浓度。

【药物相互作用】

1. 与其他氨基糖苷类药物合用，或先后连续局部或全身应用，可能增加耳毒性、肾毒性及神经肌肉阻滞作用。

2. 与神经肌肉阻滞剂合用，可加重神经肌肉阻滞作用，导致肌肉软弱、呼吸抑制等。

3. 与卷曲霉素、顺铂、依他尼酸、呋塞米或万古霉素（或去甲万古霉素）等合用，或先后连续局部或全身应用，可能增加耳毒性与肾毒性。

4. 与头孢噻吩、头孢唑林局部或全身应用可能增加肾毒性。

5. 与多黏菌素类注射剂合用，或先后连续局部或全身应用，可增加肾毒性和神经肌肉阻滞作用。

6. 其他肾毒性及耳毒性药物均不宜与本品合用或先后连续应用，以免加重肾毒性或耳毒性。

7. 氨基糖苷类与 β-内酰胺类（头孢菌素类与青霉素类）混合时可导致相互失活。本品与上述抗生素联合应用时必须分瓶滴注。本品亦不宜与其他药物同瓶滴注。

【用法用量】

1. 成人。

肌内注射或稀释后静脉滴注，1 次 80mg（8 万 U）或按体重 1 次 1～1.7mg/kg，每 8 小时 1 次，疗程为 7～14 日。也可采用每日剂量 1 次给药的方法。静脉滴注时将 1 次剂量加入 50～200ml 0.9% 氯化钠注射液或 5% 葡萄糖注射液中，每日 1 次静脉滴注时加入的液体量应不少于 300ml，使药液浓度不超过 0.1%。该溶液应在 30～60 分钟内缓慢滴入，以免发生神经肌肉阻滞作用。

2. 小儿。

肌内注射或稀释后静脉滴注，1 次 2.5mg/kg，每 12 小时 1 次；或 1 次 1.7mg/kg，每 8 小时 1 次。疗程为 7～14 日，期间应尽可能监测血药浓度，尤其新生儿或婴儿。

3. 鞘内及脑室内给药。

剂量为成人1次4～8mg，小儿（3个月以上）1次1～2mg，每2～3日1次。注射时将药液稀释至不超过0.2％的浓度，抽入5ml或10ml的无菌针筒内，进行腰椎穿刺后先使相当量的脑脊液流入针筒内，边抽边推，再将全部药液于3～5分钟内缓缓注入。

4. 肾功能减退患者的用量。

肾功能正常者每8小时1次，1次的正常剂量为1～1.7mg/kg。肌酐清除率为10～50ml/min时，每12小时1次，1次为正常剂量的30％～70％；肌酐清除率小于10ml/min时，每24～48小时给予正常剂量的20％～30％。

【制剂与规格】（1）1ml：20mg（2万U）；（2）1ml：40mg（4万U）；（3）2ml：80mg（8万U）。

【在口腔黏膜病治疗中的应用】

1. 适应证及用法用量。

本品因具抗菌作用，可用于口腔大面积糜烂患者的口腔黏膜雾化治疗，如糜烂型口腔扁平苔藓、放疗化疗性口炎、疱疹样型复发性阿弗他溃疡等，与地塞米松磷酸钠注射液、维生素C注射液同时使用，各1支，每日2次，视病情持续3～5日。

2. 使用中的注意事项。

除"注意事项""孕妇及哺乳期妇女用药""儿童用药""老年用药"部分提到的内容外，在口腔黏膜病中应用时还应注意：

（1）雾化之前需仔细询问患者过敏史，国内有文献报道使用庆大霉素雾化吸入出现过敏症状的案例。庆大霉素过敏者禁用，对某一种氨基糖苷类抗生素如链霉素、阿米卡星过敏的患者，也可能对本品过敏，需慎用。

（2）因本品有一定的致敏性，怀疑患过敏性疾病的患者慎用，如药物过敏性口炎者就不应使用本品进行雾化。

（3）为了避免不良反应，儿童口腔黏膜雾化治疗不推荐使用庆大霉素。

（4）肾功能不全者雾化时应慎用本品。

（5）有文献报道，联合使用庆大霉素与地塞米松雾化治疗期间产生神经毒性症状，停用后缓解。鉴于上述可能的不良反应，雾化治疗期间应备有抢救设备，并实时关注患者的反应，雾化治疗结束后建议患者观察半小时再离开。

（时玉洁　王同珂）

【参考文献】

[1] 叶菁. 庆大霉素雾化吸入致过敏反应 3 例 [J]. 临床耳鼻咽喉头颈外科杂志，2012，26（1）：38－39.

[2] 王霞，岳凤枢，陈熙. 庆大霉素雾化吸入出现不良反应 2 例 [J]. 药物流行病学杂志，2010，19（10）：593－594.

【药品名称】

维生素 B$_{12}$ 注射液（Vitamin B$_{12}$ Injection）

【成分】本品的主要成分为维生素 B$_{12}$，辅料为氯化钠、注射用水。

【适应证】

1. 原发性或继发性内因子缺乏所致的巨幼细胞贫血。

2. 神经系统疾病，如多发性神经炎、神经痛、神经萎缩等。

3. 对维生素 B$_{12}$ 需求增加的情况：妊娠及哺乳期妇女、长期素食者、吸收不良综合征、肝硬化以及其他肝脏疾病、反复发作的溶血性贫血、甲状腺功能亢进、慢性感染、严重肾病等。

【药理】

1. 药效学。

维生素 B$_{12}$ 参与体内甲基转换及叶酸代谢，促进 5－甲基四氢叶酸转变为四氢叶酸。维生素 B$_{12}$ 缺乏时，导致 DNA 合成障碍，影响红细胞的成熟。本品还促使甲基丙二酸转变为琥珀酸，参与三羧酸循环。此作用关系到神经髓鞘脂类的合成及维持有髓神经纤维功能的完整，维生素 B$_{12}$ 缺乏症的神经损害可能与此有关。

2. 药动学。

（1）吸收：肌内注射后吸收迅速而完全，约 1 小时血药浓度达峰值。

（2）分布：体内分布较广，但主要储存于肝脏，成人总储量为 4～5mg。

（3）排泄：大部分在 8 小时内经肾脏排泄，剂量越大，排泄越多。

【不良反应】

1. 肌内注射偶可引起皮疹、瘙痒、腹泻及过敏性哮喘，但发生率低，极个别有过敏性休克。

2. 可引起低钾血症及高尿酸血症。

3. 长期应用可出现缺铁性贫血。

4. 可引起冠状动脉粥样硬化性心脏病，周围血管疾病，外周血管栓塞。

【禁忌证】

1. 对本品过敏者。

2. 恶性肿瘤患者（本品可促进恶性肿瘤生长）。

3. 家族遗传性视后神经炎（利伯病）及烟草中毒性弱视患者。

【美国 FDA 妊娠期药物安全性分级】鼻腔给药：C 级。

【注意事项】

1. 可致过敏反应，甚至过敏性休克，不宜滥用。

2. 有条件时，用药过程中应监测血液中维生素 B_{12} 浓度。

3. 痛风患者使用本品可能发生高尿酸血症。

4. 治疗巨幼细胞贫血，在起始 48 小时，宜监测血钾浓度，以防止低钾血症。

5. 心脏病患者慎用。

6. 药物可以透过胎盘屏障，也可以进入乳汁。

7. 用药过程中可能发生血小板增多。

【孕妇及哺乳期妇女用药】尚不明确。

【儿童用药】肌内注射时每次 $25\sim100\mu g$，每日或隔日 1 次。避免同一部位反复给药。对新生儿、婴儿、幼儿要特别小心。

【老年用药】尚不明确。

【药物相互作用】

1. 本品与叶酸有协同作用，可合用治疗巨幼细胞贫血。

2. 本品可加速核酸降解，导致痛风患者血尿酸升高，诱发痛风发作。

3. 与氯霉素合用，可抵消维生素 B_{12} 具有的造血反应。

4. 氨基糖苷类抗生素、氨基或对氨基水杨酸类药物、抗惊厥药物及秋水仙碱等可减少维生素 B_{12} 的肠道吸收。

5. 维生素 B_{12} 可与氯丙嗪、维生素 C、维生素 K、葡萄糖注射液等药物发生配伍反应，不能混合给药。

【用法用量】

（1）维生素 B_{12} 缺乏症：每日 $25\sim100\mu g$ 或隔日 $50\sim200\mu g$，共 2 周。肌内注射。

（2）维生素 B_{12} 缺乏伴神经系统表现，每日用量可增加至 $500\mu g$，以后每周肌内注射 2 次，每次 $50\sim100\mu g$，直到血常规恢复正常；维持量为每月肌内注射 $100\mu g$。

本品也可用于穴位封闭。

【制剂与规格】 (1) 1ml：0.05mg；(2) 1ml：0.1mg；(3) 1ml：0.25mg；(4) 1ml：0.5mg；(5) 1ml：1mg。

【在口腔黏膜病治疗中的应用】

1. 适应证及用法用量。

(1) 用于灼口综合征的舌神经封闭治疗：通常维生素 B_{12} 注射液与维生素 B_1 注射液、2%盐酸利多卡因注射液混合后注射于双侧舌神经部位。各文献报道的维生素 B_{12} 用于灼口综合征患者的舌神经封闭用量差异较大，常见用量及疗程如下：

1) 维生素 B_{12} 注射液 2 支/次（1ml：0.5mg），用 2%盐酸利多卡因注射液稀释至 5 ml，注射于双侧舌神经部位，每侧 2.5ml，1 次/天，5 天为 1 个疗程。

2) 维生素 B_1 注射液 2ml（100mg）、维生素 B_{12} 注射液 1ml（0.5mg）与 2ml 2%盐酸利多卡因注射液混合，于双侧舌神经各注射 2.0~2.5ml，每周 1~2次，4~6次为 1 个疗程。

(2) 用于巨幼细胞贫血相关萎缩性舌炎的治疗。

2. 使用中的注意事项。

除"注意事项""孕妇及哺乳期妇女用药""儿童用药""老年用药"部分提到的内容外，在口腔黏膜病中应用时还应注意：尽量不用于伴有较重抑郁和焦虑的灼口综合征患者。

（时玉洁　王同珂）

【参考文献】

[1] 王薇. 灼口综合征治疗的临床探讨 [J].医药论坛杂志，2005 (23)：85.

[2] 马斌，江珉，刘玉柱，等. 局部封闭治疗灼口综合征疗效观察 [J].西南国防医药，2004 (6)：622—623.

[3] 武云霞，李伟丽. 局部神经封闭治疗灼口综合征的疗效观察 [J].现代口腔医学杂志，2001，15 (1)：622—623.

【药品名称】

维生素C注射液（Vitamin C Injection）

【成分】 主要成分为维生素 C，辅料为碳酸氢钠、盐酸半胱氨酸、焦亚硫酸钠、依地酸二钠、注射用水。

余见"维生素 C"部分。

（时玉洁　王同珂）

【药品名称】

碳酸氢钠注射液（Sodium Bicarbonate Injection）

【成分】主要成分为碳酸氢钠，辅料为依地酸二钠。

【适应证】

1. 治疗代谢性酸中毒。治疗轻度至中度代谢性酸中毒，以口服为宜。重度代谢性酸中毒应采用静脉滴注，如严重肾脏病、循环衰竭、心肺复苏、体外循环及严重的原发性乳酸性酸中毒、糖尿病酮症酸中毒等。

2. 碱化尿液。用于尿酸性肾结石的预防，减少磺胺类药物的肾毒性及急性溶血防止血红蛋白沉积在肾小管。

3. 作为抗酸药，治疗胃酸过多引起的症状。

4. 静脉滴注对某些药物中毒有非特异性的治疗作用，如巴比妥类药物、水杨酸类药物及甲醇等中毒。但本品禁用于吞服强酸中毒时的洗胃，因本品与强酸反应将产生大量二氧化碳，会导致急性胃扩张甚至胃破裂。

5. 用作全静脉内营养及用于配制腹膜透析液或血液透析液。

【药理】

1. 药效学。

治疗代谢性酸中毒，本品可使血浆内碳酸氢根浓度升高，中和氢离子，从而纠正酸中毒。碱化尿液，由于尿液中碳酸氢根浓度增加后 pH 值升高，使尿酸、磺胺类药物与血红蛋白等不易在尿中形成结晶或聚集。抗酸，口服能迅速中和或缓冲胃酸，而不直接影响胃酸分泌，胃内 pH 值迅速升高，缓解高胃酸引起的症状。

2. 药动学。

本品经静脉滴注后直接进入血液循环。血液中碳酸氢钠经肾小球滤过后，经尿液排出。部分碳酸氢根离子与尿液中氢离子结合生成碳酸，再分解成二氧化碳和水。前者可弥散进入肾小管细胞，与胞内水结合，生成碳酸，解离后的碳酸氢根离子被重吸收进入血液循环。血液中碳酸氢根离子与血液中氢离子结合生成碳酸，进而分解成二氧化碳和水，前者经肺呼出。

【不良反应】

1. 大量注射时可出现心律失常、肌肉痉挛、疼痛、异常疲倦虚弱等，主要是代谢性碱中毒引起低钾血症所致。

2. 患者存在肾功能不全时，可出现水肿、精神症状、肌肉疼痛或抽搐、呼吸减慢、口内异味、异常疲倦虚弱等，主要由代谢性碱中毒所致。

3. 长期应用时可引起尿频、尿急、持续性头痛、食欲减退、恶心呕吐、异常疲倦虚弱等。

【禁忌证】本品禁用于吞服强酸中毒时的洗胃，因本品与强酸反应将产生大量二氧化碳，会导致急性胃扩张甚至胃破裂。

【美国 FDA 妊娠期药物安全性分级】C 级。

【注意事项】

1. 对诊断的干扰：对胃酸分泌试验或血、尿 pH 值测定结果有明显影响。

2. 下列情况慎用：

（1）少尿或无尿，因本品能增加钠负荷。

（2）钠潴留并有水肿时，如出现肝硬化、充血性心力衰竭、肾功能不全、妊娠期高血压综合征时。

（3）对于患原发性高血压的患者，因钠负荷增加可能加重高血压病情。

3. 下列情况不作静脉内用药：

（1）代谢性或呼吸性碱中毒。

（2）因呕吐或持续胃肠负压吸引导致氯大量丢失，极有可能发生代谢性碱中毒。

（3）低钙血症时，因本品引起碱中毒可加重低钙血症表现。

4. 本品渗透压摩尔浓度比为 3.0～3.6。

【孕妇及哺乳期妇女用药】

1. 长期或大量应用可致代谢性碱中毒，或钠负荷过高引起水肿等，孕妇应慎用。

2. 本品可经乳汁分泌，但对婴儿的影响尚无有关资料。

【儿童用药】治疗酸中毒，参考成人剂量。心肺复苏抢救时，首次静脉滴注剂量按体重 1mmol/kg 计算，以后根据血气分析结果调整用量。

【老年用药】未进行该项试验且无可靠参考文献。

【药物相互作用】

1. 合用糖皮质激素（尤其是具有较强盐皮质激素作用者）、促糖皮质激素、雄激素时，易发生高钠血症和水肿。

2. 与水杨酸盐、巴比妥类酸性药物合用时，水杨酸盐、巴比妥类酸性药物经肾排泄增多；与苯丙胺、奎尼丁合用时，苯丙胺、奎尼丁经肾排泄减少，易出现不良反应。本品也可影响肾中麻黄碱的排泄，故合用时麻黄碱剂量应减小。

3. 与抗凝血药如华法林和 M 胆碱酯酶药物等合用时，后者吸收减少。

4. 与含钙药物、乳及乳制品合用时，可致乳碱综合征。

5. 与西咪替丁、雷尼替丁等 H_2 受体拮抗剂合用时，后者的吸收减少。

6. 与排钾利尿药合用时，增加发生低氯性碱中毒的危险性。

7. 本品可减少口服铁剂的吸收，两药服用时应尽量分开。

8. 钠负荷增加使肾脏排泄锂增多，故与锂制剂合用时，锂制剂的用量应酌情调整。

9. 碱化尿液能抑制乌洛托品转化成甲醛，从而抑制乌洛托品发挥治疗作用，故不主张两药合用。

10. 与左旋多巴合用时，可增加左旋多巴的口服吸收。

【用法用量】制酸、碱化尿液、代谢性酸中毒治疗中的用法用量：略。

【制剂与规格】（1）10ml：0.5g；（2）100ml：5g；（3）250ml：12.5g。

【在口腔黏膜病治疗中的应用】

1. 适应证及用法用量。

（1）口腔黏膜念珠菌感染，用 2%～4% 碳酸氢钠溶液，饭后含漱，每次 10ml，每日 3 次。

（2）预防及抑制义齿或奶瓶表面真菌生长，用 2%～4% 碳酸氢钠溶液每晚浸泡义齿，或浸泡奶瓶、奶嘴等哺乳用具和餐具。

（3）哺乳前用 4% 碳酸氢钠溶液，清洗雪口病患儿母亲乳头，再用清水洗净。

（4）口腔、颜面部酸性物质或有机溶剂灼伤：①酸性物质灼伤，用 1%～3% 碳酸氢钠溶液冲洗口腔黏膜、颜面皮肤等灼伤病损；②有机溶剂灼伤，用 5% 碳酸氢钠溶液冲洗灼伤部位。

2. 使用中的注意事项。

见"注意事项""孕妇及哺乳期妇女用药"和"儿童用药"部分。

（张雪峰 时玉洁 金鑫）

【药品名称】

氯化钠注射液（Sodium Chloride Injection）

【成分】主要成分为氯化钠。

【适应证】

1. 各种原因所致的脱水，包括低渗性、等渗性和高渗性脱水。

2. 高渗性非酮症糖尿病昏迷，应用等渗或低渗氯化钠注射液可纠正脱水和高渗状态。

3. 低氯性代谢性碱中毒。

4. 冲洗眼部、洗涤伤口等。

5. 产科的水囊引产。

【药理】

1. 药效学。

氯化钠注射液是一种电解质补充药物。钠和氯是机体中重要的电解质，主要存在于细胞外液，对维持正常的血液和细胞外液的容量和渗透压起着非常重要的作用。正常血清中钠离子浓度为 135～145mmol/L，占血浆阳离子的 92%，总渗透压的 90%，故血浆钠量对渗透压起着决定性作用。正常血清中氯离子浓度为 98～106mmol/L。人体中钠离子、氯离子水平主要通过下丘脑、垂体后叶和肾进行调节，其有助于维持体液容量和渗透压的稳定。

2. 药动学。

在胃肠道，钠离子通过肠黏膜细胞的主动转运，几乎全部被吸收。钠离子主要由肾脏排泄。

【不良反应】输注或口服过多、过快，可致水钠潴留，引起水肿、血压升高、心率加快、胸闷、呼吸困难，甚至急性左心衰竭。

【禁忌证】尚不明确。

【美国 FDA 妊娠期药物安全性分级】无相关数据。

【注意事项】

1. 当用于大的体腔或者用于大的伤口表面时，有液体被大量吸收的危险。

2. 有以下疾病的患者应慎用：

(1) 高渗透性脱水症。

(2) 低钾血症。

(3) 高钠血症。

(4) 高氯血症。

(5) 限制钠摄入的疾病，如心功能不全、全身水肿、肺水肿、高血压、癫痫、严重肾功能不全。

3. 使用前仔细检查包装，应完好无损、密封良好，可挤压或倒置检查，如有渗漏，禁止使用；内装液体应澄清，无可见微粒。如不符合，禁止使用。

4. 如果需要，请放置于接近体温的温度下水浴或者恒温箱内加热，但是不能超过 45℃。

【孕妇及哺乳期妇女用药】妊娠期高血压疾病患者禁用。

【儿童用药】补液量和速度应严格控制。

【老年用药】补液量和速度应严格控制。

【药物相互作用】作为药物溶剂或稀释剂时，应注意药物之间的配伍禁忌。

【用法用量】在高渗性缺水、等渗性缺水、低渗性缺水、低氯性碱中毒治疗中的用法用量：略。

【制剂与规格】0.9%氯化钠注射液：（1）10ml：0.09g；（2）100ml：0.9g；（3）250ml：2.25g；（4）500ml：4.5g；（5）1000ml：9g。

【在口腔黏膜病治疗中的应用】

1. 适应证及用法用量。

（1）0.9%氯化钠注射液主要为口腔黏膜局部用药，用于变态反应性唇炎、慢性唇炎等的唇部湿敷及清洗。

（2）0.9%氯化钠注射液可用于疑为白塞病患者的针刺试验。

2. 使用中的注意事项。

见"注意事项"和"孕妇及哺乳期妇女用药"部分。

（张雪峰　时玉洁　金鑫）

【药品名称】

盐酸利多卡因注射液（Lidocaine Hydrochloride Injection）

【成分】主要成分为盐酸利多卡因，辅料为氯化钠、注射用水。

【适应证】

1. 浸润麻醉、硬膜外麻醉、表面麻醉（包括在胸腔镜检查或腹腔手术时作黏膜麻醉用）及神经传导阻滞。

2. 硬膜外阻滞或臂丛、颈丛神经阻滞。

3. 急性心肌梗死后室性早搏和室性心动过速，还有洋地黄类中毒、心脏外科手术及心导管引起的室性心律失常。本品对室上性心律失常通常无效。

【药理】

1. 药效学。

本品为酰胺类局部麻醉剂，能稳定神经元细胞膜，抑制钠离子的移动，而钠离子移动是神经冲动传导所必需的。在心脏，本品能缩短动作电位4相去极化时间并降低心肌自律性，还能缩短动作电位时间和有效不应期。

2. 药动学。

（1）吸收：经胃肠道、黏膜、损伤的皮肤、注射部位（包括肌肉）吸收容易，经完整皮肤吸收差。

（2）分布：能通过胎盘屏障、血脑屏障和进入乳汁。血浆蛋白（α_1-酸性糖蛋白）结合率为66%。

（3）代谢：90%在肝脏代谢，转化为单乙基甘氨酰二甲苯胺和甘氨酰二甲苯胺。首过消除明显，口服后生物利用度大约为35%。

（4）排泄：经尿液（原型药物<10%）排泄。清除半衰期：双相，初始：7~30分钟；终末：1.5~2小时。

【不良反应】

1. 本品可作用于中枢神经系统，引起嗜睡、感觉异常、肌肉震颤、惊厥、昏迷及呼吸抑制等。

2. 本品可引起低血压及心动过缓。血药浓度过高，可引起心房传导速度减慢、房室传导阻滞以及心肌收缩力抑制和心输出量下降。

【禁忌证】

1. 对局部麻醉药过敏者禁用。

2. 阿-斯综合征（急性心源性脑缺血综合征）、预激综合征、严重心脏传导阻滞（包括窦房、房室及心室内传导阻滞）患者静脉禁用。

【美国 FDA 妊娠期药物安全性分级】 B级。

【注意事项】

1. 本品吸收快，易发生毒性反应，非静脉给药时，应防止误入血管，并注意局部麻醉药中毒症状的诊治。

2. 加入1/20万单位肾上腺素作神经阻滞可减少毒性反应发生率，延长作用时效。

3. 本品扩散强，毒性与血药浓度相关。

4. 静脉注射时可有麻醉样感觉，头晕、黑矇，若将药物进行静脉滴注，可使此症状减轻。静脉注射过量药物作用于中枢神经，可无先驱的兴奋即出现深度的抑制，应慎用。

5. 用药期间应注意检查血压、监测心电图，并备有抢救设备；心电图提示 P-R 间期延长或 QRS 波增宽，出现其他心律失常或原有心律失常加重时应立即停药。

6. 超量可引起惊厥和心脏骤停。

【孕妇及哺乳期妇女用药】 本品可透过胎盘，且与胎儿血浆蛋白结合率高于成人，孕妇用药后可导致胎儿心动过缓或过速，亦可导致新生儿高铁血红蛋白血症，应慎用。

【儿童用药】新生儿用药可引起中毒，药物半衰期在早产儿中较正常儿长，分别为 3.16 小时和 1.8 小时，故早产儿及新生儿慎用。

【老年用药】应根据需要及耐受程度调整剂量，70 岁以上患者剂量应减半。

【药物相互作用】

1. 常与长效局部麻醉药合用，从而达到起效快、时效长的目的。

2. 可增强神经－肌肉松弛剂作用。

3. 氨基糖苷类抗生素可增强本品的神经阻滞作用。

4. 巴比妥类药物可促进利多卡因代谢，两药合用可引起心动过缓、窦性停搏。

5. 与普鲁卡因胺合用，可产生一过性谵妄及幻觉，但不影响本品血药浓度。

6. 异丙肾上腺素增加肝血流量，可使本品的总清除率升高；去甲肾上腺素减少肝血流量，可使本品总清除率下降。

7. 与西咪替丁、β受体阻滞剂如普萘洛尔、美托洛尔、纳多洛尔合用，利多卡因经肝脏代谢受抑制。利多卡因血药浓度增加，可引发心脏和神经系统的不良反应，应调整利多卡因剂量，并给予患者心电图监护及监测利多卡因血药浓度。

8. 与下列药品有配伍禁忌：两性霉素 B、氨苄西林、美索比妥、磺胺嘧啶。

【用法用量】

1. 麻醉用。

（1）成人常用量。

1）表面麻醉：2％～4％盐酸利多卡因注射液每次不超过 100mg。注射给药时，每次不超过 4.5mg/kg（不用肾上腺素）或 7mg/kg（用 1∶20 万浓度的肾上腺素）。

2）浸润麻醉或静脉注射区域阻滞：用 0.25％～0.5％盐酸利多卡因注射液 50～300mg。

3）外周神经阻滞：口腔科用 2％盐酸利多卡因注射液 20～100mg。

4）每次限量，不加肾上腺素为 200mg（4mg/kg），加肾上腺素为 300～350mg（6mg/kg）；静脉注射区域阻滞，极量为 4mg/kg；治疗用静脉注射，初量为 1～2mg/kg，极量为 4mg/kg，成人静脉注射每分钟以 1mg 为限；反复多次给药，间隔时间不得短于 45～60 分钟。

5）骶管阻滞（用于分娩镇痛）、硬脊膜外阻滞、交感神经节阻滞给药剂量：略。

（2）小儿常用量。

随个体而异，每次给药总量不得超过 $4.0\sim4.5mg/kg$，常用 $0.25\%\sim0.5\%$ 盐酸利多卡因注射液，特殊情况用 1.0% 盐酸利多卡因注射液。

2. 抗心律失常给药剂量：略。

【制剂与规格】 （1）5ml：50mg； （2）5ml：0.1g； （3）10ml：0.2g；（4）20ml：0.4g。

【在口腔黏膜病治疗中的应用】

1. 适应证及用法用量。

（1）用于口腔黏膜大面积溃疡或糜烂导致黏膜疼痛剧烈、影响进食的患者，将 2% 盐酸利多卡因注射液按 $1:30\sim1:50$ 浓度稀释，饭前含漱，缓解疼痛。

（2）将醋酸曲安奈德注射液或复方倍他米松注射液与等量 2% 盐酸利多卡因注射液混匀后，行黏膜病损基底注射。主要用于口腔黏膜深大或经久不愈溃疡的治疗，口腔扁平苔藓、口腔黏膜大疱性疾病、盘状红斑狼疮等疾病局限性糜烂面的治疗，以及慢性唇炎、口腔黏膜下纤维性变、肉芽肿性唇炎、口腔淀粉样变等病损的局部对症治疗。

2. 使用中的注意事项。

有心血管疾病的患者慎用加肾上腺素的局部麻醉药，推入药物前应回抽，确保针头未进入血管。余见"注意事项""孕妇及哺乳期妇女用药""儿童用药"和"老年用药"部分。

（张雪峰　时玉洁　金鑫）

【药品名称】

灭菌注射用水（Sterile Water for Injection）

【成分】 灭菌注射用水。

【适应证】 作为注射用灭菌粉末的溶剂、注射液的稀释剂或各科内腔镜冲洗剂。

【药理】 未进行该项试验且无可靠参考文献。

【不良反应】 无不良反应。

【禁忌证】 不能作为脂溶性药物的溶剂。

【美国 FDA 妊娠期药物安全性分级】无相关数据。

【注意事项】本灭菌注射用水为非等渗液，应避免直接注射。

【孕妇及哺乳期妇女用药】无不良反应。

【儿童用药】未进行该项试验且无可靠参考文献。

【老年用药】未进行该项试验且无可靠参考文献。

【药物相互作用】未进行该项试验且无可靠参考文献。

【用法用量】临用前在无菌环境下，按需要量用无菌注射器吸取后加入。

【制剂与规格】2ml。

【在口腔黏膜病治疗中的应用】

1. 适应证及用法用量。

作为口腔黏膜病损局部封闭治疗时的稀释剂，通常与复方倍他米松注射液或醋酸曲安奈德注射液 1∶1 稀释后于病损区域注射。

2. 使用中的注意事项。

见"注意事项"部分。

（时玉洁　王同珂）

第十一节　其　他

【药品名称】

外用盐酸氨酮戊酸散
（Aminolevulinic Acid Hydrochloride for Topical Powder）

【成分】5−氨酮戊酸（5−aminolevulinic acid，5−ALA）。

【适应证】

1. 用于治疗尖锐湿疣，尤其适用于发生在尿道口的尖锐湿疣，且单个疣体直径最好不超过 0.5cm。

2. 用于治疗面部及头部轻度至中度光化性角化病，在光动力治疗前涂于患处。

3. 国内临床实践中还将其广泛应用于扁平疣、寻常疣、鲜红斑痣、硬化性苔藓、中度及重度痤疮、硬皮病等非肿瘤疾病的治疗，同时本品也在基底细胞癌、鳞状细胞癌的治疗中发挥重要作用。

【药理】

1. 药效学。

氨酮戊酸（ALA）的代谢是人体内亚铁血红素合成的第一步。ALA 不是光敏剂，而是光敏剂原卟啉Ⅸ（PpⅨ）的代谢前体。ALA 的合成通常是由细胞内亚铁血红素水平通过 ALA 合成酶反馈抑制调控。外源性的 ALA 避开这种调节，导致 PpⅨ 累积。皮肤应用盐酸氨酮戊酸后因 ALA 转化为 PpⅨ 并累积而产生光敏性。当暴露在一定波长和能量的光照下，累积的 PpⅨ 就会产生光动力效应（一种光和氧依赖性的细胞毒作用）。PpⅨ 吸收光后处于激发态，随后与氧分子发生电子传递而产生高度活性的单线态氧和自由基。应用 ALA 后病灶的光敏性与特定波长和能量的光照是 ALA 光动力治疗的基础。

2. 药动学。

本品为皮肤局部用药，剂量低，吸收少，治疗量的本品在机体组织和体液中的浓度无法测出，因此对其药动学特征的介绍较少。资料表明，20% 盐酸氨酮戊酸局部应用于尖锐湿疣患者，病灶处 PpⅨ 的含量高于临近正常组织。ALA 静脉或口服给药后，主要以原型从尿中排泄，大部分 ALA 于 6 小时内从体内排泄，PpⅨ 在 24 小时内即可从体内清除。

【不良反应】

1. 常见的不良反应为病灶及邻近组织的局部反应，如疼痛或烧灼痛、红斑、红肿、糜烂、出血、溃疡、色素沉着等。光照过程中及以后数天内可能出现局部疼痛，病灶发生于尿道的患者治疗后可能出现尿痛。这些反应通常是轻度至中度的，无需处理可自行缓解或消退。偶有瘢痕形成。

2. 未见治疗相关的全身不良反应。

【禁忌证】本品加氦氖激光照射禁用于皮肤对 632.8nm 左右波长过敏的患者、卟啉症或已知对卟啉过敏者，以及已知的对外用盐酸氨酮戊酸溶液中任何成分过敏的患者。

【美国 FDA 妊娠期药物安全性分级】无相关数据。

【注意事项】

1. 需遵医嘱，在专业医护人员指导下使用。

2. 仅用于患处，不能用于周围正常皮肤。应避免与眼接触。

3. 本品溶液应新鲜配制，并在 4 小时内使用。

4. 应用本品后，患处在光照治疗前应避免暴露于日光或明亮的可见光下（如检测灯、手术灯、太阳床或近距离光源）；应用本品后如不能进行光照治疗，患处应在至少 40 小时内避免暴露于上述光源，如有刺痛和（或）烧灼痛，应减少暴露于光线。

5. 慎用于瘢痕体质者。

6. 不推荐用于疣体过大的尖锐湿疣。

【孕妇及哺乳期妇女用药】尚未进行盐酸氨酮戊酸对动物的生殖功能的影响的研究。本品是否会对孕妇产生致命危害，或影响女性生育功能尚未知。只有在确定必须的情况下才能对孕妇使用本品。用本品治疗期间盐酸氨酮戊酸或其代谢产物在母乳中的含量未测。鉴于许多药物是经乳汁排泄的，哺乳期妇女需谨慎使用本品。

【儿童用药】尚不明确。

【老年用药】尚不明确。

【药物相互作用】尚无本品与其他药物的相互作用的正式研究，并且在临床试验中没有特异性的药物相互作用被提及。但与一些已知的光敏性药物如灰黄霉素、噻嗪类利尿剂、磺脲、吩噻嗪、磺胺类药物和四环素伴随使用可能会增强本品光动力治疗患处局部的光敏反应。

【用法用量】临用前加入注射用水溶解（每瓶 118mg，加入 0.5ml），配制成浓度为 20％的溶液。治疗时，药液必须新鲜配制，保存时间不超过 4 小时。

用法：清洁患处并保持干燥，将配制的 20％盐酸氨酮戊酸溶液滴于棉片并将其覆盖于病损表面。每隔 30 分钟左右重复将溶液滴于棉片上，持续敷药于患处不少于 3 个小时。整个敷药过程中患者应处于避光环境，敷药后患处避免强光直射。再用氦氖激光照射，输出波长为 632.8nm，激光能量为 100～150J/cm^2，治疗光斑应完全覆盖病灶。

【制剂与规格】118mg。

【在口腔黏膜病治疗中的应用】

1. 适应证及用法用量。

ALA 配合相应波长的光源可进行光动力治疗，具有靶向性强、低毒、微创、可重复操作等优点。在口腔黏膜病中，主要用于口腔潜在恶性疾患的治疗，如伴或不伴上皮异常增生的口腔白斑病、口腔红斑病、口腔扁平苔藓、口腔疣状增生等。

光动力治疗前，需新鲜配制 20％盐酸氨酮戊酸溶液。浸湿棉片后，湿敷于病损表面，每隔 30 分钟左右重复将溶液滴于棉片上，持续敷药不少于 3 个小时。整个敷药过程中患处应处于避光环境，敷药后患处避免强光直射。后采用氦氖激光照射，照射时光纤尽量与病损表面垂直。治疗1周后复查，若病损未完全消退，酌情再次治疗。

2. 使用中的注意事项。

（1）治疗后避免进食过烫、过硬、辛辣、酸涩等刺激性食物，避免饮酒。

（2）若治疗部位为唇部等暴露部位，术后24小时内严格防晒，外出时打伞并佩戴口罩；此后至治疗结束前，治疗部位均应尽量避免日晒。

（3）术后可能出现治疗部位水肿、疼痛、糜烂、溃疡、渗出等反应，属正常现象，注意保持口腔清洁，通常可在1~2周内缓解。

（4）全身不良反应可能为对光敏感、发热、便秘等，多为一过性。

（5）具体疗程依病情而定，若局部黏膜恢复良好，一般1~2周治疗1次。

【参考文献】

[1] 董毅，曾昕，陈谦明．光动力治疗与口腔粘膜白斑病［J］.临床口腔医学杂志，2005（7）：442-443.

[2] 姚一琳，吴岚．光动力疗法在口腔黏膜病治疗中的应用现状［J］.临床口腔医学杂志，2018，34（3）：186-188.

（金鑫　王同珂）

第二章　全身用药

第一节　糖皮质激素

【药品名称】

醋酸泼尼松（Prednisone Acetate）（强的松）

【成分】醋酸泼尼松。

【适应证】

1. 主要用于过敏性与自身免疫性炎症性疾病。适用于结缔组织病、系统性红斑狼疮、重症多肌炎、严重的支气管哮喘、皮肌炎、血管炎等疾病，以及急性白血病、恶性淋巴瘤。

2. 中－重度活动期溃疡性结肠炎和克罗恩病。

【药理】

1. 药效学。

糖皮质激素类药物的作用机制如下：

（1）抗炎及抗过敏作用：抑制炎症细胞，如抑制单核巨噬细胞和白细胞在炎症部位的集聚；抑制吞噬作用、溶酶体酶的释放以及炎症介质的合成和释放；抑制结缔组织的增生，降低毛细血管壁和细胞膜的通透性，减少炎性渗出，并能抑制组胺及其他毒性物质的形成与释放。

（2）免疫抑制作用：防止或抑制细胞介导的免疫反应、迟发型的超敏反应，减少 T 淋巴细胞、单核细胞、嗜酸性粒细胞的数目，降低免疫球蛋白与细胞表面受体的结合能力，并抑制白介素的合成与释放，从而减少 T 淋巴细胞向淋巴母细胞转化，减轻原发免疫反应的扩展，减少免疫复合物通过基底膜，并能减少补体成分及降低免疫球蛋白的浓度。

2. 药动学。

（1）分布：以肝中含量最高，其余依次为血浆、脑脊液、胸腔、腹腔、肾，在血液中本品大部分与血浆蛋白结合。

（2）代谢：本品须在肝内将 11 位酮基还原为 11 位羟基，转化为泼尼松龙后才显现药理活性，生理半衰期为 60 分钟。

（3）排泄：游离型和结合型的代谢物均自尿中排出，部分以原型排出。小部分可经乳汁排出。

【不良反应】 本品较大剂量易引起糖尿病、消化道溃疡和类库欣综合征症状，对下丘脑—垂体—肾上腺轴抑制作用较强。并发感染为主要的不良反应。长期使用可引起青光眼、白内障。

【禁忌证】 对本品及糖皮质激素类药物有过敏史的患者禁用。高血压、血栓症、胃与十二指肠溃疡、精神病、电解质代谢异常、心肌梗死、内脏手术、青光眼等患者不宜使用。特殊情况下使用应权衡利弊，注意病情恶化的可能。

【美国 FDA 妊娠期药物安全性分级】 C 级。若在妊娠早期用药，D 级。

【注意事项】

1. 结核病、急性细菌性或病毒性感染患者应用时，必须给予适当的抗感染治疗。

2. 长期服药后，停药时应逐渐减量。

3. 糖尿病、骨质疏松症、肝硬化、肾功能不良、甲状腺功能低下患者慎用。

4. 运动员慎用。

【孕妇及哺乳期妇女用药】 妊娠期妇女使用可增加胎盘功能不全、新生儿体重减轻或死胎的发生率，动物试验表明有致畸作用，应权衡利弊使用。哺乳期妇女接受大剂量给药，则不应哺乳，防止药物经乳汁排泄，造成婴儿生长抑制、肾上腺功能抑制等不良反应。

【儿童用药】 小儿如需长期使用糖皮质激素，须十分慎重，因激素可抑制患儿的生长和发育，如确有必要长期使用，应采用短效制剂（如可的松）或中效制剂（如泼尼松），避免使用长效制剂（如地塞米松）。口服中效制剂隔日疗法可减轻对生长的抑制作用。儿童患者长期使用糖皮质激素必须密切观察，因患儿发生骨质疏松症、股骨头缺血性坏死、青光眼、白内障的危险性都增加。儿童使用糖皮质激素的剂量除一般的按年龄和体重定外，更应该按疾病的严重程度和患儿对治疗的反应而定。对肾上腺皮质功能减退的患儿进行治疗，其激素的用量应根据体表面积而定，如果按体重而定则易发生过量的问题，尤其是婴幼儿和矮小或肥胖的患儿。

【老年用药】用糖皮质激素易产生高血压，老年患者尤其是更年期后的女性使用易发生骨质疏松症。

【药物相互作用】

1. 非甾体抗炎药可加强本品致溃疡作用。

2. 可增强对乙酰氨基酚的肝毒性。

3. 与两性霉素 B 或碳酸酐酶抑制剂合用，可加重低钾血症。长期与碳酸酐酶抑制剂合用，易发生低钙血症和骨质疏松症。

4. 与蛋白质同化激素合用，可增加水肿的发生率，使痤疮加重。

5. 与抗酸药合用，可减少本品的吸收。

6. 与抗胆碱能药（如阿托品）长期合用，可致眼压增高。

7. 与三环类抗抑郁药合用，可加重后者引起的精神症状。

8. 与降糖药合用时，因可使糖尿病患者血糖升高，应适当调整剂量。

9. 甲状腺激素可使本品代谢清除率增加，故甲状腺激素或抗甲状腺药与本品合用，应适当调整本品的剂量。

10. 与肝药酶抑制药西咪替丁、大环内酯类抗生素、环孢素、酮康唑、雌激素及含雌激素的避孕药合用，可加强本品的治疗作用和不良反应。

11. 与强心苷合用，可增加洋地黄毒性及心律失常的发生率。

12. 苯巴比妥、苯妥英钠、利福平等肝药酶诱导药可增加本品的代谢清除率，降低疗效。

13. 与排钾利尿药合用，可致严重低钾血症，并由于水钠潴留而减弱利尿药的排钠利尿效应。

14. 与麻黄碱合用，可增强其代谢清除率。

15. 与免疫抑制剂合用，可增加感染的危险性，并可能诱发淋巴瘤或其他淋巴细胞增生性疾病。

16. 可增强异烟肼在肝脏的代谢和排泄，降低异烟肼的血药浓度和疗效。

17. 可促进美西律在体内的代谢，降低其血药浓度。

18. 与水杨酸盐合用，可降低血浆水杨酸盐的浓度。

19. 与生长激素合用，可抑制后者的促生长作用。

【用法用量】

1. 口服：每次 5～10mg，每日 10～60mg。

2. 对于系统性红斑狼疮、肾病综合征、溃疡性结肠炎、自身免疫性溶血性贫血等自身免疫性疾病：每日 40～60mg，病情稳定后逐渐减量。

3. 对药物性皮炎、荨麻疹、支气管哮喘等过敏性疾病：每日 20~40mg，症状减轻后减量，每隔 1~2 日减少 5mg。

4. 防止器官移植排异反应：一般在术前 1~2 日开始，每日 100mg，术后一周改为每日 60mg，以后逐渐减量。

5. 治疗急性白血病、恶性肿瘤：每日 60~80mg，症状缓解后减量。

6. 治疗溃疡性结肠炎和克罗恩病：每日 20~60mg，单次或分次服用，直到病情明显缓解。溃疡性结肠炎的疗程较短；克罗恩病的疗程较长，用药 8~12 周，以后逐渐减量，每周减量 5mg，直到 20mg/d，减量速度降低为每周 2.5mg。

【制剂与规格】 醋酸泼尼松片：5mg。

【在口腔黏膜病治疗中的应用】

1. 适应证及用法用量。

短期小剂量醋酸泼尼松主要用于存在广泛糜烂面的口腔黏膜变态反应性疾病（如药物过敏性口炎、多形红斑等）和口腔黏膜斑纹类疾病（如口腔扁平苔藓、盘状红斑狼疮等）的治疗，也用于频繁发作、经久不愈或病情严重的口腔黏膜溃疡类疾病（如复发性阿弗他溃疡、白塞病等）。常用剂量为每次 15~25mg，每日 1 次，晨起顿服，疗程一般不超过两周。

大剂量或长期应用醋酸泼尼松主要用于治疗口腔黏膜大疱性疾病（如寻常型天疱疮），起始剂量为每日 30~60mg，分 1~2 次。根据病情控制情况，逐渐减量。口腔内有广泛糜烂时可采用含服的方式。

2. 使用中的注意事项。

在口腔黏膜病实际应用中，应严格掌握适应证，尽量避免长期大剂量用药；合理制订治疗方案，强调个体化用药；注意监测糖皮质激素的不良反应、停药反应和反跳现象。

(1) 在特殊人群中的应用。

1) 儿童：应根据年龄、体重（体表面积更佳）、疾病严重程度和患儿对治疗的反应确定糖皮质激素治疗方案，更应注意密切观察不良反应，以避免或降低糖皮质激素对患儿生长和发育的影响。

2) 育龄期女性：大剂量使用糖皮质激素的育龄期女性不宜怀孕。

3) 妊娠期妇女：慎用糖皮质激素。若需使用，须在产科医师指导下进行。

4) 哺乳期妇女：使用生理剂量或维持剂量的糖皮质激素对婴儿一般无明显不良影响。但若哺乳期妇女接受中等剂量、中程治疗方案的糖皮质激素，则不应哺乳，以避免经乳汁分泌的糖皮质激素对婴儿造成不良影响。

（2）治疗前的注意事项。

用药前应行相关检查，明确患者是否具有包括高血压、糖尿病、心血管疾病、消化道溃疡、骨质疏松症、近期骨折史、青光眼或白内障、感染史、血脂异常在内的基础疾病和危险因素。在排除相关禁忌证后方可开始治疗。

（3）治疗中的注意事项。

1）短期小剂量应用。

短期小剂量应用糖皮质激素主要用于口腔黏膜疾病的迅速控制，对患者一般不会造成明显的不良反应，可迅速停药。用药期间注意监测血压、血糖。

2）长期大剂量应用。

长期大剂量应用糖皮质激素主要用于口腔黏膜大疱性疾病（主要是寻常型天疱疮和病损广泛顽固的黏膜类天疱疮）的治疗。

若寻常型天疱疮患者仅有口腔黏膜病损或仅伴有极少量皮肤病损，可酌情根据病损累及口腔黏膜的范围和患者体重给予 30～60mg/d 醋酸泼尼松，且如果醋酸泼尼松用量超过 30mg/d，使用不等量二次给药法（即将每日剂量分两次给药：早晨 7：00—8：00 给予全天剂量的 2/3，午后 14：00—15：00 给予全天剂量的 1/3）。当口内黏膜糜烂较重时，可采用含服的方式。

若旧病损开始愈合且无新发病损出现，可视为病情得到控制，达到糖皮质激素减量的指征。减量时，在采用每日 2 次给药法时应优先减午后的剂量。开始减量时，速度较快，一般每 1～2 周减 10% 的药量。减量至 30mg/d 后，减量更应慎重，减量的速度应放慢，以防病情复发。一般每 2～4 个月减量约 10% 的药量，减量至 20mg/d 后减量速度可更慢。当糖皮质激素减至很小剂量，可长时间维持，维持剂量为泼尼松≤0.2mg/（kg·d）。若病情持续稳定，可用更低剂量维持。在维持治疗阶段，可逐渐过渡至隔日疗法。如果在减量中出现复发，则停止减量，视情况继续维持当前剂量一段时间、返回上一次减量前的剂量一段时间或者联合使用其他治疗手段。最终考虑停药时，应行天疱疮抗体检测、促糖皮质激素释放试验、皮质醇含量测定检查，再结合临床表现判断，必要时活检，根据这些检查结果综合判定能否停止服用。

病损仅累及口腔黏膜，但广泛且顽固的黏膜类天疱疮，口服醋酸泼尼松的起始剂量一般≤30mg/d。

长期大剂量应用糖皮质激素，患者可能会出现如下不良反应：消化道溃疡、糖尿病、高血压、骨质疏松、骨坏死、青光眼、库欣综合征、各种感染和中枢神经系统毒性反应等。为预防和减轻糖皮质激素治疗的并发症，应适当给予辅助药物，如口服碳酸钙 D_3 片，预防骨质疏松；给予硫糖铝片，保护胃黏膜；根据血清钾水平适当补钾或预防性补钾；给予碱性液如 2%～4%碳酸氢钠液漱口，局部涂搽制霉菌素涂剂，防止白色念珠菌感染。

在用药期间，医师还应根据患者用药风险的高低、使用糖皮质激素剂量的多少及疗程的长短来定期监测患者的体重、身高、血压、外周水肿情况、心脏功能、血常规、血脂、肝功能、肾功能、血糖、电解质、小便常规、大便潜血、月经周期及眼压等，以早期发现可能出现的糖皮质激素引起的不良反应，及时建议患者于内分泌科、感染科、消化内科、心内科、眼科、精神科及皮肤科等咨询专科医师开展协同治疗，调整治疗方案，保证用药安全。

在临床医疗实践中，应当根据患者的系统疾病情况、病情程度、对药物的反应等因素综合确定治疗方案，进行有针对性的个体化治疗。

（王闰珂　全鑫）

【参考文献】

[1] 中华医学会．糖皮质激素类药物临床应用指导原则 [J]．中华内分泌代谢杂志，2012，28（2）：增录 2a－4－32.

[2] 王闰珂，张雪峰，陈谦明，等．口腔黏膜寻常型天疱疮的口服糖皮质激素治疗：剂量与疗程 [J]．国际口腔医学杂志，2017，44（1）：63－68.

[3] 张雪峰，王闰珂，曾昕，等．口腔黏膜寻常型天疱疮的口服糖皮质激素治疗：不良反应与对策 [J]．国际口腔医学杂志，2017，44（1）：69－74.

[4] Committee for Guidelines for the Management of Pemphigus Disease, Amagai M, Tanikawa A, et al. Japanese guidelines for the management of pemphigus [J]. Journal of Dermatology, 2014, 41（6）：471－486.

[5] Hertl M, Jedlickova H, Karpati S, et al. Pemphigus. S2 Guideline for diagnosis and treatment-guided by the European Dermatology Forum（EDF）in cooperation with the European Academy of Dermatology and Venereology（EADV）[J]. Journal of the European Academy of Dermatology and Venerfology, 2015, 29（3）：405－414.

【药品名称】

甲泼尼龙（Methylprednisolone）（甲基强的松龙）

【成分】甲泼尼龙。

【适应证】

1. 糖皮质激素只能用于对症治疗，只有在某些内分泌失调的情况下，才能作为替代药品。主要用于过敏性与自身免疫性炎症性疾病，适用于危重型系统性红斑狼疮（狼疮脑病、血小板显著低下、肾炎、心肌损害）、重症多肌炎、皮肌炎、血管炎、哮喘发作、严重急性感染及器官移植术前后。

2. 中－重度活动期溃疡性结肠炎和克罗恩病。

【药理】

1. 药效学。

甲泼尼龙属合成的糖皮质激素，为泼尼松龙 C_6 位加甲基的衍生物，可扩散透过细胞膜，并与胞浆内特异的受体结合。此结合物随后进入细胞核内与 DNA（染色体）结合，启动 mRNA 的转录，继而合成各种酶，并依靠这些酶发挥多种全身作用。糖皮质激素不仅对炎症和免疫过程有重要影响，而且影响糖类、蛋白质和脂肪代谢，并且对心血管系统、骨髓和肌肉系统及中枢神经系统也有作用。

（1）对炎症控制和免疫抑制的作用。糖皮质激素的大部分治疗作用都与它的抗炎、免疫抑制和抗过敏特性有关：①减少炎症病灶周围的免疫活性细胞；②减少血管扩张；③稳定溶酶体膜；④抑制吞噬作用；⑤减少前列腺素和相关物质的产生。

（2）对糖类及蛋白质代谢的作用。糖皮质激素具有分解蛋白质的作用，释出的氨基酸经糖异生过程在肝脏转化为葡萄糖和糖原。由于外周组织对葡萄糖的吸收减少，导致血糖和尿糖增高，这在有糖尿病倾向的患者中尤其明显。

（3）对脂肪代谢的作用。糖皮质激素具有分解脂肪的作用，该作用主要影响四肢。另外，糖皮质激素又具有脂肪合成的作用，该作用在胸部、颈部和头部尤为明显。这些导致了脂肪的重新分布。

2. 药动学。

（1）吸收。甲泼尼龙主要在小肠近端被吸收，远端吸收率约为近端的50％。$t_{1/2}$ 约为 180 分钟，血药浓度达到峰值后迅速下降。

（2）分布。甲泼尼龙在体内与白蛋白和皮质素转运蛋白形成弱的、可解离的结合物。结合型甲泼尼龙为 40％～90％。

（3）代谢。甲泼尼龙经肝脏代谢，主要代谢产物为 20'－羟基甲泼尼龙和20'－羟基－6'－甲泼尼龙。

（4）排泄。代谢产物以葡萄糖醛酸盐、硫酸盐和非结合型化合物的形式随尿液排出。

【不良反应】

1. 体液及电解质紊乱。常规和高剂量的氢化可的松和可的松可产生盐皮质激素作用，在低剂量下，甲泼尼龙作为合成类衍生物很少发生类似作用，如钠潴留、某些敏感患者的充血性心力衰竭、高血压、体液潴留、钾离子丧失、低钾性碱中毒等。

2. 骨骼肌肉系统：类固醇性肌病、肌无力、骨质疏松、无菌性坏死、压迫性椎骨骨折、病理性骨折等。骨质疏松是与长期大剂量使用糖皮质激素有关的常见且不易察觉的不良反应。

3. 消化系统：消化道溃疡、消化道出血、胰腺炎、食管炎、肠穿孔等。

4. 皮肤：伤口愈合延迟、瘀点和瘀斑、皮肤脆薄、皮肤萎缩等。

5. 代谢：因蛋白质分解造成的负氮平衡。

6. 神经系统：颅内压升高、假性脑瘤、癫痫发作、眩晕和精神紊乱等。使用糖皮质激素可产生的精神紊乱包括欣快感、失眠、情绪不稳、个性改变、严重抑郁，甚至明显的精神障碍表现。

7. 内分泌系统：月经失调、库欣综合征、垂体—肾上腺皮质轴抑制、糖耐量降低、潜在的糖尿病出现、糖尿病患者对胰岛素和口服降糖药的需求增加、抑制儿童生长等。

8. 眼：长期使用糖皮质激素可引发后房囊下白内障、青光眼并可能损伤视神经；增加眼部继发真菌或病毒感染的机会；为防止角膜穿孔，糖皮质激素慎用于眼部单纯疱疹患者。其他不良反应包括眼内压增高、眼球突出。

9. 心血管系统：高剂量可引起心动过速。

10. 免疫系统：掩盖感染、潜在感染、机会性感染、过敏反应，可能抑制皮试反应。

11. 呼吸异常：高剂量糖皮质激素可引起持续性呃逆。

【禁忌证】全身性真菌感染、已知对药物成分过敏者禁用。

【美国 FDA 妊娠期药物安全性分级】肠道外给药：C 级。

【注意事项】

1. 对属下列特殊危险人群的患者应采取严密的医疗监护并尽可能缩短疗程：

（1）儿童：长期每天分次给予糖皮质激素会抑制儿童生长，这种治疗只可用于非常严重的病情。隔日疗法通常可避免或减少这一不良反应。

（2）糖尿病患者：引发潜在的糖尿病或增加糖尿病患者对胰岛素和口服降糖药的需求。

（3）高血压患者：使动脉高血压病情恶化。

（4）有精神病史者：已有的情绪不稳和精神障碍倾向可能会因服用糖皮质激素而加重。

（5）眼部单纯疱疹或有眼部表现的带状疱疹患者：可能发生角膜穿孔。

2. 在控制病情方面，应采用尽可能低的剂量。为减少因用药而产生的肾上腺皮质功能不全现象，当可以降低剂量时，应逐渐递减用药量。长期治疗的中断应在医疗监护下进行（逐量递减，评估肾上腺皮质的功能）。肾上腺皮质功能不全最重要的症状为无力、体位性低血压和抑郁，一旦出现应恢复服药。由于盐皮质激素的分泌也可能被抑制，应同时补充盐分和（或）盐皮质激素。

3. 应用糖皮质激素可能会掩盖一些感染的征象，并可能有新的感染出现。糖皮质激素应用期间免疫力可能下降，感染不能局限化。在身体任何部位，由病原体，如细菌、病毒、真菌、原生动物或蠕虫引起的感染，都可能与单独使用糖皮质激素或联合使用其他能影响细胞免疫、体液免疫、中性粒细胞活性的免疫抑制药物有关。这些感染可能是中度、重度，偶尔是致命性的。随着糖皮质激素使用剂量的增加，发生感染的概率也会增加。

4. 对于使用免疫抑制剂量糖皮质激素进行治疗的患者，禁止接种减毒活疫苗。对于接受非免疫抑制剂量糖皮质激素进行治疗的患者，可按要求接受免疫接种。服用糖皮质激素的患者不可接种牛痘，也不可接受其他免疫措施，特别是大剂量服用的患者，因为有出现神经系统并发症和缺乏抗体反应的可能性。

5. 用于结核活动期患者时，应仅限于暴发性或扩散性结核病。这时糖皮质激素可与适当的抗结核病药物联用以控制病情。糖皮质激素用于结核病潜伏期或结核菌素试验阳性的患者时，必须密切观察以防疾病复发。此类患者长期服用糖皮质激素期间应接受药物预防治疗。

6. 关于糖皮质激素治疗是否会导致消化道溃疡尚未达成共识，但服用糖皮质激素会掩盖溃疡的症状，使穿孔或出血在患者未感到明显疼痛时就出现。

7. 若有下列情况应慎用糖皮质激素：有立即穿孔风险的非特异性溃疡性结肠炎、脓肿或其他化脓性感染；憩室炎；近期已行肠吻合术；消化道溃疡活动期或潜伏期；肾功能不全；高血压；骨质疏松；重症肌无力。

8. 甲状腺功能减退和肝硬化会增强糖皮质激素的作用。

9. 在接受糖皮质激素治疗的患者中曾有报道发生卡波西肉瘤，停用糖皮质激素后可以临床缓解。

10. 非特异性溃疡性结肠炎患者和运动员慎用本品。

11. 尽管视力障碍属极少见的不良反应，但仍建议患者小心驾驶和操作其他机器。

【孕妇及哺乳期妇女用药】

1. 一些动物试验表明，母体服用大剂量糖皮质激素可能引起胎儿畸形。

糖皮质激素只有在明确需要的前提下才可用于孕妇。如果在怀孕期间必须停用已长期服用的糖皮质激素，停药过程必须逐步进行。然而对于某些疾病的治疗（如肾上腺皮质功能不全的替代治疗）可能需要继续，甚至增加剂量。因糖皮质激素很容易透过胎盘，故对妊娠期用过大量糖皮质激素的母亲生育的婴儿，应仔细观察和评价是否有肾上腺皮质功能减退的迹象。

2. 糖皮质激素对分娩的影响未知。

3. 糖皮质激素随乳汁分泌。

【儿童用药】参见"注意事项"部分。

【老年用药】参见"注意事项"部分。

【药物相互作用】

1. 有益的相互作用。

（1）甲泼尼龙与其他抗结核化疗法联合，可用于治疗暴发性或扩散性肺结核及伴有蛛网膜下腔阻塞的结核性脑膜炎。

（2）甲泼尼龙经常与烷化剂、抗代谢药物及长春花碱类药物联合用于肿瘤疾病（如白血病和淋巴瘤）治疗。

2. 有害的相互作用。

（1）糖皮质激素与致溃疡药物（如水杨酸盐和非甾体抗炎药）合用，会增加发生消化道并发症的危险。

（2）糖皮质激素可以提高水杨酸盐的肾脏清除率，可能会导致水杨酸盐水平降低，停用糖皮质激素可能导致水杨酸盐毒性。

（3）糖皮质激素与噻嗪类利尿药合用，会增加发生糖耐量异常及低血钾的危险。

（4）糖皮质激素会增加糖尿病患者对胰岛素和口服降糖药的需求。

（5）糖皮质激素与阿司匹林及非甾体抗炎药物联合使用时须谨慎。

（6）大环内酯类药物如红霉素和酮康唑可以抑制糖皮质激素的代谢，联合使用时可能需要调整糖皮质激素的剂量以避免药物过量。

（7）与巴比妥酸盐、苯丁唑酮、苯妥英钠、卡马西平或利福平联用时可以导致糖皮质激素代谢加速，作用降低。

（8）糖皮质激素可以提高或降低抗凝血药的效果，需持续监测凝血功能。

（9）环孢素与甲泼尼龙联用时曾观察到惊厥发生。这两种药物合用时可以互相抑制对方的代谢，因而，当仅仅联合使用这两种药物时，惊厥及其他不良反应的发生频率可能会更高。

（10）本品与他克莫司合用时，可以降低或升高他克莫司的血浆浓度。

【用法用量】

1. 口服。

开始一般为每日 16~40mg，分次服用。1~3 个月后酌情减量，维持剂量为每日 4~8mg。3~6 个月后可考虑停用。

2. 静脉滴注或静脉推注（甲泼尼龙琥珀酸钠）。

（1）一般剂量（相当于甲泼尼龙）：每次 10~40mg。最大剂量：可用至 30mg/kg（按体重），大剂量静脉输注时不应过快，一般控制在 10~20 分钟，必要时每隔 4 小时可重复用药。

（2）器官移植排斥反应，首剂可在移植物循环再灌注前静脉注射 500~1000mg，术后第 1~5 日以每日 240mg、200mg、160mg、120mg、80mg 分 4 次静脉注射，以后可改为口服给药。肝移植可酌情减量。

（3）甲泼尼龙醋酸酯混悬液可用于关节腔或软组织内注射，按受损部位大小，剂量每次在 10~40mg。

3. 静脉冲击。

800~1000mg 中加入 5% 葡萄糖注射液 200~500ml，每日滴注 1 次，4 小时内滴完，连续 3 天。

【制剂与规格】

1. 甲泼尼龙片：（1）2mg；（2）4mg；（3）16mg。

2. 甲泼尼龙醋酸酯混悬注射液（局部注射）：（1）1ml：20mg；（2）1ml：40mg。

3. 注射用甲泼尼龙琥珀酸钠：（1）20mg；（2）40mg；（3）125mg；（4）250mg；（5）500mg。

【在口腔黏膜病治疗中的应用】

1. 适应证及用法用量。

适应证及用法参见"醋酸泼尼松"部分。4mg 甲泼尼龙等效于 5mg 醋酸泼尼松，但甲泼尼龙起效较快，可用于醋酸泼尼松疗效不佳的患者，但因为价格相对较高一般不作为首选糖皮质激素药物。因醋酸泼尼松本身无生物活性，需经肝脏代谢活化后才能发挥药理作用，有增加肝脏负担、引起肝酶增加的风险，而甲泼尼龙可直接发挥药效，故肝功能异常患者首选甲泼尼龙。

2. 使用中的注意事项。

参见"醋酸泼尼松"部分。

（王同珂　金鑫）

第二节 免疫调节药

【药品名称】

胸腺肽（Thymopeptides）

【成分】主要成分系自健康小牛胸腺中提取的具有生物活性的多肽。

【适应证】

1. 各种原发性或继发性 T 细胞缺陷病（如儿童先天性免疫缺陷病）。

2. 某些自身免疫性疾病（如类风湿关节炎、系统性红斑狼疮、儿童支气管哮喘和哮喘性支气管炎等）。

3. 各种细胞免疫功能低下引起的疾病（如病毒性肝炎、上呼吸道感染、顽固性口腔溃疡等）。

4. 肿瘤的辅助治疗。

【药理】

1. 药效学。

本品为免疫调节药，具有调节和增强人体细胞免疫功能的作用，能促使 T 淋巴细胞成熟。此外，本品能增强人体抗辐射的能力。

2. 药动学。

尚未进行该项试验且无可靠参考文献。

【不良反应】

1. 耐受性良好，个别可见恶心、发热、头晕、胸闷、无力等不良反应，少数患者偶有嗜睡。

2. 慢性乙型病毒性肝炎患者使用时可能谷丙转氨酶水平短暂上升，如无肝衰竭预兆出现，仍可继续使用本品。

3. 个别患者有轻微过敏反应，停药后可消失。

【禁忌证】

1. 对本品有过敏反应者或器官移植者禁用。

2. 胸腺功能亢进或胸腺肿瘤患者禁用。

【美国 FDA 妊娠期药物安全性分级】肠道外给药，C 级。

【注意事项】

1. 本品是通过增强患者的免疫功能而发挥治疗作用的，故而正在接受免疫抑制治疗的患者（如器官移植受者）应慎重使用本品，除非治疗带来的裨益明显大于危险性。

2. 治疗期间应定期检查肝功能。

3. 18岁以下患者慎用。

4. 目前尚无任何关于人体使用过量（治疗或意外）的报道。

【孕妇及哺乳期妇女用药】动物生育研究显示，本药治疗组及对照组在胚胎异常影响上无任何差异。目前尚不知道本药是否对胚胎有伤害，或是否影响生育能力。故本药只有在十分必要时才给予孕妇使用。尽管本品目前未证实将经人乳排出，但用于哺乳期妇女时仍应特别慎重。

【儿童用药】尚不明确。

【老年用药】尚不明确。

【药物相互作用】

1. 本品与许多常用药物（如干扰素、消炎药、抗生素、激素、镇痛药、降压药、利尿药、治疗心血管疾病的药物、中枢神经系统药物、避孕药）合并使用时，没有任何干扰现象出现。

2. 本品与干扰素合用，对于改善免疫功能有协同作用。

3. 本品与抗生素合用，能增强后者的抗菌作用。

4. 本品与化疗药物合用，可降低化疗的不良反应。

【用法用量】

1. 口服：每次5～30mg，每日1～3次或遵医嘱。

2. 肌内注射：每次5～20mg，每日或隔日1次，连续注射4周～1年。

【制剂与规格】

1. 胸腺肽肠溶片：（1）3mg；（2）5mg；（3）10mg；（4）15mg；（5）20mg；（6）30mg。

2. 胸腺肽注射液：（1）2ml：2mg；（2）2ml：5mg；（3）5ml：10mg；（4）5ml：20mg；（5）5ml：30mg；（6）5ml：40mg；（7）10ml：80mg。

3. 注射用胸腺肽：（1）5mg；（2）10mg；（3）20mg；（4）50mg；（5）100mg。

【在口腔黏膜病治疗中的应用】

1. 适应证及用法用量。

胸腺肽主要用于体质差或者经免疫功能检测发现免疫功能降低的复发性阿弗他溃疡、口腔扁平苔藓患者的治疗，也可用于盘状红斑狼疮、白塞病等患者的治疗，还可用于治疗有症状的地图舌、沟纹舌、正中菱形舌炎。常口服给药，剂量为每日 20mg。使用时应根据患者的病情及免疫指标等评估其免疫状态，再给予适宜的剂量及疗程。

2. 使用中的注意事项。

（1）孕妇及哺乳期妇女：见"孕妇及哺乳期妇女用药"部分。

（2）老年人：由于胸腺肽可引起转氨酶水平升高，故在用药前和治疗中均需检查肝功能，无明显异常并排除禁忌证后方可使用。

（3）儿童：不建议使用。

（刘佳佳　王同珂）

【参考文献】

[1] 胥红，苏葵. 胸腺肽肠溶片治疗复发性口腔溃疡的临床观察 [J]. 口腔医学，2010，30（9）：566－567.

[2] 黄馨月，魏昕. 胸腺肽肠溶片治疗口腔扁平苔藓对血清 T 细胞水平的影响 [J]. 中国药业，2018，27（6）：72－74.

【药品名称】

转移因子（Transfer Factor）

【成分】 多肽、核苷酸，以及 18 种游离氨基酸。

【适应证】 临床可用于辅助治疗某些抗生素难以控制的病毒性或霉菌性细胞内感染（如带状疱疹、流行性乙型脑炎、白色念珠菌感染、病毒性心肌炎等）；对于恶性肿瘤可作为辅助治疗剂；对免疫缺陷病（如湿疹、血小板减少、多次感染综合征及慢性皮肤黏膜真菌病）有一定的疗效。

【药理】

1. 药效学。

本品可增强或抑制体液免疫和细胞免疫功能，增加辅助性 T 细胞数量。

2. 药动学。

尚无相关数据。

【不良反应】 尚未见有关不良反应的报道。

【禁忌证】 对本品过敏者禁用。

【美国 FDA 妊娠期药物安全性分级】 尚无相关数据。

【注意事项】

1. 禁与热饮、食物同服。

2. 服药期间忌食鱼、虾、酒、绿豆、西红柿等食物，以免影响疗效。

【孕妇及哺乳期妇女用药】尚不明确。

【儿童用药】尚不明确。

【老年用药】尚不明确。

【药物相互作用】尚不明确。

【用法用量】

1. 转移因子胶囊：口服。每次 3～6mg（1～2 粒），每日 2～3 次。

2. 转移因子口服液：口服。每次 10～20ml，每日 2～3 次。

3. 转移因子注射液：皮下注射（以淋巴回流较丰富的上臂内侧或大腿内侧腹股沟下区域为宜，也可注射于上臂三角肌处），每次 1～2 支，一周或两周 1 次或遵医嘱。

【制剂与规格】

1. 转移因子胶囊。3mg（多肽）：100μg（核糖）。

2. 转移因子口服液。10ml：10mg。

3. 转移因子注射液。2ml：3mg（多肽）：100μg（核糖）。

【在口腔黏膜病治疗中的应用】

1. 适应证及用法用量。

转移因子胶囊可用于治疗复发性阿弗他溃疡，对于体质差或者经免疫功能检测发现免疫功能降低的轻型复发性阿弗他溃疡患者，每次可给予 6mg，每日 2～3 次，疗程 1～2 月；对于非糜烂型口腔扁平苔藓患者，若伴进食疼痛且免疫功能低下，每次可予以 6mg，每日 3 次，疗程 1 个月；也可用于带状疱疹、口腔念珠菌病的辅助治疗，每次 6mg，每日 3 次；对于有症状的地图舌、沟纹舌、正中菱形舌炎，可口服转移因子胶囊，每次 3～6mg，每日 2～3 次。

2. 使用中的注意事项。

见"注意事项"部分。

（何明靖 金鑫）

【参考文献】

[1] 向晓明，李成章，汪军，等. 转移因子治疗复发性阿弗他溃疡的短期疗效观察 [J]. 口腔医学研究，2002（4）：257－258.

[2] 陈谦明，曾昕. 案析口腔黏膜病学 [M]. 2 版. 北京：人民卫生出版社，2019.

[3] 中华口腔医学会口腔黏膜病专业委员会，中华口腔医学会中西医结合专业委员会. 复发性阿弗他溃疡诊疗指南（试行）[J]. 中华口腔医学杂志，2012，47（7）：402－404.

[4] 中华口腔医学会口腔黏膜病专业委员会，中华口腔医学会中西医结合专业委员会. 口腔扁平苔藓诊疗指南（试行）[J]. 中华口腔医学杂志，2012，47（7）：399－401.

【药品名称】

匹多莫德（Pidotimod）

【成分】匹多莫德。

【适应证】

1. 本品为免疫增强剂，适用于细胞免疫功能低下的成人及儿童（3岁及以上）患者：1）呼吸道反复感染（气管或支气管炎）；2）耳鼻喉科反复感染（鼻炎、鼻窦炎、中耳炎、咽炎、扁桃体炎）；3）泌尿系统反复感染；4）妇科反复感染。

亦可用于伴有病毒感染、肿瘤及其他机体免疫功能低下的患者。

2. 本品用以减少急性发作的次数，缩短病程，减轻发作的程度，也可作为急性感染时抗生素的辅助用药。

【药理】

1. 药效学。

本品是一种人工合成的口服免疫增强剂，通过刺激和调节细胞介导的免疫反应而发挥作用，可调节特异性免疫及非特异性免疫。

2. 药动学。

（1）吸收：本品口服生物利用度为45％，半衰期为4h，血浆清除率为5L/h。

（2）分布：表观分布容积为30L，重复给药不蓄积。

（3）排泄：人静脉注射后95％以原型药物形式由尿排泄，肾功能不全者消除半衰期延长。

【不良反应】

1. 消化系统损害：偶见恶心、呕吐、腹泻、腹痛、胃部不适、口干、腹胀、食欲异常、胃灼热等，罕见氨基转移酶水平升高等。

2. 皮肤及其附件损害：偶见皮肤过敏（包括皮疹和瘙痒）、皮肤潮红等；严重者罕见，表现为皮肤、黏膜溃疡。

3. 神经系统损害：偶见头晕、头痛、眩晕等。

4. 其他：偶见胸闷、发热、嗜睡、心悸、面部水肿、唇部水肿等，罕见过敏性紫癜、过敏性休克等。

【禁忌证】

1. 对本品过敏者禁用。

2. 3岁以下儿童禁用。

3. 妊娠 3 个月内妇女禁用。

4. 遗传性果糖不耐受、葡萄糖－半乳糖吸收不良者禁用。

【美国 FDA 妊娠期药物安全性分级】尚无相关数据。

【注意事项】

1. 用药前应仔细询问患者用药史和过敏史，过敏体质患者慎用。

2. 先天性免疫缺陷（高 IgE 综合征）患者慎用。

3. 由于食物会干扰本品的吸收，须空腹服用。

【孕妇及哺乳期妇女用药】尚未有孕妇和哺乳期妇女用药方面的资料。尽管动物试验报告无生殖毒性，仍不宜使用。妊娠 3 个月内妇女禁用。

【儿童用药】本品可用于 3 岁及以上儿童及青少年患者，详见"用法用量"部分。3 岁以下儿童禁用。

【老年用药】未进行该项试验且无可靠参考文献。

【药物相互作用】药物可能会影响淋巴细胞功能活性，或影响具免疫系统活性药物的效力。

【用法用量】将本品溶于水后服用或吞服。

1. 成人。

（1）急性期用药：开始两周，每次 0.8g，每日 2 次，随后减为每次 0.8g，每日 1 次，或遵医嘱。

（2）预防期用药：每次 0.8g，每日 1 次，连续用药 60 天或遵医嘱。

2. 3 岁及以上儿童及青少年。

（1）急性期用药：开始两周，每次 0.4g，每日 2 次，随后减为每次 0.4g，每日 1 次，连续用药 60 天或遵医嘱。

（2）预防期用药：每次 0.4g，每日 1 次，连续用药 60 天或遵医嘱。

【制剂与规格】

1. 匹多莫德片：0.4g。

2. 匹多莫德分散片：0.4g。

3. 匹多莫德胶囊：0.4g。

4. 匹多莫德颗粒：2g：0.4g（有糖型，无糖型）。

5. 匹多莫德散：0.4g。

6. 匹多莫德口服溶液：10ml：0.2g；10ml：0.4g。

7. 匹多莫德口服液：0.4g/7ml/瓶。

【在口腔黏膜病治疗中的应用】

1. 适应证及用法用量。

匹多莫德主要用于 3 岁及以上儿童及成人的复发性阿弗他溃疡的治疗，常用剂量为每日 0.4g，口服液制剂每日 15～40ml。也可与碳酸氢钠液及制霉素制剂联合使用治疗免疫功能较差的口腔念珠菌病患者。

2. 使用中的注意事项。

见"注意事项""孕妇及哺乳期妇女用药""儿童用药""老年用药"部分。

（刘佳佳　王同珂）

【参考文献】

［1］孙旦江. 匹多莫德对复发性口腔溃疡患儿外周血 T 淋巴细胞亚群的影响及疗效观察［J］.中国药师，2013，16（7）：1048－1049.

［2］孙富丽，张英，康媛媛. 匹多莫德治疗复发性阿弗他溃疡的临床研究［J］.实用药物与临床，2015，18（6）：680－683.

［3］黄建良，李朝平. 匹多莫德片佐治复发性阿弗他溃疡疗效观察［J］.实用医药杂志，2016，33（10）：894－895.

【药品名称】

增抗宁

【成分】白芍、黄芪、大枣、甜叶菊。

【功能主治】益气健脾，养阴生津，清热，提高机体免疫功能。

1. 用于化疗、放疗以及不明原因引起的白细胞减少症、青春型痤疮。

2. 亦可用于慢性肝炎的治疗。

【不良反应】尚不明确。

【禁忌证】尚不明确。

【美国 FDA 妊娠期药物安全性分级】无相关数据。

【注意事项】尚不明确。

【孕妇及哺乳期妇女用药】尚不明确。

【儿童用药】尚不明确。

【老年用药】尚不明确。

【药物相互作用】尚不明确。

【用法用量】口服。胶囊每次 3 粒，每日 4 次。片剂每次 6 片，每日 4 次。

【制剂与规格】

1. 增抗宁胶囊：0.44g；0.5g。

2. 增抗宁片：0.25g；0.27g；0.3g。

3. 增抗宁颗粒：5g。

4. 增抗宁口服液：10ml。

【在口腔黏膜病治疗中的应用】

1. 适应证及用法用量。

增抗宁可用于复发性阿弗他溃疡、口腔扁平苔藓、灼口综合征等疾病的治疗，胶囊常用剂量为每次 0.88g，每日 3 次，根据病情及疗效调整用量。

2. 使用中的注意事项。

由于增抗宁可增加白细胞数量，不建议用于白细胞水平升高的患者。老年人用药酌情减量，不建议儿童、孕妇及哺乳期妇女使用。

（刘佳佳　王同珂）

【药品名称】

甘露聚糖肽（Mannatide）

【成分】 主要成分为 α-甘露聚糖肽。辅料为淀粉、硬脂酸镁、硫酸钙。

【适应证】 用于免疫功能低下、反复呼吸道感染、白细胞减少症和再生障碍性贫血及肿瘤的辅助治疗，减轻放疗、化疗对造血系统的不良影响。

【药理】

1. 药效学。

本品具有增强机体免疫功能和激活吞噬细胞、升高外周白细胞数量的作用，能提高骨髓造血功能和机体应激能力。

2. 药动学。

无相关数据。

【不良反应】 少数患者有一过性发热，偶见皮疹。

【禁忌证】 风湿性心脏病、支气管哮喘和气管炎患者禁用。

【美国 FDA 妊娠期药物安全性分级】 尚无相关数据。

【注意事项】

1. 本品为反复呼吸道感染、肿瘤、白细胞减少症等疾病的辅助治疗药物，第一次使用本品前应咨询医师。

2. 对本品过敏者禁用，过敏体质者慎用。

【孕妇及哺乳期妇女用药】孕妇及哺乳期妇女慎用。

【儿童用药】尚不明确。

【老年用药】尚不明确。

【药物相互作用】尚不明确。

【用法用量】口服，成人每次 5～10mg（1～2 粒），每日 3 次，1 月一疗程。

【制剂与规格】甘露聚糖肽片：5mg。

【在口腔黏膜病治疗中的应用】

1. 适应证及用法用量。

甘露聚糖肽片可用于治疗复发性阿弗他溃疡，对于体质差或者免疫功能检测发现免疫功能降低的轻型复发性阿弗他溃疡患者，可每次给予 5～10mg，每日 3 次，疗程为 1～2 个月；对于非糜烂型口腔扁平苔藓患者，若伴进食疼痛且免疫功能低下，可每次予以 5～10mg，每日 3 次，疗程为 1 个月；也可用于带状疱疹、口腔念珠菌病的辅助治疗，每次 5～10mg，每日 3 次。

2. 使用中的注意事项。

见"注意事项""孕妇及哺乳期妇女用药"部分。

（张雪峰　刘佳佳　金鑫）

【药品名称】

香菇多糖（Lentinan）

【成分】香菇多糖。

【适应证】

1. 用于急、慢性白血病，胃癌，肺癌，乳腺癌等肿瘤的辅助治疗，可提高患者的免疫功能，减少放射治疗和化学治疗的不良反应。

2. 用于乙型病毒性肝炎的治疗。

3. 用于免疫功能低下引起的各种疾病（如反复感冒、复发性阿弗他溃疡、皮肤疾病、尖锐湿疣等）的治疗。

【药理】

1. 药效学。

本品主要成分为从香菇子实体或菌丝体提取的多糖（高分子葡萄糖），具有抗多种动物移植性肿瘤的作用，但无直接细胞毒作用，其抗肿瘤作用是由胸腺依赖性免疫机制介导的。它能增强动物、健康人和肿瘤患者的淋巴细胞增殖反应，促进白细胞介素-1和白细胞介素-2的生成，诱导干扰素产生，使荷瘤小鼠或注射免疫抑制剂所致免疫功能低下小鼠的迟发型超敏反应部分或完全恢复正常。香菇多糖主要影响 Th 细胞和 Tc 细胞，使被抑制的 Th 细胞和 Tc 细胞恢复功能。此外，它还能增强单核-巨噬细胞和自然杀伤细胞的功能。动物试验显示，本品对动物肿瘤（如 S180 肉瘤及 EC 实体瘤）有一定的抑制作用。

2. 药动学。

尚无人体试验的数据。

【不良反应】

1. 休克：较为罕见，在患者用药后应密切观察。出现口内异常感、畏寒、心律失常、血压下降、呼吸困难等症状时应立即停药并及时处理。

2. 皮肤：偶见皮疹、发红，应及时停药，必要时进行处理。

3. 呼吸系统：偶见胸部压迫感、咽喉狭窄感，应密切观察。发生时应减慢给药速度，如改静脉推注为滴注或减慢滴注速度。

4. 消化系统：偶见恶心、呕吐、食欲缺乏。

5. 神经系统：偶见头痛、头重、头晕。

6. 血液：偶见红细胞、白细胞及血红蛋白减少。

7. 其他：偶见发热、出汗、面部潮红等症状。

【禁忌证】

1. 对本品任何成分过敏者。

2. 癫痫持续状态。

3. 癫痫大发作，此时用药可能增加发作频率。

4. 严重肾功能不良者。

【美国 FDA 妊娠期药物安全性分级】尚无相关数据。

【注意事项】

1. 虽然临床试验显示仅有很少数患者发生头晕、胸闷、面部潮红等一过性反应，临床仍应注意发生过敏反应的可能性。

2. 本人或家族成员中容易发生支气管哮喘、荨麻疹等过敏症状的患者应慎用。

3. 本品加入溶剂后要用力振摇，使其完全溶解后方能使用。

4. 应选用最适剂量范围，剂量过大疗效反降低。

5. 本品为免疫增强剂，仅能使低下的免疫功能提高，不能使正常的免疫功能再增高。

6. 本品疗效不与剂量呈正比关系，仅在规定剂量范围内使用有疗效。

7. 药理试验发现本品有抗血小板凝聚的作用，因此有出血倾向的患者慎用。

【孕妇及哺乳期妇女用药】 尚不明确。

【儿童用药】

1. 口服：儿童每日 0.5mg/kg，分 2 次服。

2. 静脉注射：每次 0.01～0.1mg/kg，每周 1～2 次，一般 3 个月为一疗程。

3. 有出血倾向者慎用。

【老年用药】 尚不明确。

【药物相互作用】 本品应避免与维生素 A 制剂混用。

【用法用量】

1. 肿瘤。静脉注射，每次 2mg，每周 1 次。一般 3 个月为一疗程。静脉滴注，每次 1 瓶（1mg），每周 2 次或遵医嘱。用 2ml 注射用水振摇溶解，加入 250ml 0.9%氯化钠注射液或 5%葡萄糖注射液中，或用 5%葡萄糖注射液 5～10ml 将其完全溶解后静脉注射。

2. 慢性肝炎。口服，成人每次 12.5mg，每日 2 次。

【制剂与规格】

1. 香菇多糖片：0.1 g 或 2.5mg。

2. 香菇多糖胶囊：0.185g。

3. 香菇多糖注射液。2ml：1mg。

4. 注射用香菇多糖：1mg。

【在口腔黏膜病治疗中的应用】

1. 适应证及用法用量。

香菇多糖主要用于复发性阿弗他溃疡、口腔白斑病的治疗，常规剂量为每次 20～40mg，每日 2 次，饭后服用，儿童酌情减量。此外，也可配合氟康唑用于口腔念珠菌病的治疗。

2. 使用中的注意事项。

见"注意事项""儿童用药"部分。

（赵奎　刘佳佳）

【参考文献】

[1] 米修奎，欧劲梅．香菇多糖治疗口腔溃疡 302 例［J］.人民军医，2005（5）：292－293.

[2] 杨令云．香菇多糖片联合氟康唑治疗老年口腔念珠菌感染临床研究［J］.中医学

报，2017，32（12）：2525－2527.

【药品名称】

芦笋胶囊

【成分】鲜芦笋。

【功能主治】益气生津。用于癌症的辅助治疗及放疗、化疗后口干舌燥、食欲不振、全身倦怠的患者。

【不良反应】尚不明确。

【禁忌证】尚不明确。

【美国 FDA 妊娠期药物安全性分级】尚无相关数据。

【注意事项】尚不明确。

【孕妇及哺乳期妇女用药】尚不明确。

【儿童用药】尚不明确。

【老年用药】尚不明确。

【药物相互作用】尚不明确。

【用法用量】口服，每日 3 次，每次 3 粒。

【制剂与规格】0.3g。

【在口腔黏膜病治疗中的应用】

1. 适应证及用法用量。

芦笋胶囊主要用于放疗、化疗相关口干症的治疗，也可用于其他因素相关的口干症的治疗。还用于伴有舌痛、口干、睡眠障碍等症状的灼口综合征患者的治疗。常用剂量为每日 2.7g，可根据患者对药物的治疗反应调整剂量。

2. 使用中的注意事项。

老年人用药酌情减量，不建议儿童、孕妇及哺乳期妇女使用。

（刘佳佳 王同珂）

【参考文献】

［1］王莉，王亦菁，董婷婷.芦笋胶囊治疗灼口综合征 49 例疗效评价［J］.中国药业，2018，27（6）：60－62.

［2］李连科，王涛.芦笋胶囊治疗灼口综合征临床疗效观察［J］.实用医技杂志，2012，19（9）：967－968.

［3］周红梅，李秉琦，周敏，等.芦笋精胶囊治疗灼口综合征的临床小结［J］.临床口腔医学杂志，2000（3）：174－175.

【药品名称】

卡介菌多糖核酸注射液
(BCG Polysaccharide and Nucleic Acid Injection)

【成分】 卡介菌多糖、核酸。

【适应证】 系免疫调节剂，主要用于预防和治疗慢性支气管炎、感冒及哮喘。

【药理】

1. 药效学。

通过调节机体内细胞免疫、体液免疫，刺激网状内皮系统，激活单核－巨噬细胞，增强自然杀伤细胞功能来增强机体抗病能力；通过稳定肥大细胞，封闭 IgE 功能，减少脱颗粒细胞释放活性物质；具有抵抗乙酰胆碱所致的支气管痉挛的作用，从而达到抗过敏及平喘的效果。

2. 药动学。

未进行该项试验且无可靠参考文献。

【不良反应】

1. 偶见注射部位红肿、结节，热敷后一周内自然消退。

2. 偶见低烧。

3. 过敏体质偶见皮疹。

4. 罕见过敏反应。

【禁忌证】

1. 对本品任一成分过敏者禁用。

2. 患急性传染病（如麻疹、百日咳、肺炎等）、急性眼结膜炎、急性中耳炎者不宜使用。

【美国 FDA 妊娠期药物安全性分级】 尚无相关数据。

【注意事项】 本品不应有摇不散的凝块及异物，安瓿有裂纹或液体中有异物者不可使用。

【孕妇及哺乳期妇女用药】 尚不明确。

【儿童用药】 尚不明确。

【老年用药】 尚不明确。

【药物相互作用】 未进行该项试验且无可靠参考文献。

【用法用量】 肌内注射。每次 1ml，每周 2～3 次，3 个月为一个疗程。儿童用量酌情减少或遵医嘱。

【制剂与规格】1ml：卡介菌多糖 0.35mg，核酸不低于 30μg，灭菌生理盐水溶液。

【在口腔黏膜病治疗中的应用】

1. 适应证及用法用量。

主要用于治疗免疫功能低下的复发性阿弗他溃疡患者，每次 1ml，隔日 1 次，肌内注射，共 12~18 次。还可用于治疗口腔扁平苔藓，包括新型增生性口腔扁平苔藓。

2. 使用中的注意事项。

见"注意事项"部分。

（杨华梅　刘佳佳　金鑫）

【参考文献】

[1] Xiong C，Li Q，Lin M，et al. The efficacy of topical intralesional BCG－PSN injection in the treatment of erosive oral lichen planus：a randomized controlled trial [J]. Journal of Oral Pathology & Medicine，2009，38（7）：551－558.

[2] 马海梅. 卡介菌多糖核酸与醋酸曲安奈德治疗口腔扁平苔藓的疗效对比 [J]. 全科口腔医学电子杂志，2015，2（4）：99－100.

[3] Jin X，Hu T，Zhao X，et al. Sublingual surprise：a new variant of oral lichen planus [J]. American Journal of Medicine，2014，127（1）：28－30.

【药品名称】

白芍总苷胶囊（Total Glucosides of White Paeony Capsules）

【成分】白芍总苷。

【适应证】类风湿关节炎。

【药理】

1. 药效学。

本品为抗炎和免疫调节药物，对多种炎症性病理模型，如大鼠佐剂性关节炎、角叉菜胶诱导的大鼠足爪肿胀、环磷酰胺诱导的细胞免疫和体液免疫增高或降低等模型具有明显的抗炎和免疫调节作用。临床药理研究表明，本品能改善类风湿关节炎患者的病情，减轻患者的症状，并能调节患者的免疫功能。

2. 药动学。

未进行该项试验且无可靠参考文献。

【不良反应】偶有软便，不需处理，可以自行消失。

【禁忌证】尚不明确。

【美国 FDA 妊娠期药物安全性分级】无相关数据。

【注意事项】尚不明确。

【孕妇及哺乳期妇女用药】未进行该项试验且无可靠参考文献。

【儿童用药】未进行该项试验且无可靠参考文献。

【老年用药】未进行该项试验且无可靠参考文献。

【药物相互作用】未进行该项试验且无可靠参考文献。

【用法用量】口服。每次 0.6g，每日 2~3 次，或遵医嘱。

【制剂与规格】0.3g：芍药苷不少于 104mg。

【在口腔黏膜病治疗中的应用】

1. 适应证及用法用量。

（1）白芍总苷胶囊主要用于口腔扁平苔藓的治疗，常用剂量为每日 1.8g。可根据患者对药物的治疗反应调整用量。有文献报道，白芍总苷胶囊联合糖皮质激素对口腔扁平苔藓具有明确的治疗作用，并建议至少治疗 4 个月以上，以获得全部疗效。治疗糜烂型口腔扁平苔藓时，白芍总苷胶囊可与曲安奈德注射液、倍他米松注射液、他克莫司软膏等局部药物联合应用。

（2）可用于治疗轻型复发性阿弗他溃疡，也可与沙利度胺联用，治疗重型或频繁发作的轻型复发性阿弗他溃疡及白塞病。

（3）可用于舍格伦综合征的治疗。有系统评价指出，白芍总苷胶囊联合免疫抑制剂对舍格伦综合征进行治疗，效果比单独使用免疫抑制剂更好，且不良反应无明显增多。

（4）可与小剂量羟氯喹联用，治疗盘状红斑狼疮，也可单独应用于盘状红斑狼疮的缓解期。

2. 使用中的注意事项。

患者用药期间可能出现的不良反应主要为胃肠道不适及轻度腹泻，一般可耐受。当出现大便偏稀、严重腹泻或腹痛时，应调整药物剂量或停药。老年人用药酌情减量，不建议儿童、孕妇及哺乳期妇女使用。

（刘佳佳　王同珂）

【参考文献】

[1] Zhou L, Cao T, Wang Y, et al. Clinical observation on the treatment of oral lichen planus with total glucosides of paeony capsule combined with corticosteroids [J]. International Immunopharmacology, 2016 (36): 106-110.

[2] 张浙，谢珊珊，刘扬. 倍他米松与曲安奈德联合白芍总苷胶囊治疗溃疡型口腔扁

平苔藓疗效比较 [J].中华实用诊断与治疗杂志，2016，30（12）：1245－1246.

[3] 夏慧贞，邢海辉，钱圆圆.白芍总苷联合曲安奈德治疗口腔扁平苔藓的临床效果探讨 [J].当代医学，2017，23（30）：22－25.

[4] 李梅.他克莫司软膏与白芍总苷治疗口腔扁平苔藓的临床疗效分析 [J].实用临床医药杂志，2016，20（19）：152－153.

[5] 许景川，陈作良.沙利度胺联合白芍总苷治疗复发性口腔溃疡的疗效观察 [J].海峡药学，2017，29（6）：108－110.

[6] 董红，熊杰，龙明生.白芍总苷治疗口腔扁平苔藓临床疗效的 Meta 分析 [J].海南医学，2016，27（16）：2720－2723.

[7] Liang J，Li C，Li Y，et al. Clinical efficacy and safety of total glucosides of paeony for primary sjögren's syndrome：a systematic review [J]. Evidence Based Complementray and Alternative Medicine，2017.

[8] 苗婷，刘源.白芍总苷联合羟氯喹治疗盘状红斑狼疮疗效观察 [J].中国麻风皮肤病杂志，2015，31（8）：478－480.

【药品名称】

复方甘草酸苷（Compound Glycyrrhizin）

【成分】本品为复方制剂，含甘草酸苷、甘氨酸、蛋氨酸、盐酸半胱氨酸。

【适应证】

1. 治疗慢性肝病，改善肝功能异常。

2. 治疗湿疹、皮肤炎、荨麻疹。

【药理】

1. 药效学。

甘草酸苷具有抗过敏、增强激素的抑制应激反应的作用。可以直接与花生四烯酸代谢途径的启动酶——磷脂酶 A_2 结合，并与作用于花生四烯酸使其产生炎症介质的脂氧酶结合，选择性地阻碍这些酶的磷酸化而抑制其活化，故具有较强的抗炎作用。体外试验显示甘草酸苷具有调节 T 淋巴细胞活化、诱导 $\gamma-$ 干扰素、活化自然杀伤细胞以及促进胸腺外 T 淋巴细胞分化的作用。甘草酸苷还有抑制四氯化碳所致的肝细胞损伤的作用及对促进肝细胞增殖作用。甘氨酸及盐酸半胱氨酸可以抑制或减轻由于大量长期使用甘草酸苷可能引起的电解质代谢异常所致的假性醛固酮增多症状。

2. 药动学。

健康成人静脉注射本品 40ml（含甘草酸苷 80mg）时，血中甘草酸苷浓度在给药 10 小时后迅速下降，以后呈逐渐减少趋势。甘草酸苷水解产物甘草次酸在给药后 6 小时出现，24 小时达高峰，48 小时后几乎完全消失。尿中甘草酸苷含量随时间逐渐减少，27 小时的排泄量为给药量的 1.2%。

【不良反应】

1. 重要不良反应。假性醛固酮症（发生频率不明）：可以出现低钾血症、血压上升、水钠潴留、浮肿、尿量减少、体重增加等假性醛固酮增多症状，因此在用药过程中，要注意观察血清钾等，发现异常情况，应停止给药。

2. 其他不良反应。可出现脱力感、肌力低下、肌肉痛、四肢痉挛、麻痹等横纹肌溶解的症状，在发现肌酸激酶、肌酸磷酸激酶升高，血、尿中肌红蛋白升高时应停药并给予适当处置。

【禁忌证】

1. 醛固酮增多症患者、肌病患者、低钾血症患者（本品可加重低钾血症和高血压）不宜使用。

2. 有血氨升高倾向的末期肝硬化患者（本品中所含有的蛋氨酸的代谢物可以抑制尿素合成，从而使肝对氨的处理能力减弱）不宜使用。

3. 既往对本品有过敏史的患者不宜使用。

【美国 FDA 妊娠期药物安全性分级】尚无相关数据。

【注意事项】

1. 高龄患者低钾血症发生率高，应慎重给药。

2. 由于该制剂中含有甘草酸苷，所以与其他甘草制剂并用时，可增加体内甘草酸苷含量，容易出现假性醛固酮增多症，应予以注意。静脉给药时，应注意观察患者的状态，尽量以缓慢速度给药。

3. 口服甘草酸苷及含甘草的制剂时，有报道可出现横纹肌溶解症。

【孕妇及哺乳期妇女用药】孕妇及哺乳期妇女，应在权衡治疗利大于弊后慎重给药。

【儿童用药】用量酌情减少。

【老年用药】基于临床用药经验，高龄者有容易发生低钾血症的倾向，因此需在密切观察的基础上，慎重给药。

【药物相互作用】与髓袢利尿剂（依他尼酸、呋塞米等）、噻嗪类利尿剂（氢氯噻嗪、氯噻嗪等）同时使用可能出现低钾血症，应特别注意血钾的监测。

【用法用量】

1. 静脉注射：成人每次 5~20ml，每日 1 次。可依年龄、症状适当增减。慢性肝病患者每日 1 次，40~60ml 静脉注射或者静脉滴注。可依年龄、症状适当增减，增量时用药剂量限度为每日 100ml。

2. 口服：成人每次 2~3 片，小儿每次 1 片，每日 3 次，饭后服。可依年龄、症状适当增减。

【制剂与规格】

1. 复方甘草酸苷片：甘草酸苷 25mg，甘氨酸 25mg，蛋氨酸 25mg。

2. 复方甘草酸苷注射液。20ml：甘草酸苷 40mg，甘氨酸 400mg，盐酸半胱氨酸 20mg。

【在口腔黏膜病治疗中的应用】

1. 适应证及用法用量。

复方甘草酸苷片主要用于口腔扁平苔藓，尤其是伴有肝炎病毒感染或肝功能异常的口腔扁平苔藓患者的治疗。目前也用于复发性阿弗他溃疡、盘状红斑狼疮等疾病的治疗，常用剂量为每次 50mg，每日 3 次，口服。

2. 使用中的注意事项。

见"注意事项"部分。

（赵奎　刘佳佳）

【参考文献】

［1］Nagao Y，Sata M，Tanikawa K，et al. A case of oral lichen planus with chronic hepatitis C successfully treated by glycyrrhizin ［J］. Kansenshogaku Zasshi，1995，69（8）：940－944.

［2］Da N Y，Sata M，Suzuki H，et al. Effectiveness of glycyrrhizin for oral lichen planus in patients with chronic HCV infection ［J］. Journal of Gastroenterology，1996，31（5）：691－695.

【药品名称】

沙利度胺（Thalidomide）

【成分】沙利度胺。

【适应证】

1. 各型麻风反应，如发热、结节红斑、淋巴结肿大、关节肿痛等。

2. 光敏性皮肤病，如多形性日光疹、日光性痒疹。

3. 其他，如结节性痒疹、盘状红斑狼疮、白塞病、泛发扁平苔藓、坏疽性脓皮病等。

【药理】

1. 药效学。

作用机制尚不清楚，认为与其免疫调节作用、溶酶体膜的稳定作用及非特异性抗炎作用有关，还有抗前列腺素、组胺及 5－羟色胺的作用等。本品对麻风病并无治疗作用，但可与麻风病药物合用以减少不良反应。

2. 药动学。

(1) 吸收：口服吸收效果好，血药浓度峰值时间为 2 小时。

(2) 分布：血浆蛋白结合率较低。

(3) 代谢：口服后无明显的肝脏代谢。

(4) 排泄：主要的清除途径是非酶的水解作用。清除半衰期为 5～7 小时，在分解过程中酶代谢与肾排泄参与很少。

【不良反应】

1. 有强致畸作用，妊娠早期服用可致胎儿畸形，使之成为短肢的"海豹儿"。

2. 胃肠道不适，偶有过敏而引发药疹。

3. 可引起多发性神经炎。

4. 口干、口苦、便秘、食欲不振、头晕、倦怠等。严重者须停药并给予对症治疗。

5. 有文献报道，服用本品还有可能出现血栓栓塞现象，较少见。

【禁忌证】 孕妇禁用。

【美国 FDA 妊娠期药物安全性分级】 口服给药：X 级。

【注意事项】

1. 患者在使用沙利度胺前应被告知本品对育龄期妇女存在的风险。育龄期妇女在沙利度胺治疗前至少 4 周、治疗期间和停药后 4 周内应采取有效的避孕措施，避免怀孕。

2. 在怀孕期间服用沙利度胺会造成胎儿严重的出生缺陷和死亡，所以在怀孕期间不应服用本品。

3. 如果妇女在治疗期间怀孕或男性患者在治疗期间使伴侣怀孕，孕妇必须立即停止使用沙利度胺，并咨询医师对胎儿做相应的处理。

4. 具有生育能力的女性应避免与沙利度胺片表面接触，如不小心接触到，接触区域应用香皂和清水洗净。

5. 因沙利度胺可分布到精液中，男性患者在用沙利度胺治疗期间和停药后 4 周内，在与有生育能力的女性，包括既往有不孕不育史的患者发生任何性接触时，即使已经做了输精管切除术，也必须使用避孕套。

6. 患者在服用本品期间以及停药 4 周内不可以献血、哺乳，男性不可以捐精。

7. 服用本品可能会引起外周神经病变，其早期表现为手足麻木、麻刺感或灼烧样痛感，出现上述情况应及时告知医师。如不及时告知医师并采取干预和正确的处理措施，可能会造成不可逆损害，影响患者的生活质量。

【孕妇及哺乳期妇女用药】本品可致胎儿畸形，孕妇及哺乳期妇女禁用。

【儿童用药】儿童患者慎用。

【老年用药】老年患者慎用。

【药物相互作用】本品能增强其他中枢抑制剂，尤其是巴比妥类药物的作用。

【用法用量】口服。成人常用量为每次 25～50mg，每日 100～200mg。应从小剂量开始，逐渐递增。好转后减药维持。

【制剂与规格】沙利度胺片：（1）25mg；（2）50mg。

【在口腔黏膜病治疗中的应用】

1. 适应证及用法用量。

沙利度胺主要用于复发性阿弗他溃疡、白塞病的治疗，常用剂量为每日 25～75mg，睡前服用，根据患者的病情控制情况以及对药物的治疗反应调整用量。此外，也可用于口腔扁平苔藓、盘状红斑狼疮、肉芽肿性唇炎等口腔黏膜病的治疗。

2. 使用中的注意事项。

（1）育龄期女性：限制育龄期女性使用沙利度胺是预防沙利度胺相关畸形胎儿出生的重点，一般尽量不用于育龄期女性。若育龄期女性需服用沙利度胺，需谨慎权衡利弊，用药前需进行妊娠检测，采取有效的避孕措施并做好必要的监控，而且应当尽量延长受孕前的停药期，以避免沙利度胺可能引起的不良反应，必要时可咨询生殖遗传专科医师。

（2）育龄期男性：目前已有因男性服用沙利度胺而导致畸形胎儿出生的案例。为了安全起见，男性患者在服用沙利度胺期间及停止使用沙利度胺后的 4 周内也应采取避孕措施。

（3）老年人：沙利度胺在人体内代谢几乎不需要肝药酶的介入，且在患者的尿液和血浆中检测不到任何沙利度胺的酶解产物。此外有研究表明，肝功能不全和肾功能不全的患者对沙利度胺的代谢与正常人体内沙利度胺的代谢相同。因此沙利度胺对于老年患者的用药安全性较好。

（4）儿童：有用于 1 岁以下婴儿的个案报道。另有文献报道沙利度胺可用于儿童以及青少年治疗克罗恩病，在该研究中，药物剂量为每日 1.5～2.5mg/kg，有部分患者出现周围神经病变，未有其他不良反应的相关记录。此外，就目前的研究报道来看，沙利度胺并不会给儿童和青少年的生长发育带来明确的影响，但仍需警惕其可能的不良反应，特别是对于器官和组织发育不成熟的患者，沙利度胺可能抑制血管生成的作用需引起重视。相关研究提示沙利度胺在必要时可以应用于儿童及青少年患者，但应当权衡利弊后选择尽可能低的剂量来进行治疗，并密切观察不良反应。

（5）周围神经病变的预防：周围神经病变是沙利度胺常见不良反应中对患者日常生活影响最大的一种，好发于年长女性，且大多出现在服药的第一年。周围神经病变的发生率可能与剂量有关，累积剂量大于 20g 是一个危险因素。且有文献报道每日剂量大于 25mg 时发生风险增加，当单次口服的剂量小于 25mg 时，周围神经病变的发生率最低，50～75mg 时周围神经病变发生率为前者的 8.2 倍，大于 75mg 时周围神经病变发生率是小于 25mg 时的 20.2 倍。因此，只能通过给患者使用尽可能低的剂量来防止周围神经病变的发生，而无法通过监测周围神经的电位改变来对周围神经病变做出预测和预防。

综上所述，沙利度胺虽然不具有明显的肝、肾毒性，但它具有较强的致畸作用，并可引起周围神经病变等不良反应。因此在临床应用沙利度胺时，应当注重其使用的合理性和安全性。为确保安全，目前临床建议患者停用沙利度胺半年至 1 年后方可备孕。

（王同珂　赵奎）

【参考文献】

［1］Palumbo A, Rajkumar SV, Dimopoulos MA, et al. Prevention of thalidomide-and lenalidomide-associated thrombosis in myeloma ［J］. Leukemia, 2008, 22 (2)：414－423.

［2］宋韬，王同珂，文静，等 . 沙利度胺在口腔黏膜病临床治疗实践中的安全性分析［J］. 国际口腔医学杂志, 2016, 43 (3)：366－370.

［3］Lin AY, Brophy N, Fisher GA, et al. Phase II study of thalidomide in patients with unresectable hepatocellular carcinoma ［J］. Cancer, 2005, 103 (1)：119－125.

［4］Eriksson T, Höglund P, Turesson I, et al. Pharmacokinetics of thalidomide in patients with impaired renal function and while on and off dialysis ［J］. Journal of Pharmacy & Pharmacology, 2003, 55 (12)：1701－1706.

［5］Shiah HS, Chao Y, Chen LT, et al. Phase I and pharmacokinetic study of oral thalidomide in patients with advanced hepatocellular carcinoma ［J］. Cancer Chemotherapy & Pharmacology, 2006, 58 (5)：654－664.

[6] Yang CS, Kim C, Antaya RJ. Review of thalidomide use in the pediatric population [J]. Journal of American Academy of Dermatology, 2015, 72 (4): 703-711.

[7] Priolo T, Lamba LD, Giribaldi G, et al. Childhood thalidomide neuropathy: a clinical and neurophysiologic study [J]. Pediatric Neurology, 2008, 38 (3): 196-199.

[8] Lazzerini M, Martelossi S, Magazzù G, et al. Effect of thalidomide on clinical remission in children and adolescents with refractory Crohn disease: a randomized clinical trial [J]. Journal of the American Medical Association, 2013, 310 (20): 2164-2173.

[9] Offidani M, Corvatta L, Marconi M, et al. Common and rare side-effects of low-dose thalidomide in multiple myeloma: focus on the dose-minimizing peripheral neuropathy [J]. European Journal of Haematology, 2004, 72 (6): 403-409.

【药品名称】

羟氯喹（Hydroxychloroquine）

【成分】硫酸羟氯喹。

【适应证】本品用于疟疾的治疗与预防，还可用于红斑狼疮、类风湿关节炎、口腔扁平苔藓、光化性唇炎、干燥综合征等疾病的治疗。

【药理】

1. 药效学。

本药化学结构与氯喹相似，是氯喹 4 位氮原子上的乙基被羟乙基取代的衍生物。其抗疟作用与氯喹相同，但毒性仅为氯喹的一半。

2. 药动学。

（1）吸收：本药口服生物利用度（F）约为 74%。给药后 2~4.5 小时达血药浓度峰值。

（2）分布：药物吸收后在眼、肝、肾、肺和肾上腺等组织器官中分布广泛，红细胞中药物浓度比血药浓度高 2~5 倍。本药可透过胎盘屏障，少量药物可进入乳汁中。本药血浆蛋白结合率约为 50%。

（3）代谢：药物部分在肝脏代谢为具有活性的脱乙基代谢物。

（4）排泄：主要经肾缓慢排泄，其中 23%~25% 为药物原型，酸化尿液可增加药物随尿液排泄。

【不良反应】

1. 精神、神经系统：长期用药可出现异常兴奋、情绪改变、梦魇、精神障碍、头痛、头晕、眩晕、耳鸣、眼球震颤、神经性耳聋、惊厥、共济失调等。

2. 骨骼肌肉系统：长期用药可出现眼外肌麻痹、骨骼肌无力、腱反射消失或减退等。

3. 眼：本药引起的视觉及角膜改变发生率远低于氯喹。长期大剂量用药时可出现：

（1）睫状体调节障碍伴视觉模糊。该反应具有剂量相关性，停药后可逆转。

（2）角膜一过性水肿、点状至线状浑浊、角膜敏感度减小等。治疗 3 周后开始出现角膜色素沉着。

（3）视网膜病变。表现为黄斑水肿、萎缩、异常色素沉着及中央凹反射消失等。视网膜病变患者最常见的视觉症状是阅读及视物困难，畏光，远距离视觉模糊，中心或周围视野有区域缺失或变黑、闪光。视网膜病变即使停药后仍会进展，且具有剂量相关性。

4. 皮肤：可出现白发、脱发、瘙痒、皮肤及黏膜色素沉着、皮疹（荨麻疹、麻疹样皮疹、苔藓样皮疹、斑丘疹、紫癜、离心性环形红斑和剥脱性皮炎）等。

5. 血液系统：可出现再生障碍性贫血、粒细胞缺乏、血小板减少，葡萄糖－6－磷酸脱氢酶（G－6－PD）缺乏的个体可发生溶血。

6. 消化系统：可出现食欲缺乏、恶心、呕吐、腹泻及腹部痉挛等症状。

7. 其他：体重减轻、倦怠、卟啉症恶化或加速以及非光敏性牛皮癣。罕见心肌病变报道，其与羟氯喹的关系尚不明确。

【禁忌证】

1. 对任何 4－氨基喹啉化合物治疗引起视网膜或视野改变的患者禁用。

2. 对 4－氨基喹啉化合物过敏的患者禁用。

3. 妊娠期妇女及哺乳期妇女禁用。

【美国 FDA 妊娠期药物安全性分级】C 级。

【注意事项】

1. 服用本品应进行初次（基线）以及定期（每 3 个月一次）的眼科检查（包括视觉灵敏度、裂隙灯、眼底镜以及视野检查）。如果患者视觉灵敏度、视野或者视网膜黄斑区出现任何异常迹象（如色素变化，失去中央凹反射）或出现任何视觉症状（如闪电和划线），且不能用调节困难或角膜浑浊完全解释时，应当立即停药，并密切观察其可能的进展。即使在停止治疗之后，视网膜改变（及视物障碍）仍可能进展。有报道称，在接受长期或高剂量治疗的某些患者，已观察到有不可逆的视网膜损伤，据报道视网膜病变具有剂量相关性。

2. 银屑病患者及卟啉症患者使用本品均可使原病症加重。故本品不应用于这些患者，除非根据医师判断，患者的受益将超过可能的风险。

3. 服用本品可出现皮肤反应。对正在服用可能引起皮肤不良反应药物的患者应谨慎使用本品。

4. 使用本品长期治疗的所有患者应定期随访和检查，应定期检查骨骼肌功能和腱反射。如果出现骨骼肌功能和腱反射降低，应停药。

5. 肝病或醇中毒患者，或者与已知有肝脏毒性的药物合用时，应谨慎。

6. 对长期接受本品治疗的患者，应定期做血细胞计数。如出现不能归因于所治疾病的任何严重血液障碍，应当考虑停药。缺乏 G-6-PD 的患者应慎用本药。

7. 因过量或过敏而出现严重中毒症状时，建议给予氯化铵口服（成人每日 8g，分次服用），每周 3 次或 4 次，在停止治疗后使用数月。尿液酸化可使 4-氨基喹啉化合物的肾排泄增加 20%～90%，然而对肾功能损伤的患者及/或代谢性酸中毒患者应当谨慎。

【孕妇及哺乳期妇女用药】羟氯喹可通过胎盘。有关羟氯喹在妊娠期的应用资料有限。应该指出的是，治疗剂量中的 4-氨基喹啉与中枢神经系统损害有关，包括耳毒性（听觉和前庭毒性、先天性耳聋）、视网膜出血和视网膜色素沉着。所以，妊娠期妇女应避免使用羟氯喹。

哺乳期妇女应慎用羟氯喹，因为母乳中可分泌有少量的羟氯喹，并且已知婴儿对 4-氨基喹啉的毒性作用非常敏感。

【儿童用药】儿童用药的有效性、安全性尚未建立，故不推荐儿童使用。

【老年用药】未进行该项研究且无可靠参考文献。

【药物相互作用】

1. 与西咪替丁合用可增加本药的血药浓度。

2. 与地高辛合用可增加地高辛的血药浓度。

3. 与美托洛尔合用可增加美托洛尔的生物利用度。

4. 与抗酸药合用可减少本药吸收。

【用法用量】

1. 本药与食物或牛奶同时服用可以增加胃肠道的耐受性。

2. 成人。

（1）治疗红斑狼疮或类风湿关节炎：每次 200mg，每日 1～2 次，口服，疗程持续数周或数月。长期维持治疗每日 200mg。每日最大剂量为 400mg。

（2）预防疟疾：在进入疟疾流行区前 1 周口服 400mg，以后每周 1 次，每次 400mg。

（3）治疗疟疾：首次 800mg，6 小时后口服 400mg；第 2～3 日，每日 1 次，每次 400mg。

3. 儿童。

（1）每日 4～6mg/kg，分 1～2 次服。

（2）预防疟疾：每次 5mg/kg，每周 1 次。

（3）治疗疟疾：首次 10mg/kg，6 小时后服药 5mg/kg，以后每日 1 次，每次 5mg/kg。

【制剂与规格】 硫酸羟氯喹片：（1）100mg；（2）200mg。

【在口腔黏膜病治疗中的应用】

1. 适应证及用法用量。

羟氯喹主要用于盘状红斑狼疮、口腔扁平苔藓、光化性唇炎、干燥综合征等疾病的治疗。临床上常与糖皮质激素合用，以减少该类药物的用量和不良反应。常用剂量为每次 100mg，每日 2 次，饭后服用，同时服用维生素 B_6，以减轻胃肠道反应，2～4 周为 1 疗程。亦可用于肉芽肿性唇炎、口面部肉芽肿病和黏膜类天疱疮等的治疗。

2. 使用中的注意事项。

见"注意事项""孕妇及哺乳期妇女用药""儿童用药"部分。

（赵奎 刘佳佳）

【参考文献】

［1］Prince DS, Hardin JG. Hydroxychloroquine-induced vertigo ［J］. Journal of the American Medical Association，1975，233（9）：984.

［2］Wang SQ, Zhang LW, Wei P, et al. Is hydroxychloroquine effective in treating primary Sjögren's syndrome：a systematic review and meta-analysis ［J］. Biomed Central Musculoskelet Disord，2017，18（1）：186.

［3］Bahloul E, Jallouli M, Garbaa S, et al. Hydroxychloroquine-induced hyperpigmentation in systemic diseases：prevalence, clinical features and risk factors：a cross-sectional study of 41 cases ［J］. Lupus，2017，26（12）：1304－1308.

［4］Kalampalikis A, Goetze S, Elsner P. Isolated hyperpigmentation of the oral mucosa due to hydroxychloroquine ［J］. Journal der Deutschen Dermatologisdien Gesellschaft，2012，10（12）：921－922.

【药品名称】

昆明山海棠（Tripterygium Hypoglaucum）

【成分】昆明山海棠。

【功能主治】祛风除湿，舒筋活络，清热解毒。用于类风湿关节炎、红斑狼疮的治疗。

【不良反应】

1. 对性腺有明显的抑制作用，如导致女性月经减少或闭经，男子精子减少或消失。服药时间越久，对性腺的抑制越明显。停药后多数患者可恢复。

2. 对骨髓有抑制作用，可引起白细胞和血小板减少。

3. 使用本品后，部分患者出现恶心、纳差、腹胀、胃痛、腹泻、便秘、口腔溃疡、皮疹、心慌，此时应中止治疗，给予相应处理措施或遵医嘱。

【禁忌证】

1. 孕妇、哺乳期妇女或患有肝脏疾病等严重全身疾病者禁用。

2. 处于生长发育期的婴幼儿、青少年及处于生育年龄有生育要求者不宜使用，或全面权衡利弊后遵医嘱使用。

3. 有骨髓造血障碍疾病者禁用。

4. 胃、十二指肠溃疡活动期禁用。

5. 有严重心律失常者禁用。

【美国 FDA 妊娠期药物安全性分级】尚无相关数据。

【注意事项】

1. 本品应在医师指导下使用。

2. 为观察本品可能出现的不良反应，用药期间应注意定期随诊，及时检查并监测血常规、尿常规、心电图及肝、肾功能。

3. 心、肝、肾功能不全或存在严重贫血，白细胞、血小板低下者慎用。

4. 一般连续用药不宜超过三个月。如需继续用药，应由医师根据患者病情及治疗需要决定，必要时应及时停药，给予相应的处理。

5. 既往报道的雷公藤类制剂尚存在以下不良反应：

（1）可致恶心、呕吐、腹痛、腹泻等胃肠道反应。

（2）可见心、肝、肾损害，心脏室性早搏、窦性心动过速、传导阻滞、心电图的 ST－T 改变和肝、肾功能的异常，甚至出现肾衰。

（3）可发生皮疹、皮肤色素沉着等。

（4）影响妊娠或有致畸作用。

【孕妇及哺乳期妇女用药】尚不明确。

【儿童用药】尚不明确。

【老年用药】尚不明确。

【药物相互作用】无相关数据。

【用法用量】口服，每次2片，每日3次。

【制剂与规格】昆明山海棠片：0.18g。

【在口腔黏膜病治疗中的应用】

1. 适应证及用法用量。

本品主要用于重型复发性阿弗他溃疡、白塞病、口腔病损较轻微的黏膜类天疱疮、糜烂型口腔扁平苔藓、盘状红斑狼疮及口腔黏膜下纤维性变的治疗，口服，每次2片，每日3次，1个月为一疗程。用药期间，定期监测患者是否出现药物所致不良反应。

2. 使用中的注意事项。

见"注意事项"部分。

（何明靖　赵奎　金鑫）

【参考文献】

［1］陈谦明，曾昕. 案析口腔黏膜病学［M］. 2版. 北京：人民卫生出版社，2019.

［2］中华口腔医学会口腔黏膜病专业委员会，中华口腔医学会中西医结合专业委员会. 复发性阿弗他溃疡诊疗指南（试行）［J］. 中华口腔医学杂志，2012，47（7）：402-404.

［3］中华口腔医学会口腔黏膜病专业委员会，中华口腔医学会中西医结合专业委员会. 口腔扁平苔藓诊疗指南（试行）［J］. 中华口腔医学杂志，2012，47（7）：399-401.

【药品名称】

雷公藤（Tripterygium Wilfordii Hook）

【成分】雷公藤提取物。

【功能主治】用于风、湿、热、瘀、毒邪阻滞所致的类风湿关节炎、结缔组织病、肾病综合征、白塞病、麻风反应、自身免疫性肝炎等。

【药理】

1. 药效学。

雷公藤为卫矛科雷公藤属木质藤本植物，其制剂包括雷公藤多苷、雷公藤甲素及各种浸膏、酊剂和冲剂等。中医文献记载雷公藤具有杀虫、消炎、解毒、祛风湿功效。现代研究证明雷公藤具有抗炎和较强的免疫抑制作用。20

世纪 80 年代我国开始将其用于自身免疫性疾病的治疗，对类风湿关节炎有一定治疗效果，可改善临床症状。研究还发现雷公藤具有抗移植物排异反应和抑制性细胞（精子和卵子）的作用。

2. 药动学。

目前临床上应用的各种剂型的雷公藤都是复合物，即含有多种成分，尚无人体内药代动力学报告。

【不良反应】

1. 生殖系统：雷公藤对于生殖系统有明显的影响，不仅影响女性卵巢功能，也影响男性睾丸精子的发育。育龄期妇女一般服药 2～3 个月后出现月经紊乱，服药半年后至少半数出现闭经，停药后约 70％的患者月经恢复正常。年龄大于 40 岁者或者年轻女性服药 3 年以上可以发生永久性闭经，且可伴性欲减退。男性患者服常规剂量 1 个月后可使精子数目明显减少、活动力下降甚至完全消失，一般在停药 2～3 个月后可逐渐恢复。

2. 消化系统：可引起恶心、呕吐、腹痛、腹泻、食欲缺乏等症状，偶可引起消化道出血。停药后大多数症状可自行缓解。可引起血清氨基转移酶（ALT 和 AST）升高，一般可逆。

3. 皮肤、黏膜：发生皮肤、黏膜反应者较多见。可出现皮肤变薄、色素沉着、皮疹、口腔溃疡、痤疮、指甲变软等。

4. 血液系统：有骨髓抑制作用，可引起白细胞及血小板减少，但较少见。严重者可发生粒细胞缺乏、贫血和再生障碍性贫血。

5. 其他：①偶可引起心悸、胸闷、气短和心律失常。②可出现肾肌酐清除率下降，一般停药后可恢复，也有严重者可发生急性肾功能衰竭。③少部分患者可出现头晕、头痛、耳鸣、脱发、口干、乏力、失眠等症状。

停药后上述不良反应多可逐渐消失，但对生殖系统的影响如月经失调、闭经及精子减少等有可能较难恢复，因此，育龄期患者应慎用。

【禁忌证】

1. 对本品过敏者。

2. 妊娠期妇女及哺乳期妇女。

3. 严重心血管病，肝、肾和造血系统病变和功能障碍者。

【美国 FDA 妊娠期药物安全性分级】尚无相关数据。

【注意事项】

1. 用药前必须向患者说明本品可影响生殖系统功能。

2. 性腺受抑程度与服药剂量及疗程相关，不宜长期服用。

3. 首剂宜足量，病情控制后应减量，间歇治疗或停药。用药可以骤停，无反跳现象。复发后再用仍有效。

4. 严格控制用药剂量和疗程，连续用药一般不宜超过 3 个月。

5. 用药过程中应定期检查血常规、肝功能、肾功能，出现各种严重不良反应或不能耐受者应该停药。

6. 对青春期儿童要特别注意性腺损伤。

7. 急性中毒及解救：过量中毒时可出现心源性休克，危及生命。急性中毒者应尽早洗胃，同时补液，维持血压，促进药物排出，并采取相应急救措施，如纠正心律失常或昏迷等。

8. 药品性状发生改变时禁止使用。

【特殊人群用药】 育龄期患者慎用。

【儿童用药】 慎用。

【老年用药】 适当减量。

【药物相互作用】 与糖皮质激素合用可增强疗效，使激素用量降低，也可减少本品所致白细胞降低等不良反应。

【用法用量】

1. 成人。

（1）雷公藤多苷片：每日按体重 1~1.5mg/kg 给药，分次口服，一般为每次 10mg，每日 4 次，或每次 20mg，每日 3 次。必要时在医师密切观察下可短期按体重 1.8~2.0mg/kg 用药。病情控制后可减量或采用间歇疗法，疗程根据病种及病情而定。

（2）雷公藤片：口服，每次 1 片，每日 3 次。

2. 老年人：口服，应适当减量。

3. 儿童：口服。每日按体重 1mg/kg 给药，分 2~3 次服。每日最大剂量为 60mg。3 个月为一个疗程，一年一般只用一个疗程。

【制剂与规格】

1. 雷公藤多苷片：10mg。

2. 雷公藤片：每片含雷公藤甲素 33μg。

【在口腔黏膜病治疗中的应用】

1. 适应证及用法用量。

雷公藤主要用于白塞病、重型复发性阿弗他溃疡、盘状红斑狼疮、糜烂型口腔扁平苔藓、黏膜类天疱疮等疾病的治疗，常用剂量为每次 10~20mg，每日 3 次，饭后服。

2. 使用中的注意事项。

见"注意事项""特殊人群用药""儿童用药""老年用药"部分。

（赵奎　刘佳佳）

【参考文献】

[1] 万玲，赵瑞芳，周威，等. 用反应停和雷公藤多甙联合治疗白塞病 50 例疗效观察 [J]. 实用口腔医学杂志，2006（5）：659−661.

[2] 张兰海. 雷公藤治疗频发复发性口疮的临床观察 [J]. 口腔医学，2003（1）：35−36.

[3] 印成霞. 55 例雷公藤多甙片/雷公藤多苷片致不良反应文献分析 [J]. 中国药物警戒，2013，10（8）：478−482.

[4] 曹艳，运乃茹，邹爱英. 雷公藤多苷片致不良反应的 Meta 分析 [J]. 中国药房，2018，29（1）：125−130.

第三节　抗过敏药

【药品名称】

盐酸西替利嗪（Cetirizine Hydrochloride）

【成分】盐酸西替利嗪。

【适应证】本品主要适用于季节性过敏性鼻炎、常年性过敏性鼻炎、过敏性结膜炎及过敏引起的瘙痒和荨麻疹的对症治疗。

【药理】

1. 药效学。

本品为羟嗪的衍生物，选择性组胺 H_1 受体拮抗剂，可抑制由组胺介导的过敏反应的初始期，同时可明显减少与迟发型皮肤超敏反应相关的炎性细胞（如嗜酸性粒细胞）的迁移及炎症介质的释放。本品不易通过血脑屏障，有一定的抗胆碱能作用。

2. 药动学。

口服本品在 5~60mg 剂量范围内，血浆浓度水平与给药剂量呈线形关系。成人清除相半衰期（$t_{1/2}$）约为 10 小时，给药剂量的 2/3 以原型由尿液排出。本品的吸收不受进食的影响。

【不良反应】偶见头痛、头晕、嗜睡、激动不安、口干、胃肠不适。罕有过敏反应。

【禁忌证】

1. 对本品过敏者禁用。

2. 对羟嗪过敏者禁用。

3. 有严重肾功能损害者禁用。

【美国 FDA 妊娠期药物安全性分级】口服给药：B 级。

【注意事项】

1. 肾功能不全患者慎用。

2. 服用本品时应谨慎饮酒。

3. 服药期间不得驾驶飞机、车、船，从事高空作业、机械作业及操作精密仪器。

【孕妇及哺乳期妇女用药】研究表明妊娠期妇女使用本品不会增加胎儿畸形的风险。本品还能缓解孕妇恶心、呕吐的症状。为了预防，尚不建议将本品用于妊娠期前三个月的妇女。对于哺乳期妇女不推荐应用。

【儿童用药】

1. 1~2 岁：可用滴剂，每次 2.5mg，每日 1~2 次口服；

2. 2~6 岁：每日 5mg，分 1~2 次口服；

3. 6~12 岁，每日 10mg，分 1~2 次口服。

【老年用药】65 岁及以上患者使用本品需询问医师或药师。

【药物相互作用】本品与镇静剂（安眠药）、茶碱及乙醇同服应谨慎。

【用法用量】口服。1 次 10mg，每日 1 次，或 1 次 5mg，每日 2 次。

【制剂与规格】

1. 盐酸西替利嗪片：10mg。

2. 盐酸西替利嗪滴剂。（1）5ml：50mg；（2）10ml：100mg。

3. 盐酸西替利嗪糖浆：0.1％（g/ml）。

4. 盐酸西替利嗪口服溶液。10ml：10mg。

5. 盐酸西替利嗪胶囊：（1）5mg；（2）10mg。

【在口腔黏膜病治疗中的应用】

1. 适应证及用法用量。

可用于药物过敏性口炎、接触过敏性口炎、血管性水肿和多形红斑等口腔黏膜变态反应性疾病的治疗。有时可与其他药物联合用于治疗疑与变态反应相关的慢性唇炎。

2. 使用中的注意事项。

见"注意事项""孕妇及哺乳期妇女用药""儿童用药""老年用药"部分。

（孙思露 刘佳佳）

【参考文献】

[1] Einarson A，Bailey B，Jung G，et al. Prospective controlled study of hydroxyzine and cetirizine in pregnancy [J]. Annals of Allergy Asthma & Immunology，1997，78（2）：183－186.

[2] Källén B. Use of antihistamine drugs in early pregnancy and delivery outcome [J]. Journal of Maternal Fetal & Neonatal Medicine，2002，11（3）：146－152.

[3] Einarson A，Levichek Z，Einarson TR，et al. The antiemetic effect of cetirizine during pregnancy [J]. Annals of Pharmacotherapy，2000，34（12）：1486－1487.

[4] Portnoy JM，Dinakar C. Review of cetirizine hydrochloride for the treatment of allergic disorders [J]. Expert Opinion on Pharmacotherapy，2004，5（1）：125－135.

【药品名称】

氯雷他定（Loratadine）

【成分】氯雷他定。

【适应证】用于缓解与过敏性鼻炎有关的症状，如喷嚏、流涕、鼻痒、鼻塞以及眼部瘙痒及烧灼感。亦适用于缓解慢性荨麻疹、瘙痒性皮肤病及其他过敏性皮肤病。

【药理】

1. 药效学。

本品为哌啶类化合物，可选择性拮抗外周 H_1 受体，起效快，作用强。本品或其代谢物均不能通过血脑屏障，无明显的中枢抑制和抗胆碱能作用。

2. 药动学。

（1）吸收：空腹口服后吸收迅速，1～3 小时内起效，8～12 小时达最大效应，持续作用可达 24 小时以上。食物可使血药浓度达峰时间延迟约 1 小时，分别使本品及其代谢物的曲线下面积 AUC（吸收量）增加约 40% 和 15%，但血药浓度的峰值不受食物影响。

（2）排泄：在正常成年人中，本品的清除相半衰期（$t_{1/2\beta}$）为 8.4 小时，其代谢物去羧酸乙氧基氯雷他定的清除相半衰期（$t_{1/2\beta}$）为 28 小时。本品及其代谢产物可在乳汁中检出，但不通过血脑屏障。

【不良反应】在每天 10mg 的推荐剂量下，本品未见明显的镇静作用。罕见不良反应有视觉模糊、血压降低或升高、晕厥、运动功能亢进、全身性过敏反应、肝功能异常、黄疸、肝炎、肝坏死、脱发、癫痫发作、乳房肿大、多形红斑及心悸等。

【禁忌证】对本品中任一成分过敏者禁用。

【美国 FDA 妊娠期药物安全性分级】口服给药：B 级。

【注意事项】

1. 肝功能受损者应减低剂量。

2. 在做皮试前约 48 小时应停止使用本品，因抗组胺药能阻止或降低皮试阳性反应的发生。

3. 药物过量致中毒时，如患者清醒，可予催吐。可用 0.9％氯化钠注射液洗胃，并给予活性炭吸附物。也可考虑用盐类泻药（硫酸钠）阻止药物经肠道吸收。血液透析不能使本品得到清除，腹膜透析能否使本品得到清除尚不明确。

【孕妇及哺乳期妇女用药】研究表明妊娠期使用本品不会对胎儿致畸。同时系统评价显示妊娠期服用本品不会增加后代发生尿道下裂的风险。但妊娠期及哺乳期妇女最好还是慎用。

【儿童用药】

1. 2~12 岁，体重≥30kg，每日 10mg；体重＜30kg，每日 5mg。每日 1 次，口服。

2. 2 岁以下儿童服用氯雷他定的安全性尚不清楚，应慎用。

【老年用药】肝肾功能轻度、中度受损时，对本品的代谢和排泄无明显的影响；若严重受损，应慎用。老年患者用药量与成人相同，老年患者服药后血浆中本品浓度高于健康人，长期应用本品应密切注意不良反应的发生。

【药物相互作用】抑制肝药酶活性的药物能使本品的代谢减慢。每日同服酮康唑 400mg，可使本品及其活性代谢物去羧酸乙氧基氯雷他定的血浆浓度升高，但未观察到心电图改变。与大环内酯类抗生素、西咪替丁、茶碱等药物并用也可抑制本品的代谢。

【用法用量】口服。成人，每次 10mg，每日 1 次。

【制剂与规格】

1. 氯雷他定片：10mg。

2. 氯雷他定糖浆：（1）1ml：1mg；（2）10ml：10mg；（3）50ml：50mg；（4）60ml：60mg。

3. 氯雷他定胶囊：（1）5mg；（2）10mg。

4. 氯雷他定颗粒：（1）5mg；（2）10mg。

【在口腔黏膜病治疗中的应用】

1. 适应证及用法用量。

本品主要用于药物过敏性口炎、接触过敏性口炎、血管性水肿和多形红斑等口腔黏膜变态反应性疾病，常用剂量为每次 10mg，每日 1 次。有时可与其他药物联合用于治疗疑与变态反应相关的慢性唇炎。

2. 使用中的注意事项。

见"注意事项""孕妇及哺乳期妇女用药""儿童用药""老年用药"部分。

（孙思露 刘佳佳）

【参考文献】

[1] Moretti ME, Caprara D, Coutinho CJ, et al. Fetal safety of loratadine use in the first trimester of pregnancy：a multicenter study [J]. Journal of Allergy & Clinical Immunology，2003，111（3）：479−483.

[2] Diav CO, Shechtman SA, Moerman L, et al. Pregnancy outcome after gestational exposure to loratadine or antihistamines：A prospective controlled cohort study [J]. Journal of Allergy & Clinical Immunology，2003，111（6）：1239−1243.

[3] Schwarz EB, Moretti ME, Nayak S, et al. Risk of hypospadias in offspring of women using loratadine during pregnancy：a systematic review and meta-analysis [J]. Drug Safety，2008，31（9）：775−788.

第四节 抗真菌药

【药品名称】

氟康唑（Fluconazole）

【成分】 氟康唑。

【适应证】

1. 全身性念珠菌病：包括念珠菌血症、播散性念珠菌病及其他形式的侵入性念珠菌感染，如腹膜、心内膜、肺及泌尿道念珠菌感染。也可用于恶性肿瘤、重症监护患者，接受放疗、化疗或免疫抑制剂治疗者或受到其他易致念珠菌感染的因素作用者。

2. 隐球菌病：包括隐球菌脑膜炎及其他部位（如肺、皮肤）的隐球菌感染。可用于免疫功能正常者、艾滋病患者及器官移植或其他原因引起免疫功能抑制的患者。艾滋病患者可服用本品以维持治疗，预防隐球菌病的复发。

3. 黏膜念珠菌病：包括口咽部、食管、非侵入性支气管等黏膜念珠菌病，肺部念珠菌感染、念珠菌尿症、皮肤黏膜和慢性萎缩性口腔念珠菌病。可用于免疫功能正常者或免疫功能受损者。

4. 急性或复发性阴道念珠菌病。

5. 对接受化疗或放疗而容易发生真菌感染的白血病患者及其他恶性肿瘤患者，可用本品进行预防性治疗。

6. 皮肤真菌病：包括体癣、手癣、足癣、花斑癣、头癣、指（趾）甲癣等皮肤真菌感染。

7. 皮肤着色真菌病。

【药理】

1. 药效学。

氟康唑能够干扰细胞色素 P_{450} 酶系统的活性，减少麦角固醇的合成，抑制敏感真菌细胞膜的形成而导致真菌细胞死亡。敏感菌属包括：皮炎芽生菌属、念珠菌属、孢子菌属、新型隐球菌属、表皮癣菌属、荚膜菌属、发癣菌属、小孢子菌属等。

2. 药动学。

（1）吸收：口服吸收良好，口服后 1~2 小时达血浆浓度峰值，峰值可因多次给药而增加。

（2）分布：分布广泛。蛋白结合率为 12％。

（3）排泄：80％以原型药形式、11％以代谢物形式经尿液排泄。消除半衰期为 30 小时，肾功能损害可致半衰期延长。透析可清除。

【不良反应】

1. 常见消化系统不良反应，表现为恶心、呕吐、腹痛或腹泻等。

2. 过敏反应：可表现为皮疹，偶可发生严重的剥脱性皮炎（常伴随肝功能损害）、渗出性多形红斑。

3. 肝毒性：治疗过程中可发生轻度一过性血清氨基转移酶升高，偶可出现肝毒性症状，尤其易发生于有严重基础疾病（如艾滋病和恶性肿瘤）的患者。

4. 可见头晕、头痛。

5. 某些患者，尤其有严重基础疾病（如艾滋病和恶性肿瘤）的患者，可能出现肾功能异常。

6. 偶可发生一过性中性粒细胞减少和血小板减少等血液学检查指标改变，尤其易发生于有严重基础疾病（如艾滋病和恶性肿瘤）的患者。

【禁忌证】对氟康唑或其他三唑类药物过敏的患者禁用。

【美国 FDA 妊娠期药物安全性分级】口服给药，C 级；口服给药或肠道外给药，D 级（用于治疗阴道念珠菌病之外的其他感染）。

【注意事项】

1. 偶有患者在使用氟康唑后出现严重肝毒性，包括致死性肝毒性，主要发生于有严重基础疾病患者。尚未观察到患者使用氟康唑后出现的肝毒性与其每日用药量、疗程、性别和年龄有关。停用氟康唑后，其肝损伤通常是可逆的。对于氟康唑使用过程中肝功能出现异常的患者，应密切监测其有无更严重肝损害发生。如患者的临床症状和体征提示出现了与使用氟康唑可能有关的肝损害，应停用氟康唑。

2. 氟康唑治疗过程中，偶有患者出现剥脱性皮肤反应，如 Stevens-Johnson 综合征及中毒性表皮坏死溶解等。艾滋病患者更易对多种药物发生严重的皮肤反应。如浅部真菌感染患者服用氟康唑后出现皮疹，应停药。如侵入性或系统性真菌感染患者出现了皮疹，应对其进行严密监测，一旦出现大疱性损害或多形红斑，应立即停用氟康唑。

3. 与其他唑类抗真菌药物相仿，偶有患者服用氟康唑后发生过敏反应。

【孕妇及哺乳期妇女用药】动物试验中，高剂量可引起流产、死胎增多、幼年动物肋骨畸形、腭裂等变化。虽然在人类中未发现此类情况，但孕妇仍应禁用。尚无母乳中本品浓度的测量数据，故哺乳期妇女应慎用或服用本品时暂停哺乳。

【儿童用药】16 岁以下儿童使用本品的资料有限，因此，除非必须采取抗真菌感染治疗而又无其他合适药物，否则不推荐将本品用于儿童。

国外研究资料报道，对不同年龄儿童推荐剂量如下：

（1）大于 4 周的患儿：黏膜真菌感染，3mg/（kg·d），每日给药 1 次；深部系统真菌感染，6mg/（kg·d），每日给药 1 次；严重威胁生命的感染，12mg/（kg·d），每日给药 1 次。

（2）2~4 周的患儿：剂量同上，每 2 日给药 1 次。

（3）小于 2 周的患儿：剂量同上，每 3 日给药 1 次。

【老年用药】无肾功能减退的老年患者无需调整剂量。肾功能减退的老年患者须根据肌酐清除率调整剂量。

对于无肾功能损伤者，可采用成人的正常剂量。对于存在肾功能损伤者（肌酐清除率＜50ml/min），应根据受损程度相应调整给药方案。

【药物相互作用】

1. 本品与异烟肼或利福平合用时，可使本品的浓度降低。

2. 本品与甲苯磺丁脲、氯磺丁脲和格列吡嗪等磺酰脲类降血糖药物合用时，可使此类药物的血药浓度升高而可能导致低血糖，因此需监测血糖，并减少磺酰脲类降血糖药物的剂量。

3. 高剂量本品和环孢素合用时，可使环孢素的血药浓度升高，致毒性反应发生的危险性增加，因此必须在监测环孢素血药浓度并调整剂量的情况下方可谨慎应用。

4. 本品与氢氯噻嗪合用时，可使本品的血药浓度升高。

5. 本品与茶碱合用时，茶碱血药浓度约可升高13%，可导致毒性反应，故需监测茶碱的血药浓度。

6. 本品与华法林等双香豆素类抗凝药合用时，可增强双香豆素类抗凝药的抗凝作用，致凝血酶原时间延长，故应监测凝血酶原时间并谨慎使用。

7. 本品与苯妥英钠合用时，可使苯妥英钠的血药浓度升高，故需监测苯妥英钠的血药浓度。

8. 与阿司咪唑、西沙比利和特非那定合用时，会增加发生心律失常的风险。

【用法用量】

1. 念珠菌血症、播散性念珠菌病及其他侵入性念珠菌感染：常用剂量为第一日400mg，以后每日200mg。根据临床反应，可将日剂量增至400mg。疗程亦视临床反应而定。

2. 隐球菌脑膜炎及其他部位的隐球菌感染：常用剂量为第一日400mg，以后每日200～400mg。疗程视服药后临床及真菌学反应而定，但对隐球菌脑膜炎而言，治疗期一般为脑脊液菌检转阴后，再持续6～8周。为预防艾滋病患者的隐球菌脑膜炎复发，在患者完成一个疗程的基本治疗后，可继续给予本品做维持治疗，日剂量为200mg，持续10～12周。

3. 口咽部念珠菌病：首次剂量为100～200mg，以后每次50～100mg，每日1次，晚上服，连续2～4周。免疫功能严重受损者，可根据需要延长疗程。对于与牙托有关的萎缩性口腔念珠菌病，常用剂量为每日1次，每次50mg，连续14日，同时在牙托部位给予局部抗感染治疗。

4. 其他黏膜念珠菌感染：如食管炎、非侵入性支气管感染、肺部感染、念珠菌尿症、慢性黏膜皮肤念珠菌病等，常用剂量为每日 1 次，每次 50mg，连续 14～30 日。对上述黏膜念珠菌感染中异常难治的病例，剂量可增至每日 1 次，每次 100mg。

5. 阴道念珠菌病：每次 150mg，口服。

6. 为预防恶性肿瘤患者发生真菌感染，在患者接受化疗或放疗时，可每日 1 次口服本品 50mg。

7. 皮肤真菌病：对手癣、足癣、体癣、股癣、头癣和皮肤念珠菌感染，推荐剂量为每周 1 次，每次 150mg 或每日 1 次，每次 50mg，疗程一般为 2～4 周；但足癣的疗程可延长至 6 周；对花斑癣，推荐剂量为每日 1 次，每次 50mg，疗程为 2～4 周。

8. 指（趾）甲癣：每周 1 次，每次 150mg，疗程为 2～4 个月，视病情可适当延长疗程。

9. 着色真菌病：每日 400～600mg，疗程为 4～6 个月，视病情可适当延长疗程。有研究资料报告，每日最高剂量可增至 800mg。

【制剂与规格】

1. 氟康唑胶囊：（1）50mg；（2）100mg；（3）150mg。

2. 氟康唑片：（1）50mg；（2）100mg；（3）150mg。

3. 氟康唑颗粒剂。（1）1g：50mg；（2）2g：100mg。

4. 氟康唑注射液。（1）5ml：200mg；（2）50ml：100mg；（3）100ml：100mg；（4）100ml：200mg；（5）200ml：400mg。

5. 注射用氟康唑：（1）25mg；（2）50mg；（3）100mg。

6. 氟康唑氯化钠注射液：（1）50ml（氟康唑 100mg，氯化钠 450mg）；（2）100ml（氟康唑 100mg，氯化钠 900mg）；（3）100ml（氟康唑 200mg，氯化钠 900mg）。

【在口腔黏膜病治疗中的应用】

1. 适应证及用法用量。

氟康唑在口腔黏膜疾病中主要应用于口腔念珠菌病的治疗，包含人类免疫缺陷病毒（HIV）感染相关的口腔念珠菌病及义齿性口炎。口腔念珠菌病感染常用剂量为 100～200mg/d，口服，治疗疗程通常为临床症状改善后 7～14d。对于免疫功能严重受损者，可根据需要延长疗程。需要注意的是：① 在进行化疗的肿瘤等免疫缺陷人群中，有循证医学证据表明，氟康唑能预防口腔念珠菌病发生。② 有循证医学证据表明，在免疫缺陷的婴幼儿中，口服氟康唑比制霉菌素或两性霉素 B 在预防口腔念珠菌病中更为有效；有随机对照研究表明，对于免疫健全婴儿，氟康唑悬液（3mg/kg，每日 1 次，连续 7 天）与制霉菌素（10 万单位，每日 4 次，连续 10 天）相比，可显著提高治愈率。③ 口服氟康唑 50mg/d 可明显改善和治愈佩戴义齿人群中的口腔念珠菌病。④ 每天或每周预防性应用氟康唑可降低 HIV 感染人群中念珠菌病的发病率和复发率（推荐方案：口服氟康唑 100～200mg/d）。⑤ 和间断用药相比，连续口服氟康唑 200mg/d 并不增加抗真菌药物耐药的风险，而且在 HIV 感染人群中，连续用药可更有效减少念珠菌病的发作次数。国外亦有报道显示氟康唑漱口液对于缓解口腔念珠菌病患者的口干及吞咽困难效果显著，但目前国内尚未见该类制剂上市。

2. 使用中的注意事项。

见"注意事项""孕妇及哺乳期妇女用药""儿童用药""老年用药"部分。

（魏子豪　王同珂　金鑫）

【参考文献】

［1］周曾同，沈雪敏. 口腔黏膜病临床治疗Ⅴ·口腔念珠菌病诊断与治疗进展［J］.中华口腔医学杂志，2006，41（12）：767－769.

［2］中国中西医结合学会皮肤性病专业委员会，中华医学会皮肤性病学会真菌学组.黏膜念珠菌病治疗指南［J］.中国真菌学杂志，2011，6（4）：232－235.

［3］Epstein JB, Gorsky M, Caldwell J. Fluconazole mouthrinses for oral candidiasis in postirradiation, transplant, and other patients ［J］. Oral Surgery Oral Medicine Oral Pathology Oral Radiology & Endodontology, 2002, 93（6）：671－675.

【药品名称】

伊曲康唑（Itraconazole）

【成分】 伊曲康唑。

【适应证】

1. 妇科：外阴、阴道念珠菌病。

2. 皮肤科、眼科、口腔科：花斑癣、皮肤真菌病、真菌性角膜炎和口腔念珠菌病。

3. 由皮肤癣菌和（或）酵母菌引起的甲真菌病。

4. 系统性真菌感染：系统性曲霉病及念珠菌病、隐球菌病（包括隐球菌性脑膜炎，对于免疫功能受损的隐球菌病患者及所有中枢神经系统隐球菌病患者，只有在一线药物不适用或无效时，方可使用本品治疗）、组织胞浆菌病、孢子丝菌病、副球孢子菌病、芽生菌病和其他各种少见的系统性或热带真菌病。

5. 中性粒细胞减少或艾滋病患者的真菌感染。

【药理】

1. 药效学。

伊曲康唑是一种合成的广谱抗真菌药，为三氮唑衍生物，通过抑制细胞色素 P_{450} 酶的活性来减少麦角固醇的合成，从而损伤敏感真菌细胞膜并改变其通透性，导致细胞内重要物质外漏而使真菌死亡。其对皮肤癣菌（毛癣菌属、小孢子菌属、絮状表皮癣菌）、酵母菌、新生隐球菌、糠秕孢子菌属、念珠菌属（包括白色念珠菌、光滑念珠菌和克柔念珠菌）、曲霉菌属、组织胞浆菌属、巴西副球孢子菌、申克孢子丝菌、着色真菌属、枝孢霉属、皮炎芽生菌以及各种其他的酵母菌和真菌感染有效。伊曲康唑还有抗原虫（如利什曼原虫属）活性。

2. 药动学。

（1）吸收：餐后立即服用本品，生物利用度最高。口服 1.5～5 小时后血药浓度达峰值。

（2）分布：血浆蛋白结合率为 99.8%，且广泛分布于皮肤、皮脂、脓液及其他组织和器官（高于血浆浓度），少量进入脑脊液和乳汁。

（3）代谢：经肝脏代谢，产生大量代谢产物，羟基伊曲康唑为其中之一，其抗真菌活性与母体药物相当。

（4）排泄：伊曲康唑以非活性代谢物形式经尿液或胆汁排泄，3%～18%以原型药形式经粪便排泄，少量分布于毛发和角质层。不能通过透析清除。

【不良反应】

1. 常见胃肠道不适，如厌食、恶心、腹痛和便秘。

2. 较少见的不良反应包括头痛、可逆性氨基转移酶升高、月经紊乱、头晕和过敏反应（如瘙痒、红斑、风团和血管性水肿）。

3. 可出现低钾血症、水肿、肝炎和脱发等，以及外周神经病变。

4. 有一定的心脏毒性，已发现充血性心衰多例且有死亡者。

【禁忌证】

1. 禁用于对吡咯类抗真菌药物过敏者。

2. 孕妇禁用。

3. 肌酐清除率小于 30ml/min 者禁止通过静脉给药。

【美国 FDA 妊娠期药物安全性分级】口服给药或肠道外给药：C 级。

【注意事项】

1. 对持续用药超过 1 个月的患者，以及治疗过程中出现厌食、恶心、呕吐、疲劳、腹痛或尿色加深的患者，建议检查肝功能。如果出现异常，应停止用药。

2. 绝大部分伊曲康唑在肝脏代谢，因而肝功能异常患者慎用（除非治疗的必要性超过肝损伤的危险性）。

3. 当发生神经系统症状时应终止治疗。

4. 对于肾功能不全的患者，药物排泄减慢，建议监测血药浓度以确定适宜的剂量。

5. 育龄期妇女使用伊曲康唑时应采取有效的避孕措施。

6. 胃酸减少时，会影响本品吸收。需接受酸中和药物治疗者，应在服用伊曲康唑至少 2 小时后，再服用这些药物。

【孕妇及哺乳期妇女用药】 孕妇禁用（除非用于系统性真菌病治疗，但仍应权衡利弊）；哺乳期妇女不宜使用，育龄妇女使用本品时应采取适当的避孕措施。

【儿童用药】 因伊曲康唑用于儿童的临床资料有限，因此建议不要把伊曲康唑用于儿童患者，除非潜在益处大于可能出现的危害。

【老年用药】 由于本品用于老年人的资料有限，因此只有在利大于弊时，方可使用。

【药物相互作用】

1. 诱酶药物如利福平和苯妥英钠可明显降低伊曲康唑的口服生物利用度，因此，当本品与诱酶药物共同服用时应监测血药浓度。

2. 与环孢素、阿司咪唑和特非那丁相互作用，这些药物若与本品同服，应减少剂量。

3. 与华法林和地高辛相互作用，这些药物若与本品同服，应减少剂量。

【用法用量】

1. 口腔念珠菌病：每次 100mg，每日 1 次，疗程为 15 日。

2. 念珠菌性阴道炎：每次 200mg，每日 2 次，疗程为 1 日；或每次 200mg，每日 1 次，疗程为 3 日。

3. 花斑癣：每次 200mg，每日 1 次，疗程为 7 日。

4. 皮肤真菌病：每次 100mg，每日 1 次，疗程为 15 日。高度角化区（如足底部癣、手掌部癣）需延长治疗 15 日，每次 100mg，每日 1 次，疗程为 15 日。

5. 真菌性角膜炎：每次 200mg，每日 1 次，疗程为 21 日。

6. 对于一些免疫缺陷患者，如白血病、艾滋病或器官移植患者等，采用伊曲康唑胶囊治疗真菌感染时，伊曲康唑的口服生物利用度可能会降低，剂量可加倍。

7. 甲真菌病：冲击治疗，每次 200mg，每日 2 次，连用 1 周为 1 个冲击疗程。对于指甲感染，推荐采用 2 个冲击疗程，每个疗程间隔 3 周；对于趾甲感染，推荐采用 3 个冲击疗程，每个疗程间隔 3 周。

【制剂与规格】伊曲康唑胶囊：0.1g。

【在口腔黏膜病治疗中的应用】

1. 适应证及用法用量。

伊曲康唑主要用于口腔念珠菌病的治疗。但由于其不良反应，一般不用于治疗婴幼儿或年老体弱患者。多用于局部抗真菌治疗效果不明显的患者。治疗对氟康唑耐药的口腔念珠菌病时，每次 100～200mg，每日 2 次，连服 2～4 周。每日服 400mg 的患者，如症状无改善，最长疗程为 14 日。对于一些免疫缺陷患者，如白血病、艾滋病或器官移植患者等，采用伊曲康唑胶囊治疗真菌感染时，伊曲康唑的口服生物利用度可能会降低，剂量可加倍。

2. 使用中的注意事项。

见"注意事项""孕妇及哺乳期妇女用药""儿童用药""老年用药"部分。

（金鑫　刘佳佳）

【参考文献】

Pienaar ED, Young T, Holmes H. Interventions for the prevention and management of oropharyngeal candidiasis associated with HIV infection in adults and children [J]. Cochrane Database of Systematic Reviews，2010 (11).

【药品名称】

卡泊芬净（Caspofungin）

【成分】卡泊芬净。

【适应证】

1. 治疗对其他治疗无效或不能耐受的侵袭性曲霉菌病患者。

2. 经验性治疗中性粒细胞减少伴发热患者的可疑真菌感染。

【药理】

1. 药效学。

卡泊芬净能抑制许多丝状真菌和酵母菌细胞壁的基本成分 β（1，3）－D－

葡聚糖的合成。哺乳类动物的细胞中不存在 β（1，3）－D－葡聚糖。

2. 药动学。

（1）分布：血浆蛋白结合率高。

（2）代谢：经水解和 N－乙酰化作用缓慢代谢。

（3）排泄：经粪便和尿液排泄。

【不良反应】发热、恶心、呕吐、面红、面部浮肿、皮疹、呼吸困难、肌张力障碍、瘙痒、喘鸣、超敏反应、肺水肿、肝酶水平升高等。

【禁忌证】对本品任何成分过敏者禁用。

【美国 FDA 妊娠期药物安全性分级】肠道外给药：C 级。

【注意事项】

1. 用药中出现过敏反应时，包括皮疹、面部肿胀、血管性水肿、瘙痒或支气管痉挛，应停止使用卡泊芬净治疗和（或）进行适当的处理。

2. 肝功能损害的患者慎用。

【孕妇及哺乳期妇女用药】目前尚无有关妊娠妇女使用本品的临床资料。在大鼠中，当给母鼠5mg/（kg·d）的中毒剂量时，本品导致了胎鼠体重下降，并使头颅和躯干不完全骨化的发生率上升。另外，在此剂量下，大鼠中颈肋的发生率升高。动物试验发现，卡泊芬净能透过胎盘屏障。故除非必要，本品不得在妊娠期间使用。尚不清楚本药物是否能由人类乳汁排出。因此接受本品治疗的哺乳期妇女不应哺乳。

【儿童用药】尚未在儿童患者中对本品进行过研究。不推荐 18 岁以下的患者使用本品。

【老年用药】老年患者（65 岁或以上）无需调整药物剂量。

【药物相互作用】

1. 与环孢素同用会导致血清氨基转移酶浓度升高。

2. 与依非韦伦、奈非那韦、奈韦拉平、苯妥英、利福平、地塞米松、卡马西平同用，本品的清除率增加。

3. 与他克莫司合用时，他克莫司血药浓度降低。

【用法用量】

1. 成人负荷量为 70mg，之后给予 50mg/d 或 70mg/d（体重大于 80kg）。

2. 3 个月以上的儿童负荷量为 70mg/m²（不超过 70mg），之后给予 50mg/（m²·d）（不超过 70mg），静脉滴注大于 1 小时。常规疗程：最后一次血培养阴性后 14 天。

【制剂与规格】注射用醋酸卡泊芬净：（1）50mg；（2）70mg（以卡泊芬

净计）。

【在口腔黏膜病治疗中的应用】

1.适应证及用法用量。

本品极少用于常见口腔黏膜病的治疗，主要用于口腔深部真菌感染的治疗。第一日给予单次 70mg 负荷量的注射用醋酸卡泊芬净，随后每日给予 50mg 的剂量。疗程取决于患者疾病的严重程度、被抑制免疫功能的恢复情况以及对治疗的临床反应。虽然尚无证据证明使用更大的剂量能提高疗效，但是现有的安全性资料提示，对于治疗无临床不良反应而对本品耐受性良好的患者可以考虑将每日剂量加大到 70mg。

2.使用中的注意事项。

除"注意事项""孕妇及哺乳期妇女用药""儿童用药""老年用药"部分提到的内容外，在口腔黏膜病中应用时还应注意：

（1）对于轻度肝脏功能不全（Child-Pugh 评分 5～6）的成年患者，无需调整剂量。但是对于中度肝脏功能不全（Child-Pugh 评分 7～9）的成年患者，推荐在给予首次 70mg 负荷量之后，根据药动力学数据将本品的每日剂量调整为 35mg。对于严重肝脏功能不全（Child-Pugh 评分＞9）的成年患者和存在任何程度肝脏功能不全的儿童患者，目前尚无用药的临床经验。

（2）无需根据性别、种族或肾脏受损情况调整剂量。

（金鑫　刘佳佳）

【参考文献】

Gedik H，Simsek F，Yildirmak T，et al. Novel antifungal drugs against fungal pathogens：do they provide promising results for treatment? ［J］. Indian Journal of Hematology & Blood Transfusion，2015，31（2）：196-205.

第五节　抗病毒药

【药品名称】

阿昔洛韦（Aciclovir）

【成分】阿昔洛韦。

【适应证】

1.单纯疱疹病毒感染：用于生殖器疱疹病毒感染的初发和复发病例的治

疗，对反复发作的病例，可口服本品用作预防。注射剂用于免疫缺陷者初发和复发性黏膜皮肤感染的治疗以及反复发作病例的预防，也用于单纯疱疹性脑炎的治疗。

2. 带状疱疹：口服剂用于免疫功能正常者带状疱疹和免疫缺陷者轻症带状疱疹的治疗。注射剂用于免疫缺陷者严重带状疱疹的治疗。

3. 用于免疫缺陷者水痘的治疗。

【药理】

1. 药效学。

本品能有效地抑制Ⅰ型、Ⅱ型单纯疱疹病毒和带状疱疹病毒。作用机制是在细胞内阿昔洛韦（无环鸟苷）被病毒腺苷激酶转变成一磷酸无环鸟苷，随后在细胞酶的作用下转换成二磷酸及活性形式三磷酸无环鸟苷。然后通过两种方式抑制病毒复制：①干扰病毒 DNA 聚合酶，抑制病毒的复制；②在 DNA 聚合酶作用下，与增长的 DNA 链结合，引起 DNA 链的延伸中断。本品对病毒有特殊的亲和力，但对哺乳动物宿主细胞毒性低。

2. 药动学。

（1）吸收：口服后 15%～30%从胃肠道被吸收，局部皮肤用药微量吸收，眼科用药可吸收。

（2）分布：可进入脑脊液（血浆浓度的 50%），可透过胎盘，可进入乳汁（浓度比母体血清高 3 倍）。血浆蛋白结合率为 9%～33%。

（3）代谢：在肝内代谢，主要代谢物占给药量的 9%～14%。

（4）排泄：在肾脏经肾小球滤过和肾小管分泌（14%为原型药）作用排泄，2%通过粪便排泄。清除半衰期：肾功能正常，2～3 小时；无尿，19.5 小时；血液透析，5～7 小时。

【不良反应】

1. 偶有头晕、头痛、关节痛、恶心、呕吐、腹泻、胃部不适、食欲减退、口渴、白细胞数量下降、蛋白质及尿素氮轻度升高、皮肤瘙痒等。

2. 长程给药偶见痤疮、失眠、月经紊乱。

3. 静脉给药者可见局部静脉炎、皮肤瘙痒或荨麻疹。

【禁忌证】对本品任何成分过敏者禁用。

【美国 FDA 妊娠期药物安全性分级】口服、局部、皮肤外用、肠道外给药：B 级。

【注意事项】

1. 对更昔洛韦过敏者也可能对本品过敏。

2. 脱水或有肝、肾功能不全者需慎用。

3. 精神异常或以往对细胞毒性药物出现精神反应者，静脉应用本品易产生精神症状，需慎用。

4. 严重免疫功能缺陷者长期或多次应用本品治疗后可能引起单纯疱疹病毒和带状疱疹病毒对本品耐药。如单纯疱疹患者应用本品后皮损不见改善，应测试单纯疱疹病毒对本品的敏感性。

5. 随访检查：由于生殖器疱疹女性患者大多易患子宫颈癌，因此患者至少应每年检查一次，以早期发现。

6. 一旦疱疹症状与体征出现，应尽早给药。

7. 进食对血药浓度影响不明显。但在给药期间应给予患者充足的水，防止本品在肾小管内沉淀。

8. 生殖器复发性疱疹应以间歇短疗程序法给药。由于动物试验曾发现本品对生育的影响及致突变作用，因此口服剂量与疗程不应超过推荐标准，生殖器复发性疱疹的长程疗法也不应超过 6 个月。

9. 每次血液透析可使血药浓度减低 60%，因此血液透析后应补给一次剂量。

10. 本品对单纯疱疹病毒的潜伏感染和复发无明显效果，不能根除病毒。

【孕妇及哺乳期妇女用药】 药物能通过胎盘，虽动物试验证实对胚胎无影响，但孕妇用药仍需权衡利弊。药物在乳汁中的浓度为血药浓度的 0.6~4.1 倍。虽未发现婴儿出现异常，但哺乳期妇女应慎用。

【儿童用药】 病情轻微的患儿不建议服用。

【老年用药】 由于老年人存在生理性肾功能的减退，本品剂量与用药间隔需调整。

【药物相互作用】

1. 与齐多夫定合用可引起肾毒性，表现为深度昏睡和疲劳。

2. 与丙磺舒竞争性抑制有机酸分泌，与丙磺舒合用可使本品的排泄减慢，半衰期延长，导致体内药物蓄积。

【用法用量】

1. 生殖器疱疹初治和免疫缺陷者皮肤黏膜单纯疱疹：成人常用量为每次 0.2g，每日 5 次，共 10 日；或每次 0.4g，每日 3 次，共 5 日。复发性感染：每次 0.2g，每日 5 次，共 5 日。复发性感染的慢性抑制疗法：每次 0.2g，每日 3 次，持续 6 个月，必要时剂量可加至每日 5 次，每次 0.2g，持续 6~12 个月。

2. 带状疱疹：成人常用量为每次 0.8g，每日 5 次，持续 7～10 日。

3. 肾功能不全的成年患者应减量服用。

4. 水痘：2 岁以上儿童按体重每次 20mg/kg，每日 4 次，持续 5 日，出现症状立即开始治疗。40kg 以上儿童和成人常用量为每次 0.8g，每日 4 次，持续 5 日。

5. 眼用制剂：对于单纯疱疹角膜炎，用 0.1％滴眼液于 2 小时滴眼 1 次或将 3％眼膏适量涂抹在结膜内，每日 5 次，疗程为 3 日。

6. 病毒性皮肤感染：3％乳膏每日局部涂用 5～6 次，疗程为 5～10 日。

【制剂与规格】

1. 阿昔洛韦片：0.1g。

2. 阿昔洛韦软膏。10g：300mg（3％）。

3. 阿昔洛韦滴眼液。8ml：8mg。

4. 注射用阿昔洛韦：0.25g。

【在口腔黏膜病治疗中的应用】

1. 适应证及用法用量。

本品主要用于口腔黏膜单纯疱疹病毒和水痘－带状疱疹病毒感染性疾病的治疗。

（1）急性疱疹性龈口炎：可口服阿昔洛韦片，若就诊时病程已超过 5 日，不建议使用抗病毒药物。阿昔洛韦片的用法：患儿小于 2 岁，口服，每次 100mg，每日 5 次，5 日为一个疗程；不低于 2 岁，口服，每次 200mg，每日 5 次，5 日为一个疗程。因该病具有自限性且病程不长，若患儿病情轻微，不建议服用阿昔洛韦片。成人剂量为每次 200mg，口服，每日 5 次，服用 5～7 日。

（2）唇疱疹：可取阿昔洛韦滴眼液或阿昔洛韦软膏涂敷于患处，每日 3 次。

（3）水痘：因以皮损为主，故建议由皮肤病科行全身药物治疗。

（4）三叉神经带状疱疹：口服，每次 200mg，每日 5 次，5～10 日为一个疗程；或每次 400mg，每日 3 次，5 日为一个疗程。肾功能减退者需要减量。

2. 使用中的注意事项。

见"注意事项""孕妇及哺乳期妇女用药""儿童用药""老年用药"部分。

（金鑫　刘佳佳）

【参考文献】

[1] 魏娇，徐浩，马诞骅，等. 局部使用阿昔洛韦及其相关制剂治疗复发性唇疱疹的系

统评价［J］.临床口腔医学杂志，2016，32（6）：355－358.

　　［2］朱丽丽，朱晓寒，江潞，等.儿童常见口腔黏膜病药物治疗浅析［J］.临床口腔医学杂志，2012，28（2）：100－103.

【药品名称】

盐酸伐昔洛韦（Valacyclovir Hydrochloride）

【成分】盐酸伐昔洛韦。

【适应证】用于治疗水痘－带状疱疹病毒及Ⅰ型、Ⅱ型单纯疱疹病毒的感染，包括初发和复发的生殖器疱疹病毒感染。

【药理】

1. 药效学。

本品是阿昔洛韦的前体药物，口服后吸收迅速并在体内很快转化为阿昔洛韦，其抗病毒作用由阿昔洛韦发挥。阿昔洛韦进入疱疹病毒感染细胞之后，与脱氧核苷竞争病毒胸腺嘧啶激酶或细胞激酶，药物被磷酸化成活化型无环鸟苷三磷酸酯，作为病毒复制的底物与脱氧鸟嘌呤三磷酸酯竞争病毒 DNA 聚合酶，从而抑制病毒 DNA 的合成，显示出其抗病毒作用。

2. 药动学。

（1）吸收：胃肠道容易吸收。阿昔洛韦的生物利用度（给予伐昔洛韦后）为 54％。阿昔洛韦的血浆浓度达峰时间为 1.5 小时。食物不影响其生物利用度。

（2）分布：血浆蛋白结合率为 15％。可通过胎盘。

（3）代谢：在肠道和肝脏经过首过效应快速转化为活性形式——阿昔洛韦。

（4）排泄：经尿液排泄，主要以阿昔洛韦和其代谢产物的形式，不足 1％以伐昔洛韦药物原型排泄。阿昔洛韦的清除半衰期为 3 小时。

【不良反应】偶有头晕、头痛、关节痛、恶心、呕吐、腹泻、胃部不适、食欲减退、口渴、白细胞数量下降、蛋白尿及尿素氮轻度升高、皮肤瘙痒等。长程给药偶见痤疮、失眠、月经紊乱。

【禁忌证】对本品及阿昔洛韦过敏者及孕妇禁用。

【美国 FDA 妊娠期药物安全性分级】口服给药：B 级。

【注意事项】

1. 对更昔洛韦过敏者也可能对本品过敏。

2. 脱水或有肝、肾功能不全者慎用。肾功能不全者在接受本品治疗时，需根据肌酐清除率来校正剂量。

3. 严重免疫功能缺陷者长期或多次应用本品治疗后可能引起单纯疱疹病毒和带状疱疹病毒对本品耐药。如单纯疱疹患者应用本品后皮损不见改善，应测试单纯疱疹病毒对本品的敏感性。

4. 一旦疱疹症状与体征出现，应尽早给药。

5. 本品对单纯疱疹病毒的潜伏感染和复发无明显效果，不能根除病毒。

6. 其他。参见阿昔洛韦"注意事项"部分。

【孕妇及哺乳期妇女用药】本品在体内转化为阿昔洛韦后能通过胎盘，孕妇用药需权衡利弊。阿昔洛韦在乳汁中的浓度为血药浓度的 0.6~4.1 倍，哺乳期妇女应慎用。

【儿童用药】本品对儿童患者的安全性、有效性资料尚未建立。

【老年用药】由于老年人存在生理性肾功能的减退，本品剂量与用药间隔需调整。

【药物相互作用】

1. 与齐多夫定合用可引起肾毒性，表现为深度昏睡和疲劳。

2. 与丙磺舒竞争性抑制有机酸分泌，与丙磺舒合用可使阿昔洛韦的排泄减慢，半衰期延长，导致体内药物蓄积。

【用法用量】口服，每次 0.3g，每日 2 次，饭前空腹服用。带状疱疹患者需连续服药 10 日。单纯疱疹患者需连续服药 7 日。

【制剂与规格】

1. 盐酸伐昔洛韦片：(1) 0.15g；(2) 0.3g；(3) 0.5g。

2. 盐酸伐昔洛韦胶囊：0.15g。

3. 盐酸伐昔洛韦颗粒：(1) 0.075g；(2) 0.15g。

【在口腔黏膜病治疗中的应用】

1. 适应证及用法用量。

本品主要用于单纯疱疹病毒及水痘－带状疱疹病毒等病毒感染的初期治疗。

(1) 急性疱疹性龈口炎：若就诊时病程已超过 5 日，不建议使用抗病毒药物。成人可服用伐昔洛韦，每次 300mg，饭前空腹服用，每日 2 次，疗程 7 日。

(2) 水痘和带状疱疹：每次 300mg，每日 2 次，疗程 10 日。

2. 使用中的注意事项。

见"注意事项""孕妇及哺乳期妇女用药""儿童用药""老年用药"部分。

（魏子豪　王同珂　金鑫）

第六节　维生素及微量元素

【药品名称】

复合维生素 B（Complex Vitamin B）

【成分】维生素 B_1、维生素 B_2、维生素 B_6、烟酰胺等。

【适应证】预防和治疗 B 族维生素缺乏所致的营养不良、食欲缺乏、脚气病、糙皮病等。

【药理】

1. 药效学。

维生素 B_1 是糖代谢所需辅酶的重要组成成分。维生素 B_2 为组织呼吸所需的重要辅酶的组成成分。烟酰胺是辅酶 I 及 II 的组分，为脂质代谢、组织呼吸的氧化作用所必需。维生素 B_6 为多种酶的辅基，参与氨基酸及脂肪的代谢。泛酸钙为辅酶 A 的组分，参与糖、脂肪、蛋白质的代谢。

2. 药动学。

尚不明确。

【不良反应】

1. 大剂量服用可出现烦躁、疲倦、食欲缺乏等。

2. 偶见皮肤潮红、瘙痒。

3. 尿液可能呈黄色。

【禁忌证】尚不明确。

【美国 FDA 妊娠期药物安全性分级】无相关数据。

【注意事项】

1. 用于日常补充和预防时，宜用最低量；用于治疗时，应咨询医师。

2. 对本品过敏者禁用，过敏体质者慎用。

【孕妇及哺乳期妇女用药】尚不明确。

【儿童用药】尚不明确。

【老年用药】尚不明确。

【药物相互作用】尚不明确。

【用法用量】

1. 成人：（1）片剂：口服，每次 1～3 片，每日 3 次。

（2）注射液：按病情需要给予。

2. 儿童：

（1）片剂：口服，每次 1～2 片，每日 3 次。

（2）溶液：10 岁以下，1 次按每岁 1ml 计算，每日 3 次；10 岁及以上，每次 10ml，每日 3 次。

【制剂与规格】

1. 复合维生素 B 片：每片含维生素 B_1 3mg、维生素 B_2 1.5mg、维生素 B_6 0.2mg、烟酰胺 10mg、泛酸钙 2mg。

2. 复合维生素 B 溶液：（1）60ml；（2）100ml；（3）500ml。每毫升含维生素 B_1 0.8mg、维生素 B_2 0.13mg、维生素 B_6 0.16mg、烟酰胺 0.48mg、维生素 D 微量、牛磺酸 2mg。

3. 复合维生素 B 注射液：2ml 含维生素 B_1 20mg、维生素 B_2 2mg、维生素 B_6 2mg、烟酰胺 30mg。

【在口腔黏膜病治疗中的应用】

1. 适应证及用法用量。

复合维生素 B 片主要用于复发性阿弗他溃疡的治疗，常用剂量为每次 2 片，每日 3 次，口服。此外，也可作为灼口综合征的辅助治疗药物。还常与白芍总苷胶囊联用，以减轻其致稀便的不良反应。

2. 使用中的注意事项。

见"注意事项"部分。

（赵奎　刘佳佳）

【参考文献】

张复兰，罗晓冰，杜池. 甘草锌复合维生素 B 联合治疗 ROU 90 例临床观察 [J]. 临床口腔医学杂志，2009，25（2）：115－116.

【药品名称】

维生素 B_1（Vitamin B_1）

【成分】维生素 B_1。

【适应证】

1. 适用于维生素 B_1 缺乏的预防和治疗：如维生素 B_1 缺乏症（脚气病）或韦尼克脑病（Wernicke encephalopathy）、酒精戒断综合征、器质性遗忘综合征、妊娠相关神经炎。亦用于周围神经炎、消化不良等的辅助治疗。

2. 用作胃肠道外营养或摄入不足引起营养不良时维生素 B_1 的补充。

3. 机体对维生素 B_1 的需要量增加：妊娠期或哺乳期、甲状腺功能亢进症、烧伤、血液透析、长期慢性感染、发热、重体力劳动、吸收不良综合征伴肝胆系统疾病（肝功能损害、乙醇中毒伴肝硬化）、小肠疾病（乳糜泻、热带口炎性腹泻、局限性肠炎、持续腹泻、回肠切除）及胃切除后。

4. 遗传性酶缺陷病：大量维生素 B_1 可改善下列遗传性酶缺陷病症状，如亚急性坏死性脑脊髓病（Leigh 病）、支链酮酸尿症（枫糖尿症，maple syrup urine disease），乳酸性酸中毒和间歇性小脑共济失调。

【药理】

1. 药效学。

维生素 B_1 参与体内辅酶的形成，能维持正常的糖代谢及神经系统、消化系统功能。摄入不足可致维生素 B_1 缺乏，严重时可致"脚气病"以及周围神经炎。

2. 药动学。

维生素 B_1 口服后在胃肠道被吸收，主要在十二指肠。吸收不良综合征或饮酒过多能阻止其吸收。吸收后分布于各组织，$t_{1/2}$ 为 0.35 小时。肝内代谢，经肾排泄，正常人每日吸收维生素 B_1 5～15mg。

【不良反应】 维生素 B_1 对正常肾功能者几乎无毒性。过量使用可以出现发绀、坐立不安、消化道出血、恶心、喉部紧缩感、乏力。注射用药时可产生过敏反应，出现皮疹、瘙痒、哮鸣、血管性水肿、肺水肿等，个别人可发生过敏性休克，故仅急需补充维生素 B_1 时才采用注射用药。

【禁忌证】 对本药成分过敏者禁用。

【美国 FDA 妊娠期药物安全性分级】 A 级；如剂量超过美国的每日推荐摄入量，则为 C 级。

【注意事项】

1. 大剂量应用时，测定血清茶碱浓度可受到干扰，测定尿酸浓度可呈假性增高，尿胆原可呈假阳性。

2. 注射葡萄糖治疗韦尼克脑病前，应先用维生素 B_1。

3. 维生素 B_1 一般可从正常食物中摄取，较少发生单一维生素 B_1 缺乏表现，补充时使用复合维生素 B 制剂为宜。

4. 本品常见用法为口服和肌内注射，不宜静脉注射。注射时偶见过敏反应，个别人可发生过敏性休克，故除急需补充的情况外，很少采用注射给药。

5. 肾功能不全者无须调整剂量。

【孕妇及哺乳期妇女用药】尚不明确。

【儿童用药】尚不明确。

【老年用药】尚不明确。

【药物相互作用】维生素 B_1 在碱性溶液中易分解，与碱性药物如碳酸氢钠、枸橼酸钠配伍，易引起变质。本品不宜与含鞣质的中药和食物合用。

【用法用量】

1. 成人：

（1）预防用量：推荐膳食中每日摄入维生素 B_1 量为男性青少年及成人 $1.2\sim1.5mg$，女性青少年及普通成人 $1\sim1.1mg$，孕妇 $1.5mg$，哺乳期妇女 $1.6mg$。正常膳食均可达上述需要量。

（2）治疗用量：

1）成人脚气病（轻型或重型维持量），每次 $5\sim10mg$，每日 3 次；维生素 B_1 缺乏症，每次 $5\sim10mg$，每日 3 次，至症状改善。

2）妊娠期由于维生素 B_1 缺乏而致神经炎：每日 $5\sim10mg$。

3）嗜酒而致维生素 B_1 缺乏：每日 $40mg$。

2. 儿童：

（1）预防用量：推荐膳食中每日摄入维生素 B_1 量为出生至 3 岁婴儿 $0.3\sim0.7mg$，$4\sim6$ 岁小儿 $0.9mg$，$7\sim10$ 岁小儿 $1mg$。正常膳食均可达上述需要量。

（2）治疗用量：

1）小儿脚气病（轻型）：每日 $10mg$。

2）维生素 B_1 缺乏症：每日 $10\sim50mg$，分次服。

【制剂与规格】

1. 维生素 B_1 片：$10mg$。

2. 维生素 B_1 注射液。（1）$2ml$：$50mg$；（2）$2ml$：$100mg$。

【在口腔黏膜病治疗中的应用】

1. 适应证及用法用量。

维生素 B_1 主要用于灼口综合征的治疗，常用剂量为每次 $10\sim20mg$，每日 3 次，口服；或局部封闭（一般采用舌神经封闭），每次 $50\sim100mg$（$1ml$），每周 $1\sim2$ 次。还用于三叉神经带状疱疹的治疗。

2. 使用中的注意事项。

见"注意事项""老年用药""用法用量"部分。

（赵奎　刘佳佳）

【参考文献】

［1］于习习，吕健，王彩霞，等．维生素 B_1 与 B_{12} 肌肉注射对灼口综合征患者疼痛、唾液及味觉的影响［J］.口腔疾病防治，2018，26（4）：240－244.

［2］Aurich S，Simon JC，Treudler R. A case of anaphylaxis to intramuscular but not to oral application of thiamine（vitamin B_1）［J］. Iranian Journal of Allergy Asthma and Immunology，2018，17（1）：94－96.

【药品名称】

维生素 B_2（Vitamin B_2）

【成分】维生素 B_2。

【适应证】

1. 防治维生素 B_2 缺乏症：口角炎、唇干裂、舌炎、阴囊炎、角膜血管化、结膜炎及脂溢性皮炎等。

2. 补充维生素 B_2：因全胃肠道外营养摄入不足致营养不良、进行性体重下降时。

3. 机体对维生素 B_2 需要量增加：妊娠期及哺乳期、甲状腺功能亢进症、烧伤、长期慢性感染、发热、新生儿因高胆红素血症接受蓝光治疗、恶性肿瘤、吸收不良综合征伴肝胆系统疾病（酒精中毒伴肝硬化、阻塞性黄疸）、肠道疾病（乳糜泻、热带口炎性腹泻、局限性肠炎、持续腹泻）或胃切除术后。

【药理】

1. 药效学。

维生素 B_2 转化为黄素单核苷酸（flavin mononucleotide，FMN）和黄素腺嘌呤二核苷酸（flavin adenine dinucleotide，FAD），为组织呼吸的重要辅酶，并可激活维生素 B_6，将色氨酸转换为烟酸，这可能与维持红细胞的完整性有关。

2. 药动学。

（1）吸收：口服后由胃肠道吸收，主要在十二指肠，嗜酒可减少维生素 B_2 的吸收。

（2）分布：吸收后分布到各种组织，极少在体内储存。血浆蛋白结合率中等。$t_{1/2}$ 为 1.1 小时。

(3) 代谢：肝内代谢。

(4) 排泄：经肾排泄。血液透析可清除维生素 B_2，但比肾排泄慢。

【不良反应】若肾功能正常，水溶性维生素 B_2 几乎不产生毒性。大量服用时尿液呈黄色。

【禁忌证】对维生素 B_2 或赋形剂过敏者禁用。

【美国 FDA 妊娠期药物安全性分级】口服给药，A 级；如果剂量超过美国的每日推荐摄入量，则为 C 级。

【注意事项】

1. 饭后口服吸收较完全。

2. 不宜与甲氧氯普胺同服。

3. 干扰实验室检查结果：尿中荧光测定儿茶酚胺浓度可呈假性增高，尿胆原测定可呈假阳性。

【孕妇及哺乳期妇女用药】尚不明确。

【儿童用药】尚不明确。

【老年用药】尚不明确。

【药物相互作用】

1. 肝炎及肝硬化患者同时服用丙磺舒可减少维生素 B_2 的吸收。

2. 长期使用吩噻嗪类、三环类抗抑郁药时，需增加维生素 B_2 用量。

3. 饮酒影响肠道对维生素 B_2 的吸收。

【用法用量】

1. 口服用药。

(1) 成人。

1) 预防用量：推荐每日膳食中摄入量为男性青少年与成人 1.4~1.8mg，女性青少年及普通成人 1.2~1.3mg，孕妇 1.6mg，哺乳期妇女 1.7~1.8mg。正常膳食均可达上述推荐需要量。

2) 治疗用量：治疗维生素 B_2 缺乏，每次 5~10mg，每日 10~35mg；数日后减为补充膳食所需量，每日 1~4mg。

(2) 儿童。

1) 预防用量：推荐每日膳食中摄入量为出生至 3 岁婴幼儿 0.4~0.8mg，4~6 岁小儿 1.1mg，7~10 岁小儿 1.2mg。正常膳食均可达上述推荐需要量。

2) 治疗用量：治疗维生素 B_2 缺乏，12 岁及以上，每日 3~10mg，数日后改为补充膳食所需量，每 4 千焦（1 千卡）热量摄入 0.6mg。

2. 肌内注射。

成人每次 1~10mg，每日 10~30mg；小儿每日 2.5~5mg。

【制剂与规格】

1. 维生素 B_2 片：含维生素 B_2 5mg 或 10mg。

2. 维生素 B_2 注射液。（1）2ml：1mg；（2）2ml：5mg；（3）2ml：10mg。

【在口腔黏膜病治疗中的应用】

1. 适应证及用法用量。

防治维生素 B_2 缺乏引发的口角炎、舌炎及唇干裂、红肿或萎缩等。一般口服给药，成人每次 5~10mg，每日 10~35mg，数日后减为补充膳食所需量；12 岁及以上儿童，每日 3~10mg，数日后改为补充膳食所需量。亦常与谷维素和维生素 E 联用治疗灼口综合征。

2. 使用中的注意事项。

每日膳食可补充维生素 B_2，维生素 B_2 含量丰富的食物包括：动物内脏（如肝脏）、牛肉、鸡肉、鸡蛋、牛奶、酸奶、蘑菇、海带、紫菜、黄豆、花生和绿叶蔬菜等。余见"注意事项"部分。

（杨华梅　金鑫）

【参考文献】

[1] Institute of Medicine (US). Standing committee on the scientific evaluation of dietary reference intakes and its panel on folate, other B vitamins, and choline. Dietary reference intakes for thiamin, riboflavin, niacin, vitamin B6, folate, vitamin B12, pantothenic acid, biotin, and choline [M]. Washington (DC)：National Academies Press (US)，1998.

[2] Powers HJ. Riboflavin (vitamin B_2) and health [J]. American Journal of Clinical Nutrition，2003，77（6）：1352-1360.

【药品名称】

烟酰胺（Nicotinamide）

【成分】烟酰胺。

【适应证】主要用于防治糙皮病、口炎、舌炎等烟酸缺乏疾病，也用于防治心脏传导阻滞。

【药理】

1. 药效学。

本品在体内与核糖、磷酸、腺嘌呤形成烟酰胺腺嘌呤二核苷酸（辅酶Ⅰ）

和烟酰胺腺嘌呤二核苷酸磷酸（辅酶Ⅱ），为脂质代谢、组织呼吸的氧化作用和糖原分解所必需，缺乏时可影响细胞正常呼吸和代谢而引起糙皮病。烟酰胺还有防治心脏传导阻滞和增强窦房结功能的作用。

2. 药动学。

（1）吸收：胃肠道易吸收，肌内注射吸收更快，半衰期（$t_{1/2}$）约为 45 分钟。

（2）分布：吸收后分布到全身组织。

（3）代谢：经肝脏代谢。

（4）排泄：治疗量中仅少量以原型自尿排出，用量超过需要量时排泄增多。

【不良反应】

1. 常见皮肤潮红和瘙痒。

2. 偶见头晕、恶心、食欲缺乏等，但可逐渐适应，适应后症状自行消失。

3. 肌内注射可引起局部疼痛。

【禁忌证】对本品过敏者禁用，过敏体质者慎用。

【美国 FDA 妊娠期药物安全性分级】口服给药：C 级。

【注意事项】

1. 症状消失后应停药。

2. 烟酰胺无扩张血管作用，服用降血压药物的高血压患者需要补充烟酸时可用本品。

【孕妇及哺乳期妇女用药】妊娠初期过量服用有致畸的可能。

【儿童用药】尚不明确。

【老年用药】尚不明确。

【药物相互作用】烟酰胺与异烟肼有拮抗作用，长期服用异烟肼时，应适当补充烟酰胺。

【用法用量】

1. 推荐膳食每日摄入量：新生儿至 3 岁儿童为 5～9mg，4～6 岁儿童为 12mg，7～10 岁儿童为 13mg，男性青少年及成人为 15～20mg，女性青少年及普通成人为 13～15mg，孕妇为 17mg，哺乳期妇女为 20mg。

2. 防治糙皮病：口服，每次 50～200mg，每日 3 次；肌内及静脉注射，每次 50～200mg。

【制剂与规格】

1. 烟酰胺片：（1）50mg；（2）100mg。

2. 烟酰胺注射液。（1）1ml：50mg；（2）1ml：100mg。

【在口腔黏膜病治疗中的应用】

1. 适应证及用法用量。

烟酰胺主要用于治疗营养不良性口角炎、地图舌、沟纹舌、萎缩性舌炎等，口服，每次 50～100mg，每日 3 次。也可以和四环素（1～2g/d）或盐酸米诺环素（100～200mg/d）联用，用于治疗黏膜类天疱疮，口服，每次 200mg，每日 3 次。

2. 使用中的注意事项。

见"注意事项""孕妇及哺乳期妇女用药""儿童用药""老年用药"部分。

（辛川　王同珂）

【药品名称】

维生素 B$_6$ （Vitamin B$_6$）

【成分】维生素 B$_6$。

【适应证】

1. 防治因大量或长期服用异烟肼等药物引起的周围神经炎、抽搐、昏迷。

2. 可能减轻部分患者由妊娠、抗肿瘤药物和放射治疗引起的恶心、呕吐。

3. 可能有助于治疗白细胞减少症。

4. 局部涂搽治疗痤疮、酒糟鼻和脂溢性湿疹等。

5. 与烟酰胺合用治疗糙皮病。

6. 其他维生素 B$_6$ 缺乏症。

7. 治疗肼类化合物中毒，如偏二甲基肼、甲基肼、肼、异烟肼及含有甲基肼的毒蘑菇（鹿花菌菇）中毒；治疗青霉胺中毒所致惊厥；用于乙二醇中毒的辅助治疗。

【药理】

1. 药效学。

维生素 B$_6$ 在体内与 ATP 经酶的作用，转变成具有生理活性的磷酸吡哆醛及磷酸吡哆胺，其是某些氨基酸的氨基转移酶、脱羧酶及消化酶的辅酶，参与糖、蛋白质和脂肪的正常代谢，并与白细胞、血红蛋白的生成有关。

维生素 B$_6$ 同系物包括吡哆醇、吡哆醛、吡哆胺，三者可相互转化。维生素 B$_6$ 在体内与 ATP 作用生成的磷酸吡哆醛和磷酸吡哆胺，是多种酶类（如转氨酶、脱羧酶、脱氨酶等）的辅酶，参与许多代谢过程，包括生成神经递质

γ-氨基丁酸（GABA）、儿茶酚胺和 5-羟色胺等。肼类化合物进入体内后，与吡哆醛生成腙类，消耗体内的维生素 B_6，阻碍磷酸吡哆醛生成，导致上述酶类失活，发生代谢紊乱，如不能合成 GABA 等。GABA 为中枢神经系统的抑制性递质，GABA 缺乏可使中枢神经系统处于兴奋状态，导致不安、惊厥等中毒症状。给予大剂量维生素 B_6 可拮抗肼类中毒引起的惊厥。此外，维生素 B_6 可以减少乙二醇代谢毒性产物乙二酸（草酸）的生成，故可作为乙二醇中毒的辅助治疗。

2. 药动学。

（1）吸收：维生素 B_6 口服后经胃肠道吸收，原型药与血浆蛋白几乎不结合，转化为活性产物磷酸吡哆醛可较完全地与血浆蛋白结合，半衰期可长达 15～20 天。

（2）代谢：本品在肝脏代谢。

（3）排泄：经肾排出。磷酸吡哆醛可透过胎盘屏障，并经乳汁泌出。

【不良反应】维生素 B_6 在肾功能正常时几乎不产生毒性。曾有报道，若每天服用 200mg，持续 30 日以上，可导致维生素 B_6 依赖综合征。每日应用 2～6g，持续几个月，可引起严重永久的周围神经病变，进行性步态不稳至足麻木、手不灵活，停药后可缓解，但仍软弱无力。

【禁忌证】对本品过敏者禁用。

【美国 FDA 妊娠期药物安全性分级】A 级。

【注意事项】

1. 若妊娠期妇女接受大量维生素 B_6，有致新生儿维生素 B_6 依赖综合征和致畸胎作用。

2. 不宜应用大剂量维生素 B_6（超过人体每日摄取推荐量规定的 10 倍以上量）治疗某些疗效未经证实的疾病。

3. 维生素 B_6 影响左旋多巴治疗帕金森病的疗效，但对卡比多巴无影响。

4. 对诊断的干扰：尿胆原试验可呈假阳性。

5. 超大剂量可引起外周神经病变，导致患者感觉异常、肌无力、肢体运动障碍等，多发生在每日总量超过 15g 时，剂量越大发病率越高。

【孕妇及哺乳期妇女用药】孕妇接受大量维生素 B_6，可致新生儿维生素 B_6 依赖综合征。哺乳期妇女摄入正常需要量对婴儿无不良影响。

【儿童用药】尚不明确。

【老年用药】尚不明确。

【药物相互作用】

1. 氯霉素、环丝氨酸、盐酸肼酞嗪，免疫抑制药物如糖皮质激素、环磷酰胺、环孢素、异烟肼、青霉胺等可拮抗维生素 B_6 或增加维生素 B_6 经肾排泄，引起贫血或周围神经炎。

2. 服用雌激素时应增加维生素 B_6 用量。

3. 不能与左旋多巴同用，因本品为多巴脱羧酶的辅酶，可促进左旋多巴在外周转变成多巴胺，从而减少通过血脑屏障的左旋多巴浓度，减弱左旋多巴对中枢的作用。

4. 大剂量应用时易增加苯巴比妥、磷苯妥英代谢。

【用法用量】

1. 成人。

（1）口服。

1）维生素 B_6 依赖综合征：开始时每日 30～600mg，维持量为每日 50mg，终身服用。

2）维生素 B_6 缺乏症：每日 10～20mg，共 3 周，以后每日 2～3mg，持续数周。

3）先天性代谢障碍病（胱硫醚尿症、高草酸尿症、高胱氨酸尿症、黄嘌呤酸尿症）：每日 100～500mg。

4）药物引起维生素 B_6 缺乏：预防，每日 10～50mg（使用青霉胺），或每日 100～300mg（使用环丝氨酸、乙硫异烟胺或异烟肼）；治疗，每日 50～200mg，共 3 周，然后每日 25～100mg。

5）遗传性铁粒幼细胞贫血：每日 200～600mg，共 1～2 个月，然后每日 30～50mg，终身服用。

6）乙二醇中毒：每日 50mg。

（2）肌内或静脉注射。

1）药物性维生素 B_6 缺乏：治疗，每日 50～200mg，共 3 周，然后根据需要每日 25～100mg。

2）解毒：环丝氨酸中毒，每次 300mg 或以上；异烟肼中毒，每克异烟肼给 1g 维生素 B_6 静脉注射。

3）肼类化合物中毒：惊厥，以维生素 B_6 1～5g 加入葡萄糖注射液中静脉注射，后继续静脉滴注 1～5g 至惊厥停止，每日总量不宜超过 10g。异烟肼口服中毒时，可按每摄入 1g 异烟肼给予 1g 维生素 B_6 计算用药量。

4）毒蘑菇中毒：按体重每次 25mg/kg 静脉注射，必要时可重复使用，每日总量不超过 10g。

5）其他毒物中毒引起的恶心、呕吐：口服 10~20mg，每日 3 次；或静脉滴注，每日 1 次，每次 50~100mg。

2. 儿童。

口服。

（1）维生素 B_6 依赖综合征：婴儿维持量，每日 2~10mg，终身应用；1 岁以上小儿用量同成人。

（2）维生素 B_6 缺乏症：每日 2.5~10mg，共 3 周，然后每日 2~5mg，持续数周。

【制剂与规格】

1. 维生素 B_6 片：10mg。

2. 维生素 B_6 缓释片：50mg。

3. 维生素 B_6 注射液。（1）1ml：25mg；（2）1ml：50mg；（3）2ml：100mg。

【在口腔黏膜病治疗中的应用】

1. 适应证及用法用量。

维生素 B_6 主要用于配合其他药物如羟氯喹和昆明山海棠片等以减轻胃肠道反应。常用剂量为每次 5~10mg，每日 2~3 次，口服。

2. 使用中的注意事项。

（1）常与昆明山海棠片、羟氯喹等药物配伍使用，每日摄入量不超过 20mg。

（2）妊娠期妇女严格控制药物摄入量，如接受大量维生素 B_6，可能致新生儿维生素 B_6 依赖综合征和畸胎。

（赵奎　刘佳佳）

【药品名称】

甲钴胺（Mecobalamin）

【成分】甲钴胺。

【适应证】

1. 用于治疗多种外周神经代谢功能障碍和自主神经病变。

（1）神经内外科：多发性神经炎，三叉神经痛，脑意外事件的后遗症，脑外伤、血管硬化引起的神经障碍，失眠、多梦、烦躁、易怒，酒精性神经炎，自主神经障碍。

（2）内分泌科：糖尿病周围神经病变。

（3）消化内科：肝功能异常的神经炎。

（4）五官科：面部神经麻痹，耳鸣、重听、眩晕、耳聋，耳平衡障碍，味觉、嗅觉功能异常。

（5）眼科：糖尿病性视网膜病变，视神经炎、复视、青光眼引起的视神经萎缩。

（6）骨科：坐骨神经痛、椎间盘突出、骨刺、肩颈酸痛、腰痛、骨折、运动伤害。

（7）妇产科：妊娠性贫血、下肢麻木，更年期神经功能异常。

（8）皮肤科：带状疱疹、湿疹、各种皮肤炎引起的神经炎、神经痛。

（9）肿瘤科：放疗、化疗引起的造血功能损害及神经伤害。

2. 用于治疗维生素 B_{12} 缺乏症：治疗维生素 B_{12} 缺乏所致巨幼细胞贫血。

【药理】

1. 药效学。

甲钴胺是体内维生素 B_{12} 的活性辅酶形式，参与一碳单位循环，在由同型半胱氨酸合成蛋氨酸的转甲基反应过程中起重要作用。甲钴胺是由肝脏提取的含钴维生素，作用于机体后可有效改善局部微循环，促进局部新生组织生长和修复，并促进溃疡的愈合。动物试验发现本品比氰钴胺易于进入神经元细胞器，参与脑细胞和脊髓神经元胸腺嘧啶核苷的合成，促进叶酸的利用和核酸代谢，且促进核酸和蛋白质合成的作用较氰钴胺强。

本品能促进轴突运输功能和轴突再生，使链脲霉素诱导的糖尿病大鼠坐骨神经轴突骨架蛋白的运输正常化，对阿霉素、丙烯酰胺、长春新碱等药物引起的神经退变及自发性高血压大鼠神经疾病引起的神经退变具有抑制作用。在大鼠组织培养中发现，本品可以促进卵磷脂合成和神经元髓鞘形成。

本品能使延迟的神经突触传递和神经递质减少恢复正常，通过提高神经纤维兴奋性恢复终板电位诱导，从而使给予胆碱缺乏饲料的大鼠脑内乙酰胆碱恢复到正常水平。

2. 药动学。

（1）一次性给药。

健康人每次口服 $120\mu g$、$1500\mu g$，无论哪个剂量，均在给药后 3 小时达到最高血药浓度。其吸收呈剂量依赖性。服药后 8 小时，尿中总维生素 B_{12} 的排泄量为用药后 24 小时排泄量的 $40\%\sim80\%$。

（2）连续给药。

观察健康人连续 12 周每天口服 $1500\mu g$ 至停药后 4 周血清中总维生素 B_{12} 的变化值。给药 4 周后其为给药前的约 2 倍，以后逐渐增加，12 周后达约 2.8 倍，即使终止给药 4 周后，仍显示为给药前的约 1.8 倍。

【不良反应】

1. 过敏反应：少见大面积皮肤黏膜斑丘疹、面部红肿、周围神经性水肿、过敏性荨麻疹（发生率<0.1%）。

2. 胃肠道：偶见食欲缺乏、恶心、呕吐、腹泻等（发生率为 0.1%～5%）。

3. 其他：低血压晕厥、双下肢震颤。

【禁忌证】禁用于对甲钴胺或处方中任何辅料有过敏史的患者。

【美国 FDA 妊娠期药物安全性分级】尚无相关数据。

【注意事项】

1. 如果服用一个月以上无效，则无需继续服用。

2. 长期接触汞及其化合物的工作人员，不宜长期大量服用本品。

3. 本品开封后，应避光、避湿保存。

【孕妇及哺乳期妇女用药】虽然甲钴胺在动物试验中未表现致畸作用，但其对孕妇的安全性尚不明确。尚不明确甲钴胺是否通过女性乳汁分泌，但动物试验报告甲钴胺可通过乳汁分泌。本品在哺乳期妇女中的安全性尚不明确。

【儿童用药】尚不明确。

【老年用药】由于老年人机体功能减退，建议在医师指导下酌情减少用量。

【药物相互作用】尚不明确。

【用法用量】口服。通常成人每次 0.5mg，每日 3 次，可根据年龄、症状酌情增减。

【制剂与规格】

甲钴胺片：0.5mg。

【在口腔黏膜病治疗中的应用】

1. 适应证及用法用量。

甲钴胺片主要用于三叉神经带状疱疹、带状疱疹后神经痛、原发性三叉神经痛、营养性巨幼红细胞性贫血相关萎缩性舌炎和口腔溃疡，以及灼口综合征的治疗，常用剂量为每次 0.5mg，每日 3 次。

2. 使用中的注意事项。

据文献报道，口服甲钴胺片可致严重周围神经性水肿、颜面部水肿、低血压晕厥、过敏反应等，因此对本品过敏者严禁使用。

（刘天楠　刘佳佳）

【参考文献】

［1］陈崇泽，林茂．甲钴胺致不良反应文献分析［J］.中国药物评价，2012，29（4）：293-295.

［2］唐丽，鞠翠玲，刘爱艳．甲钴胺的不良反应［J］.中国误诊学杂志，2008，8（28）：7048.

【药品名称】

注射用腺苷钴胺（Cobamamide for Injection）

【成分】 主要成分为腺苷钴胺，辅料为甘露醇、右旋糖酐40、氯化钠。

【适应证】 用于巨幼红细胞性贫血、营养不良性贫血、妊娠期贫血、多发性神经炎、神经根炎、三叉神经痛、坐骨神经痛、神经麻痹，也可用于营养性神经疾病以及放射线和药物引起的白细胞减少症。

【药理】

1. 药效学。

本品是氰钴型维生素 B_{12} 的同类物，为细胞合成核苷酸的重要辅酶，参与体内甲基转换及叶酸代谢，促进甲基叶酸还原为四氢叶酸。也参与三羧酸循环，对神经髓鞘中脂蛋白的形成非常重要，可使巯基酶处于活性状态，从而参与广泛的蛋白质及脂肪代谢。本品能促进红细胞的发育与成熟，为形成神经鞘脊髓纤维和保持消化系统上皮细胞功能所必需的组分。

2. 药动学。

肌内注射后吸收迅速而且完全，1小时后血浆浓度达峰值；储存于肝脏；主要从肾排出，大部分在最初8小时排出。

【不良反应】 口服偶可引起过敏反应，肌内注射偶可引起皮疹、瘙痒、腹泻、过敏性哮喘，长期应用可出现缺铁性贫血。

【禁忌证】 对本品过敏者禁用。

【美国 FDA 妊娠期药物安全性分级】 C级。

【注意事项】

1. 本品遇光易分解，溶解后要尽快使用。

2. 治疗后期可能出现缺铁性贫血，应补充铁剂。

3. 若将棕色西林瓶直接放置，药物遇光易分解，请在临用之前打开遮光包装。

【孕妇及哺乳期妇女用药】尚不明确。

【儿童用药】尚不明确。

【老年用药】尚不明确。

【药物相互作用】

1. 不宜与氯丙嗪、维生素 C、维生素 K 等混合于同一容器内。

2. 氯霉素可减少本品吸收。

3. 考来烯胺可结合维生素 B_{12} 减少本品吸收。

4. 与葡萄糖注射液有配伍禁忌。

5. 与对氨基水杨酸钠不能并用。

【用法用量】肌内注射，每次 0.5～1.5mg，每日 1 次。

【制剂与规格】注射用腺苷钴胺：0.5mg。

【在口腔黏膜病治疗中的应用】

1. 适应证及用法用量。

本品主要用于巨幼红细胞性贫血引起的口腔溃疡和萎缩性舌炎，以及灼口综合征的辅助治疗（常规用法：肌内注射，共 10 次，每次 0.5mg，每日 1 次）。本品还可以与阿昔洛韦等药物联合使用治疗三叉神经带状疱疹。

2. 使用中的注意事项。

见"注意事项"部分。

（张雪峰　时玉洁　金鑫）

【药品名称】

维生素 C（Vitamin C）

【成分】维生素 C。

【适应证】

1. 用于预防坏血病，也可用于各种急慢性传染疾病及紫癜等的辅助治疗。克山病患者发生心源性休克时，可用大剂量本品治疗。

2. 慢性铁中毒的治疗。维生素 C 促进铁胺对铁的螯合，促进铁的排出。

3. 特发性高铁血红蛋白症的治疗。

4. 对维生素 C 的需要量增加的治疗：

（1）患者接受慢性血液透析，患胃肠道疾病（长期腹泻、胃或回肠切除术后）、艾滋病、结核病、癌症、溃疡、甲状腺功能亢进症，发热，感染，创伤，烧伤，手术后等，维生素 C 的需要量增加。

（2）严格控制或选择饮食、接受肠道外营养，营养不良，体重骤降，以及在妊娠期和哺乳期，维生素 C 的需要量增加。

（3）应用巴比妥类、四环素类、水杨酸类，或以维生素 C 作为泌尿系统酸化药时（维生素 C 可提高乌洛托品效应），维生素 C 的需要量增加。

【药理】

1. 药代学。

本品是体内抗体及胶原形成，组织修复（包括某些氧化还原作用），苯丙氨酸、酪氨酸、叶酸代谢，铁、糖类利用，脂肪、蛋白质合成，以及维持免疫功能，保持血管完整，促进非血红素铁吸收等所必需的物质。

2. 药动学。

（1）吸收：本品口服后在胃肠道吸收，主要在空肠。血浆蛋白结合率低。

（2）分布：腺体组织、白细胞、肝、眼球晶体中含量较高。人体摄入每日推荐需要量时，体内约储存 1500mg；如每日摄入 200mg 维生素 C，体内储量约为 2500mg。

（3）代谢：肝内代谢。

（4）排泄：极少量以原型或代谢产物形式经肾排泄。当血浆浓度大于 14mg/ml 时，尿内排出量增多。可经血液透析清除。

【不良反应】

1. 长期服用，每日 2~3g，可引起停药后坏血病，故宜逐渐减量后停药。

2. 长期应用大量维生素 C 可引起尿酸盐、半胱氨酸盐或草酸盐结石。

3. 过量服用（每日服用 1g 以上）可引起腹泻、皮肤红亮、头痛、尿频（每日服用 600mg 以上）、恶心、呕吐、胃痉挛。

4. 快速静脉注射可引起头晕、昏厥。

5. 过量应用维生素 C 咀嚼片可致牙釉质损坏。

【禁忌证】尚不明确。

【美国 FDA 妊娠期药物安全性分级】口服给药：A 级、C 级。

【注意事项】

1. 对诊断的干扰。大量服用将影响以下诊断性试验的结果：①大便隐血可致假阳性；②能干扰血清乳酸脱氢酶和血清氨基转移酶浓度的自动分析结果；③尿糖（硫酸铜法）、葡萄糖（氧化酶法）均可致假阳性；④尿中草酸盐、尿酸盐和半胱氨酸等浓度升高；⑤血清胆红素浓度上升；⑥尿 pH 值下降。

2. 本品可通过胎盘屏障并经乳汁分泌。孕妇服用过量时，可诱发新生儿坏血病。

3. 存在下列情况应慎用：①半胱氨酸尿症；②痛风；③高草酸盐尿症；④草酸盐沉积症；⑤尿酸盐性肾结石；⑥葡萄糖－6－磷酸脱氢酶缺乏症（可引起溶血性贫血）；⑦血色病；⑧铁粒幼细胞性贫血或地中海贫血；⑨镰刀形红细胞贫血症；⑩糖尿病（因维生素 C 可干扰血糖定量）。

4. 避免快速静脉注射，因快速注射可引起一过性头晕或眩晕。

5. 部分剂型含有铝或者苯甲醇，应警惕铝中毒或者苯甲醇中毒。部分剂型含有钠，限制钠摄入患者应用时应注意。

【孕妇及哺乳期妇女用药】本品可通过胎盘屏障，可经乳汁分泌。妊娠期妇女每日大量摄入本品可能对胎儿有害，但未经动物试验证实。

【儿童用药】尚不明确。

【老年用药】尚不明确。

【药物相互作用】

1. 口服大剂量（>10g/d）维生素 C 可干扰抗凝血药的抗凝效果。

2. 与巴比妥或扑米酮等合用，可使维生素 C 的排泄增加。

3. 铜可以降低维生素 C 的血药浓度。

4. 长期或大量应用维生素 C，能干扰双硫仑对乙醇的作用。

5. 水杨酸类能增加维生素 C 的排泄。

6. 可以降低硼替佐米疗效，降低环孢素的血药浓度。

7. 可以增加雌激素衍生物的血清浓度。

8. 本品注射液与氨茶碱、博来霉素、头孢唑林、右旋糖酐、多沙普仑、红霉素、甲氧西林、青霉素、维生素 K、华法林、碳酸氢钠有配伍禁忌。

【用法用量】

1. 一般治疗常用量。

（1）口服：饮食补充，每日 50～100mg；慢性透析患者，每日 100～200mg；治疗维生素 C 缺乏，每次 100～200mg，每日 3 次，至少服 2 周。

（2）肌内或静脉注射：治疗维生素 C 缺乏时，每次 100～500mg，临用时宜用 5％或 10％葡萄糖注射液稀释后滴注，至少 2 周。

2. 酸化尿：口服，每日 4～12g，分次服用，每 4 小时 1 次。

3. 特发性高铁血红蛋白血症：每日 300～600mg，分次服用。

4. 克山病所致心源性休克：首剂 5～10g，加入 25％葡萄糖注射液中静脉缓慢注射，以后视病情每 2～4 小时重复 1 次，24 小时总量可达 15～30g。

【制剂与规格】

1. 维生素 C 片：（1）25mg；（2）50mg；（3）100mg。

2. 维生素 C 泡腾片：（1）1g；（2）0.5g。

3. 维生素 C 注射液。（1）2ml：0.5g；（2）2ml：0.25g；（3）2.5ml：1g；（4）5ml：0.5g；（5）20ml：2.5g。

【在口腔黏膜病治疗中的应用】

1. 适应证及用法用量。

（1）维生素 C 可用于治疗复发性阿弗他溃疡以及营养不良性口角炎、地图舌、沟纹舌等微量元素缺乏疾病，还可用于口腔黏膜变态反应性疾病（包括药物过敏性口炎、接触性口炎、血管性水肿、多形红斑）的辅助治疗。与铁剂（如多糖铁复合物）联用治疗缺铁性贫血相关的萎缩性舌炎。常用剂量为每次 0.2g，口服，每日 3 次。

（2）维生素 C 注射液可用于口腔大面积糜烂或溃疡患者的口腔黏膜雾化治疗，如糜烂型口腔扁平苔藓、药物过敏性口炎、放疗化疗性口炎、疱疹样型复发性阿弗他溃疡等，与地塞米松磷酸钠注射液、硫酸庆大霉素注射液同时使用，各1支，每日 2 次，视病情持续 3~5 日。

2. 使用中的注意事项。

见"注意事项""孕妇及哺乳期妇女用药"部分。

（辛川　王同珂）

【药品名称】

维生素 E（Vitamin E）

【成分】 维生素 E。

【适应证】

1. 未进食强化奶粉或有严重脂肪吸收不良母亲的新生儿、早产儿、低出生体重儿。

2. 脂肪吸收异常等引起的维生素 E 缺乏症。

3. 习惯性流产、先兆流产、不孕症及更年期障碍。

4. 维生素 E 需要量增加的情况：

（1）甲状腺功能亢进、吸收不良综合征伴胰腺功能低下、肝胆系统疾病、小肠疾病、胃切除术后、β－脂蛋白缺乏血症、棘红细胞增多症和蛋白质缺乏症。

（2）接受肠道外营养、进行性体重下降，孕妇及哺乳期妇女。

【药理】

1. 药效学。

维生素 E 是一种基本营养素，确切功能尚不明确，属于抗氧化剂，可结合饮食中的硒，保护细胞膜及其他细胞结构的多价不饱和脂肪酸，减少自由基引起的损伤。

2. 药动学。

(1) 吸收：口服后，维生素 E 50％～80％在肠道吸收（十二指肠），吸收时需要有胆盐与饮食中的脂肪存在，以及正常的胰腺功能。

(2) 分布：与血浆 β-脂蛋白结合，储存于全身组织，尤其是脂肪中，储存量最高可供 4 年所需。

(3) 代谢：在肝内代谢。

(4) 排泄：多数经胆汁排泄，少数从肾脏排出。

【不良反应】

1. 长期应用本品易引起血小板聚集。

2. 长期大剂量服用本品（每日 400～800mg）可引起视物模糊、乳腺肿大、腹泻、头昏、流感样综合征、头痛、恶心及胃痉挛、乏力软弱。每日用量在 800mg 以上者，可能引起高血压、荨麻疹、糖尿病和加重心绞痛，甚至可导致乳腺癌和免疫功能下降。

3. 本品外用可引起接触性皮炎。

4. 国外有报道本品可导致下列临床疾病：严重的肺栓塞，此外尚有阴道出血、肠绞痛、肌无力及肌病（伴有血清肌酐激酶浓度升高及肌酸尿）。

【禁忌证】对本品过敏者禁用，过敏体质者慎用。

【美国 FDA 妊娠期药物安全性分级】口服给药：A 级、C 级。

【注意事项】

1. 由于维生素 K 缺乏而引起的低凝血酶原血症患者慎用。

2. 缺铁性贫血患者慎用。

3. 药物对检验值或诊断的影响：大量维生素 E 可致血清胆固醇及血清甘油三酯浓度升高。

【孕妇及哺乳期妇女用药】尚不明确。

【儿童用药】尚不明确。

【老年用药】尚不明确。

【药物相互作用】

1. 降低或影响脂肪吸收的药物如考来烯胺、考来替泊、新霉素以及硫糖铝等，可干扰本品的吸收，不宜同服。

2. 口服避孕药可以加速维生素 E 代谢，导致维生素 E 缺乏。

3. 雌激素与本品并用时，如用量大、疗程长，可诱发血栓性静脉炎。

4. 香豆素及其衍生物与大剂量维生素 E（大于 300U）合用，可导致低凝血酶原血症。

5. 维生素 E 可促进维生素 A 的吸收，使肝内维生素 A 的储存和利用增加，并降低维生素 A 中毒的发生；但超量时可减少维生素 A 的体内储存。

【用法用量】

1. 口服给药：一般用量，每次 10～100mg，每日 2 次。

2. 肌内注射：每次 5～10mg。

【制剂与规格】

1. 维生素 E 粉片：（1）1mg；（2）5mg；（3）10mg；（4）50mg。

2. 维生素 E 油注射液。（1）1ml：5mg；（2）1ml：50mg。

3. 维生素 E 胶丸：（1）5mg；（2）10mg；（3）50mg；（4）100mg。

4. 维生素 E 口服液。1ml：50mg（相当于 DL－α－生育酚酸酯 50U）。

【在口腔黏膜病治疗中的应用】

1. 适应证及用法用量。

维生素 E 可应用于口腔白角化症、口腔白斑病、斑纹型口腔扁平苔藓、口腔上皮代谢异常、咬唇症等疾病的辅助治疗，可口服，每次 100mg，每日 1 次，也可适量局部涂抹，每日 1 次。也可用于灼口综合征患者的治疗，口服，每日 100mg。此外，还有研究表明每日口服 100mg 维生素 E 对口腔黏膜下纤维化也有一定作用。

2. 使用中的注意事项。

见"注意事项"部分。

（辛川　王同珂）

【参考文献】

[1] Iqubal MA, Khan M, Kumar P, et al. Role of vitamin E in prevention of oral cancer：a review［J］. Journal of Clinical & Diagnostic Research，2014，8（10）：ZE05－ZE07.

[2] Gupta S, Reddy MV, Harinath BC. Role of oxidative stress and antioxidants in aetiopathogenesis and management of oral submucous fibrosis［J］. Indian Journal of Clinical Biochemistry，2004，19（1）：138－141.

【药品名称】

叶酸（Folic Acid）

【成分】 叶酸。

【适应证】

1. 各种原因引起的叶酸缺乏及叶酸缺乏所致的巨幼红细胞性贫血。

2. 妊娠期、哺乳期妇女预防给药。

3. 预防叶酸缺乏症。

【药理】

1. 药效学。

叶酸系由蝶啶、对氨基苯甲酸及谷氨酸的残基组成的水溶性 B 族维生素，为机体细胞生长和繁殖所必需的物质。叶酸经二氢叶酸还原酶及维生素 B_{12} 的作用，形成四氢叶酸（THFA），THFA 与多种一碳单位（包括 CH_3、CH_2、CHO 等）结合成四氢叶酸类辅酶，传递一碳单位，参与体内很多重要反应及核酸和氨基酸的合成。THFA 在丝氨酸转羟基酶的作用下，形成 N^5－甲烯基四氢叶酸和 N^{10}－甲烯基四氢叶酸，能促使脱氧尿苷酸（dUMP）形成脱氧胸苷酸（dTMP），后者参与细胞的 DNA 合成，促进细胞的分裂与成熟。在 DNA 合成过程中，脱氧尿苷酸转变为脱氧胸苷酸，其间所需的甲基由亚甲基四氢叶酸提供。叶酸缺乏时，DNA 合成减慢，但 RNA 合成不受影响，结果在骨髓中生成细胞体积较大而细胞核发育较幼稚的血细胞，尤以红细胞最为明显，及时补充可有治疗效应。

2. 药动学。

（1）吸收：口服后主要以还原形式在空肠近端被吸收，5～20 分钟即出现于血中，1 小时后达高峰，其 $t_{1/2}$ 约为 0.7 小时。贫血患者吸收速度较正常人快。

（2）分布：叶酸由门静脉进入肝脏，以 N^5－甲基四氢叶酸的形式储存于肝脏和分布到其他组织器官，肝脏中储存量为全身总量的 1/3～1/2。

（3）排泄：叶酸主要由肾排泄，但排泄量极小，24 小时内约为 $3\mu g$。在大剂量摄入后，尿中叶酸的排泄量会增加。

【不良反应】 在肾功能正常患者中，很少发生本品中毒现象，偶见过敏反应。长期用药可出现厌食、食欲缺乏、恶心腹胀等胃肠道症状。大剂量服用叶酸时，可引起黄色尿。

【禁忌证】 对叶酸及其代谢产物过敏者禁用。

【**美国 FDA 妊娠期药物安全性分级**】口服给药，每日剂量小于 0.8mg 时，为 A 级；如超过 0.8mg，则为 C 级。

【**注意事项**】

1．静脉注射较易导致不良反应，故不宜采用；肌内注射时，不宜与维生素 B_1、维生素 B_2、维生素 C 同管注射。

2．营养性巨幼红细胞性贫血常合并缺铁，应同时补充铁，并补充蛋白质及其他 B 族维生素。

3．叶酸口服可迅速改善巨幼红细胞性贫血，但不能阻止维生素 B_{12} 缺乏所致的神经损害的进展，例如脊髓亚急性联合病变。如果大剂量持续服用叶酸，可进一步降低血清维生素 B_{12} 的含量，反使神经损害向不可逆方向发展。因此，在明确排除维生素 B_{12} 缺乏所致恶性贫血前，不宜贸然使用叶酸治疗。如因诊断不明而需用叶酸进行诊断性治疗，每日用量不应超过 0.4mg。

4．一般不用维持治疗，除非是吸收不良的患者。

5．抗生素类药物影响微生物法测定血清或红细胞中叶酸浓度的结果，常出现浓度偏低的假象，用药前应多注意。

6．某些剂型中含有铝，要警惕铝中毒，尤其是大剂量、长期使用或者肾功能不全的患者。某些剂型中含有苯甲醇及其衍生物，要警惕潜在毒性，包括呼吸系统致命性毒性（喘息综合征、代谢性酸中毒、呼吸抑制、呼吸系统痉挛）、中枢神经系统功能障碍（包括抽搐、颅内出血）、低血压、心血管功能衰竭等。

【**孕妇及哺乳期妇女用药**】可应用本品。本品可以透过胎盘屏障并经乳汁分泌。

【**儿童用药**】未进行安全性试验且无可靠参考文献。

【**老年用药**】未进行该项试验且无可靠参考文献。

【**药物相互作用**】

1．大剂量叶酸能拮抗苯巴比妥、苯妥英钠和扑米酮的抗癫痫作用，可使癫痫发作的临界值明显降低，并使敏感患者的发作次数增多。

2．口服大剂量叶酸，可以影响微量元素锌的吸收。

3．甲氨蝶呤、乙胺嘧啶等对二氢叶酸还原酶有较强的亲和力，可阻止叶酸转化为四氢叶酸，终止叶酸的治疗作用。反之，在甲氨蝶呤治疗肿瘤、白血病时，如使用大剂量叶酸，也会影响甲氨蝶呤的疗效。

4．与维生素 C 同服，可能抑制叶酸在胃肠道的吸收。

5．叶酸可降低镇静催眠药、柳氮磺吡啶的血药浓度。

【用法用量】口服。

1. 治疗用：成人每次 5～10mg，每日 15～30mg，儿童每次 15mg，每日 3 次，一疗程为 14 日或用到红细胞数量恢复正常为止；维持量为每日 2.5～10mg。

2. 预防胎儿先天性神经管畸形：育龄期妇女从计划妊娠起至妊娠三个月末，每次 0.4mg，每日 1 次。

3. 妊娠期、哺乳期妇女预防用药：每次 0.4mg，每日 1 次。

【制剂与规格】

1. 叶酸片：（1）0.4mg；（2）5mg。

2. 叶酸注射液：15mg。

【在口腔黏膜病治疗中的应用】

1. 适应证及用法用量。

叶酸主要用于各种原因引起的叶酸缺乏及叶酸缺乏所致的巨幼红细胞性贫血、口腔溃疡、口角炎、萎缩性舌炎、沟纹舌等疾病。成人每次 5～10mg，每日 3 次；儿童每次 15mg，每日 3 次。有研究表明叶酸水平降低与复发性口腔溃疡的发生有关系，提示可以将补充叶酸作为治疗复发性口腔溃疡的方案。此外，有报道显示叶酸能预防大剂量甲氨蝶呤化疗并发的黏膜损害。

2. 使用中的注意事项。

见"注意事项""孕妇及哺乳期妇女用药"部分。

（辛川　王同珂）

【参考文献】

[1] 管翠强，武云霞，郭洪波．复发性口腔溃疡血清叶酸和维生素 B$_{12}$的临床观察 [J]．山西医科大学学报，2014，45（5）：395－397.

[2] 白颖，刘彦琴，佟丹江．叶酸预防大剂量甲氨蝶呤化疗并发黏膜损害的疗效观察 [J]．临床荟萃，2013，28（10）：1167－1168.

【药品名称】

多糖铁复合物（Iron Polysaccharide Complex）

【成分】本品的活性成分元素铁，以多糖铁复合物的形式存在。

【适应证】用于治疗单纯缺铁性贫血。

【药理】

1. 药效学。

铁是血红蛋白及肌红蛋白的主要组成成分。血红蛋白为红细胞的主要携氧者。肌红蛋白系肌肉细胞的主要携氧者，满足肌肉运动时供氧的需要。与三羧酸循环有关的大多数酶和因子均含铁，或仅在铁存在时才能发挥作用。所以，对缺铁患者积极补充铁剂后，除血红蛋白合成加速外，与组织缺铁和含铁酶活性降低有关的症状如生长迟缓、行为异常、体力不足、黏膜组织变化以及皮肤、指甲病变也均能逐渐得到纠正。

2. 药动学。

本品是铁和多糖合成的复合物，以完整的分子形式存在，在消化道中能以分子形式被吸收，其吸收率不低于硫酸亚铁，且吸收率不受胃酸减少、食物成分的影响，有极高的生物利用度。

【不良反应】极少出现胃肠刺激或便秘。

【禁忌证】

1. 血色病或含铁血黄素沉着症及不伴缺铁的其他贫血（如地中海贫血）患者禁用。

2. 对铁过敏者禁用。

【美国 FDA 妊娠期药物安全性分级】尚无相关数据。

【注意事项】

1. 妊娠期妇女在妊娠中期、后期补充铁剂最为适当，因为此时机体内铁摄入量减少而需要量增加。治疗剂量铁对胎儿和哺乳的不良反应未见报道。

2. 对诊断的影响：应用铁剂后，血浆运铁蛋白或铁蛋白增高，大便隐血试验阳性；前者易导致漏诊，后者则易与上消化道出血相混淆。

3. 有下列情况慎用：①酒精中毒；②肝炎；③急性感染；④肠道炎症，如肠炎、结肠炎、憩室炎及溃疡性结肠炎；⑤胰腺炎；⑥消化性溃疡。

4. 用药期间需要定期做下列检查，以观察治疗反应：①血红蛋白测定；②网织红细胞计数；③血清铁蛋白及血清铁测定。

【孕妇及哺乳期妇女用药】治疗孕产妇缺铁性贫血，其优越性尤为突出。

【儿童用药】用量酌减。

【老年用药】无影响。

【药物相互作用】

1. 本品与制酸剂如碳酸氢钠、磷酸盐类及含鞣酸的药物或饮料同用，易产生沉淀而影响吸收。

2. 本品与西咪替丁、去铁胺、二巯丙醇、胰酶、胰脂肪酶等同用，可影响铁的吸收；与铁剂合用，可影响四环素类药物、氟喹诺酮类、青霉胺及锌制剂的吸收。

3. 与维生素 C 同服，可增加本品吸收，但也易致胃肠道反应。

【用法用量】成人每日 1 次，每次口服 150～300 mg；儿童需在医师指导下使用。

【制剂与规格】多糖铁复合物胶囊：150mg。

【在口腔黏膜病治疗中的应用】

1. 适应证及用法用量。

多糖铁复合物主要用于各种原因引起的铁缺乏所致的缺铁性贫血、口腔溃疡、口角炎、萎缩性舌炎等疾病。每次 150mg，每日 1 次。

2. 使用中的注意事项。

见"注意事项""孕妇及哺乳期妇女用药""儿童用药""老年用药"部分。

（辛川　王同珂）

【药品名称】

碳酸钙（Calcium Carbonate）

【成分】碳酸钙。

【适应证】本品为补钙剂。适用于预防和治疗钙缺乏症，如骨质疏松症、佝偻病、骨软化症患者以及妊娠期和哺乳期妇女、绝经期妇女钙的补充；甲状旁腺功能减退症或维生素 D 缺乏症所致低钙血症；肾功能衰竭时低钙高磷血症；胃酸过多引起的胃、十二指肠溃疡。

【药理】

1. 药效学。

正常骨骼的钙化，有赖于人体补充的钙储备。人体 99％以上的钙储存于骨骼。血清钙可协助调节神经递质的释放与储存，维持神经肌肉的正常兴奋性，促进神经末梢分泌乙酰胆碱。血清钙降低时可出现神经肌肉兴奋性升高，发生抽搐；血清钙过高则兴奋性降低，出现软弱无力等。钙离子能改善细胞膜的通透性，增加毛细血管壁的致密性，使渗出减少，从而发挥抗过敏作用；能促进骨骼与牙齿的钙化。高浓度钙离子与镁离子间存在竞争性拮抗作用，因此可用于镁中毒的解救；可与氟化物生成不溶性氟化钙，用于氟中毒的解救。

2. 药动学。

（1）吸收：口服后约 40％可在肠道吸收。吸收率随年龄增加而降低，妊娠期与哺乳期妇女钙吸收率增高。维生素 D 可促进钙的吸收。

（2）分布：钙可分泌入汗液、胆汁、唾液、乳汁、尿、粪等。血浆中约 45％钙与血浆蛋白结合，正常人血清钙浓度含量稳定。

（3）排泄：钙主要（70%～80%）自粪便排出，部分（20%～30%）自尿排出。

【不良反应】

1. 因释放二氧化碳可致腹胀和嗳气。

2. 过量服用可发生高钙血症、肾结石和碱中毒，如同时合并肾功能不全则易引起乳－碱综合征（Milk－Alkali Syndrome）。

3. 大量服用本药，可引起胃酸分泌反跳性增高。

4. 偶有便秘。

【禁忌证】

1. 对本药过敏者。

2. 高钙血症或高钙尿症患者。

3. 维生素 D 增多症患者。

4. 洋地黄中毒患者。

5. 肾结石或有肾结石病史者。

【美国 FDA 妊娠期药物安全性分级】 C 级。

【注意事项】

1. 心、肾功能不全者慎用。

2. 长期大剂量用药需检测血钙浓度。

3. 肾结石患者应在医师指导下使用。

【孕妇及哺乳期妇女用药】 尚不明确。

【儿童用药】 尚不明确。

【老年用药】 尚不明确。

【药物相互作用】

1. 本品不宜与洋地黄类药物合用。

2. 大量饮用含酒精和咖啡因的饮料以及大量吸烟，均会抑制钙的吸收。

3. 大量进食富含纤维素的食物能抑制钙的吸收，因钙与纤维素可结合成不易吸收的化合物。

4. 本品与苯妥英钠类及四环素类同用，二者吸收减低。

5. 维生素 D、避孕药、雌激素能增加钙的吸收。

6. 本品与噻嗪类利尿药合用时，因可增加肾小管对钙的重吸收而易发生高钙血症。

7. 本品与含钾药物合用时，应注意心律失常的发生。

8. 本品与氧化镁等有轻泻作用的抗酸药联合应用时，可减少嗳气、便秘等不良反应。

9. 如与其他药物同时应用，本药会影响其他药物在胃肠道的吸收。

10. 本品与牛奶同时应用时，偶可发生乳-碱综合征。

11. 含铝的抗酸药与本品同时服用时，铝的吸收增多。

【用法用量】口服。

1. 用于骨质疏松症患者、妊娠期和哺乳期妇女、绝经期妇女钙的补充：每日0.6～1.0g（以元素钙计）。

人体每日钙需要量：初生至3岁，400～800mg；4～10岁，800～1200mg；妊娠期妇女，1200mg；哺乳期妇女，1200mg（以上均以元素钙计）。

2. 用于低钙血症：每日1～1.5g（以元素钙计），分次服用，对维生素D缺乏引起的低钙，应同时服用维生素D。

3. 高磷血症：每日1.5～3g，分次于进餐时服用，或与氢氧化铝合用。应随访监测血钙浓度，防止高钙血症。

【制剂与规格】

1. 碳酸钙片：0.5g。

2. 碳酸钙胶囊：1.5g。

3. 碳酸钙咀嚼片：(1) 0.125g（以元素钙计）；(2) 0.5g（以元素钙计）。

4. 碳酸钙颗粒。5g：0.25g（以元素钙计）。

5. 复方制剂：

(1) 碳酸钙D_3片：碳酸钙1.5g（相当于元素钙600mg），维生素D_3 125IU。

(2) 碳酸钙D_3咀嚼片：碳酸钙1.25g（相当于元素钙500mg），维生素D_3 200IU。

【在口腔黏膜病治疗中的应用】

1. 适应证及用法用量。

碳酸钙主要用于需要长期服用糖皮质激素治疗大疱性疾病的患者，以防治糖皮质激素的不良反应，防止骨质疏松。每日1～1.5g（以元素钙计），分次服用。

2. 使用中的注意事项。

除"注意事项""孕妇及哺乳期妇女用药""儿童用药""老年用药"部分提到的内容外，在口腔黏膜病中应用时还应注意：

(1) 对长期服用糖皮质激素的患者应定期（每6～12个月）行骨密度检查，以早期发现骨质疏松。

（2）如出现骨质疏松，单纯补钙尚不能替代其他抗骨质疏松药物的治疗，应尽快至相应科室诊治。

（辛川 王同珂）

【参考文献】

[1] 中国老年学学会骨质疏松委员会. 中国人群骨质疏松诊疗手册（2007年版）[J]. 中国骨质疏松杂志，2007（S1）：1-67.

[2] 中华医学会骨质疏松和骨矿盐疾病分会. 原发性骨质疏松症诊疗指南（2017）[J]. 中华内分泌代谢杂志，2017，33（10）：890-913.

【药品名称】

氯化钾（Potassium Chloride）

【成分】氯化钾。

【适应证】

1. 治疗低钾血症：各种原因引起的低钾血症，如进食不足、呕吐、严重腹泻、服用排钾利尿药、低钾性周期性麻痹、长期应用糖皮质激素和补充高渗葡萄糖等。

2. 预防低钾血症：当患者存在失钾情况，尤其是如果发生低钾血症对患者危害较大时（如洋地黄化的患者），需预防性补充钾盐，如进食很少、严重或慢性腹泻、长期服用糖皮质激素、失钾性肾病以及巴特综合征等。

3. 洋地黄中毒引起频发、多源性早搏或快速性心律失常。

【药理】

1. 药效学。

钾是细胞内的主要阳离子，其浓度为 $150\sim160$ mmol/L；而细胞外的主要阳离子是钠离子，胞外钾离子浓度仅为 $3.5\sim5.5$ mmol/L。机体主要依靠细胞膜上的 Na^+-K^+-ATP 酶来维持细胞内外的 K^+、Na^+ 浓度差。体内的酸碱平衡状态对钾代谢有影响，如酸中毒时 H^+ 进入细胞内，为了维持细胞的电位差，K^+ 释放到细胞外，引起或加重高钾血症。代谢紊乱也会影响酸碱平衡。正常的细胞内外钾离子浓度及浓度差与细胞的某些重要功能有着密切的关系，包括维持糖类代谢、糖原储存、蛋白质代谢，细胞内渗透压和酸碱平衡，心肌兴奋性和传导性；维持骨骼肌正常张力和神经冲动传导，以及使肠道、子宫和支气管平滑肌张力上升等。

2. 药动学。

口服后氯化钾缓释片在消化道中缓慢释放，达峰时间较氯化钾溶液迟，服药后 1 小时，血钾浓度显著升高；第 2 小时血钾浓度继续上升至血钾浓度最高限。血钾浓度持续保持在较高水平至 12 小时后才下降。服药后 6~8 小时尿排钾量逐渐增加。钾 90% 由肾脏排泄，10% 由肠道排泄。肾功能正常且尿量正常者，口服常用量钾盐不易导致高钾血症。

【不良反应】

1. 口服时偶可有胃肠道刺激症状，如恶心、呕吐、咽部不适、胸痛（食管刺激）、腹痛、腹泻，甚至消化道溃疡及出血。在空腹、剂量较大及原有胃肠道疾病者中更易发生。

2. 高钾血症。应用过量或原有肾功能损害时易发生，表现为软弱、乏力、手足口唇麻木、不明原因焦虑、意识模糊、呼吸困难、心率减慢、心律失常、传导阻滞，甚至心脏骤停。

【禁忌证】高钾血症、尿量很少和尿闭患者。

【美国 FDA 妊娠期药物安全性分级】口服给药：A 级。

【注意事项】

1. 下列情况下慎用。

（1）代谢性酸中毒伴有少尿。

（2）肾上腺皮质功能减弱。

（3）急、慢性肾功能衰竭。

（4）急性脱水，严重时可致尿量减少，尿钾排泄减少。

（5）低钾性周期性麻痹。低钾性麻痹应补钾，但须鉴别高钾性或正常血钾性周期性麻痹。

（6）慢性或严重腹泻可致低钾血症，但同时可致脱水和低钠血症，引起肾前性少尿。

（7）胃肠道梗阻、慢性胃炎、溃疡、食道狭窄、憩室、肠张力缺乏以及溃疡性肠炎者，不宜口服补钾，因此时钾对胃肠道的刺激增加，可加重病情。

（8）传导阻滞性心律失常，尤其是应用洋地黄类药物时。

（9）大面积烧伤、肌肉创伤、严重感染、大手术后 24 小时内和严重溶血，上述情况本身可引起高钾血症。

（10）先天性肾上腺皮质增生伴盐皮质激素分泌不足。

2. 用药期间需随访进行以下项目检查：①血钾、镁、钠、钙；②心电图；③酸碱平衡指标；④肾功能和尿量。

【孕妇及哺乳期妇女用药】尚不明确。

【儿童用药】尚不明确。

【老年用药】老年人肾脏清除钾离子能力下降，应用钾盐时较易发生高钾血症。用药期间应随访监测血钾浓度。

【药物相互作用】

1. 糖皮质激素，尤其是具有较明显盐皮质激素作用者，以及盐皮质激素和促糖皮质激素，因能促进尿钾排泄，合用时可降低钾盐疗效。

2. 抗胆碱能药物能加重口服钾盐尤其是氯化钾的胃肠道刺激作用。

3. 非甾体抗炎药可加重口服钾盐的胃肠道反应。

4. 合用库存血（库存 10 日以下含钾 30mmol/L，库存 10 日以上含钾 65mmol/L）、正服用含钾药物和保钾利尿药时，发生高钾血症的机会增多，尤其是有肾功能损害者。

5. 血管紧张素转换酶抑制剂和环孢素 A 能抑制醛固酮分泌，尿钾排泄减少，合用时易发生高钾血症。

6. 肝素能抑制醛固酮的合成，使尿钾排泄减少，合用时易发生高钾血症。此外，肝素可使胃肠道出血机会增多。

7. 缓释型钾盐能抑制肠道对维生素 B_{12} 的吸收。

【用法用量】

1. 目前常用的口服制剂有片剂和口服溶液两种，胶囊剂型已经少用。成人常规剂量为每次 0.5～1g，每日 2～4 次，饭后服用，并按病情需要调整剂量。一般成人每日最大剂量为 6g。对口服片剂出现胃肠道反应者可改用口服溶液，稀释于冷开水或饮料中服用。小儿口服宜用溶液，每日 1～3g/m³ 或 0.075～0.22g/kg，稀释于冷开水或饮料中，分次服用。

2. 氯化钾注射液（忌直接静脉注射）适用于严重低钾血症或不能口服者。一般用法为将 10～15ml 10％氯化钾注射液加入 500ml 5％葡萄糖注射液中滴注。补钾剂量、浓度和速度根据临床病情、血钾浓度及心电图缺钾图形改善情况等决定。钾浓度不超过 3.4g/L，补钾速度不超过 0.75g/h，每日补钾量为3～4.5g。

【制剂与规格】

1. 氯化钾片：（1）0.25g；（2）0.5g。

2. 氯化钾口服液。100ml：10g。

3. 氯化钾缓释片：0.5g。

4. 氯化钾颗粒：1.6g（相对于钾 0.524g）。

5. 氯化钾口服液。100ml：10g。

6. 氯化钾注射液。(1) 10ml：1g；(2) 10ml：1.5g。

【在口腔黏膜病治疗中的应用】

1. 适应证及用法用量。

本品主要用于需长期服用糖皮质激素治疗大疱性疾病的患者，预防性补充钾盐可以防治糖皮质激素的不良反应。常规剂量为每次 0.5～1g，每日 2～4次，饭后服用，并按病情需要调整剂量。

2. 使用中的注意事项。

除"注意事项""孕妇及哺乳期妇女用药""儿童用药""老年用药"部分提到的内容外，在口腔黏膜病中应用时还应注意：

(1) 文献报道，如无影响钾代谢的其他因素，糖皮质激素用量与氯化钾用量的比例以 1：60 为宜，即每服用 5mg 糖皮质激素应服用氯化钾 300mg。

(2) 如加大补钾剂量后，血钾水平仍低于正常值，应尽快至相应科室排查引起低钾的原因。

(辛川　王同珂)

【参考文献】

姜学义，王亚平. 氯化钾缓释片对应用肾上腺皮质激素类药物患者的补钾疗效观察[J]. 北京医学院学报，1983 (2)：136－137.

【药品名称】

多维元素片（Vitamins with Minerals Tablets）

【成分】 本品为复方制剂，其组分为维生素 A、β－胡萝卜素、维生素 D、维生素 E、维生素 B_1、维生素 B_6、维生素 C、维生素 B_{12}、维生素 K_1、生物素、叶酸、烟酰胺、泛酸和钙等多种矿物质元素。

【适应证】 用于预防和治疗维生素与矿物质缺乏引起的各种疾病。

【药理】

1. 药效学。

维生素和矿物质均为维持机体正常代谢和身体健康必不可少的重要物质。二者是构成多种辅酶和激素的重要成分，缺乏时可导致代谢障碍，从而引发多种疾病。本品含有多种维生素和矿物质，可用于预防和治疗它们缺乏引起的各种疾病。

2. 药动学。

未进行该项试验且无可靠参考文献。

【不良反应】偶见胃部不适。

【禁忌证】

1. 慢性肾功能衰竭、高钙血症、高磷血症伴肾性佝偻病患者禁用。

2. 对本品过敏者禁用。

【美国 FDA 妊娠期药物安全性分级】A 级。如剂量超过美国的每日推荐摄入量则为 D 级。

【注意事项】

1. 严格按规定的剂量服用，需要大量服用时，请咨询医师或药师。如果服用过量或出现严重不良反应，应停服并立即就医。

2. 本品含维生素 A，可以从乳汁中分泌，哺乳期妇女过量服用可致婴儿产生食欲缺乏、易激动、颅内压增高等不良反应。妊娠期及哺乳期妇女服用本品前请咨询医师或药师。

3. 过敏体质者慎用。

【孕妇及哺乳期妇女用药】尚不明确。

【儿童用药】本品为成人制剂，儿童请使用对应的儿童制剂。

【老年用药】尚不明确。

【药物相互作用】

1. 抗酸药可影响本品中维生素 A 的吸收，故不应同服。

2. 不应与含有大量镁、钙的药物合用，以免引起高镁血症、高钙血症。

3. 如与其他药物同时使用可能会发生药物相互作用，详情请咨询医师或药师。

【用法用量】口服。成人，每日 1 片。早餐后服用，效果更佳。

【制剂与规格】多维元素片：复方制剂。

【在口腔黏膜病治疗中的应用】

1. 适应证及用法用量。

多维元素片可用于：复发性阿弗他溃疡；各类唇炎，如湿疹糜烂性唇炎、干燥脱屑性唇炎；各类舌炎，如萎缩性舌炎、正中菱形舌炎和有症状的地图舌、沟纹舌等。也可在消化吸收能力差的人群或老年人群中使用，用于预防和治疗维生素和矿物质的缺乏。剂量通常为每日 1 片，连服 30 日。

2. 使用中的注意事项。

见"注意事项"部分。

（孙思露　刘佳佳）

【参考文献】

[1] 刘婷，吕晨，冯晓蕾，等．复发性阿弗他溃疡与相关的营养因素研究进展 [J].广东微量元素科学，2009，16（3）：1—10.

[2] 李奉华，刘虹．复发性阿弗他溃疡致病因素及机制的研究进展 [J].中国现代医学杂志，2003（7）：41—43.

【药品名称】

谷维素片（Oryzanol Tablets）

【成分】谷维素及辅料（淀粉、糖粉、微晶纤维素、羧甲基淀粉钠、硬脂酸镁）。

【适应证】用于神经官能症、经前期紧张综合征、围绝经期综合征的镇静助眠。

【药理】

1. 药效学。

本品具有调节植物神经功能及内分泌平衡的作用。

2. 药动学。

未进行该项试验且无可靠参考文献。

【不良反应】服后偶有胃部不适、恶心、呕吐、口干、疲乏、皮疹、乳房肿胀、油脂分泌过多、脱发、体重增加等不良反应。停药后均可消失。

【禁忌证】尚不明确。

【美国 FDA 妊娠期药物安全性分级】无相关数据。

【注意事项】胃及十二指肠溃疡患者慎用。

【孕妇及哺乳期妇女用药】尚不明确。

【儿童用药】尚不明确。

【老年用药】尚不明确。

【药物相互作用】尚不明确。

【用法用量】口服。每次 1~3 片，每日 3 次。

【制剂与规格】谷维素片：10mg。

【在口腔黏膜病治疗中的应用】

1. 适应证及用法用量。

谷维素片主要用于治疗灼口综合征，尤其是伴有失眠、抑郁等精神症状的灼口综合征，常用剂量为每次 20mg，每日 3 次。

2. 使用中的注意事项。

见"注意事项"部分。

（孙思露　刘佳佳）

【药品名称】

β－胡萝卜素（Beta-carotene）

【成分】β－胡萝卜素。

【适应证】维生素 A 缺乏、光敏性皮炎及肿瘤、免疫性疾病的辅助治疗。

【药理】

1. 药效学。

β－胡萝卜素是维生素 A 的类胡萝卜素前体物质。维生素 A 对维持皮肤健康和其正常的修复功能、保持胃肠道和呼吸道黏膜的健康必不可少。它也是一种抗氧化剂，能够降低自由基引起的细胞损害。

2. 药动学。

（1）吸收：胃肠道吸收与胆汁有关，高脂饮食可促进本品的吸收。

（2）分布：以原型药形式分布于各种组织，如脂肪、肾上腺和卵巢。

（3）代谢：20%～60% 在肠壁被代谢为视黄醇，少量在肝脏转化为维生素 A。

（4）排泄：通过粪便排出。

【不良反应】服药期间可能出现不同程度的皮肤黄染、稀便，个别患者有淤斑和关节痛，停药后均可自行消失。

【禁忌证】对本品过敏者禁用。

【美国 FDA 妊娠期药物安全性分级】C 级。

【注意事项】

1. 有严重肝、肾功能损害者慎用。

2. 治疗红细胞生成性原卟啉病多在服药后 2～6 周内出现疗效，如 6 周后未见疗效，可适当加大剂量，直至掌心皮肤出现黄染，然后逐渐减量。

【孕妇及哺乳期妇女用药】孕妇和哺乳期妇女慎用。

【儿童用药】尚不明确。

【老年用药】尚不明确。

【药物相互作用】服用本品期间不宜再服用维生素 A。

【用法用量】

1. 用于多种原因所致的维生素 A 不足、缺乏或需求增加。每次服 6mg，每日 1 次。

2. 在红细胞生成性原卟啉病治疗中的用法用量：略。

【制剂与规格】 β—胡萝卜素胶囊：6mg/粒。

【在口腔黏膜病治疗中的应用】

1. 适应证及用法用量。

β—胡萝卜素主要作为非糜烂型口腔扁平苔藓的辅助用药，也可用于口腔白斑病的全身药物治疗，降低口腔黏膜病损的角化程度。口服，每次 6mg，每日 1~2 次，连续服用 1 个月为一疗程。

2. 使用中的注意事项。

（1）孕妇及哺乳期妇女：妊娠期对维生素 A 需要量略增加，但日剂量不宜超过 6000IU；维生素 A 能通过胎盘，有报道指出大量摄入维生素 A 可致胎儿畸形，如尿道畸形、生长迟缓、早期骨骺关闭等。维生素 A 还可经乳汁分泌，哺乳期妇女摄入增加时，应注意婴儿自母乳摄取的量。故孕妇及哺乳期妇女应在医师指导下使用。

（2）儿童：婴幼儿对大量或超量维生素 A 较敏感，应谨慎使用。儿童应在医师指导下使用。

（3）两项大规模人群干预研究显示，吸烟者和已戒烟但曾有吸烟史者，服用 β—胡萝卜素可增加发生肺癌的危险性。因此，建议此药慎用于吸烟者和有吸烟史者。

（何明靖　孙思露　金鑫）

【参考文献】

［1］中华口腔医学会口腔黏膜病专业委员会，中华口腔医学会中西医结合专业委员会. 口腔扁平苔藓诊疗指南（试行）［J］. 中华口腔医学杂志，2012，47（7）：399－401.

［2］Villa A，Woo SB. Leukoplakia-A diagnostic and management algorithm［J］. International Journal of Oral and Maxillofacial Surgery，2017，75（4）：723－734.

［3］Ribeiro AS，Salles PR，da Silva TA，et al. A review of the nonsurgical treatment of oral leukoplakia［J］. International Dental Journal，2010.

［4］Omenn GS，Goodman GE，Thornquist MD，et al. Risk factors for lung cancer and for intervention effects in CARET，the Beta－carotene and retinol efficacy trial［J］. Journal of the National Cancer Institute，1996，88（21）：1550－1559.

［5］Alpha-Tocopherol，Beta Carotene Cancer Prevention Study Group. The effect of vitamin E and beta carotene on the incidence of lung cancer and other cancers in male smokers

[J]. New England Journal of Medicine，1994，330（15）：1029−1035.

【药品名称】

番茄红素（Lycopene）

【成分】 番茄红素。

【适应证】

1. 预防心脑血管疾病。

2. 减缓前列腺肥大。

3. 预防和减缓子宫、卵巢疾病。

4. 防治膀胱炎、前列腺炎、尿道炎等泌尿系统炎症。

【药理】 番茄红素是一种很强的抗氧化剂，具有极强的清除自由基的能力，可保护细胞 DNA 免受自由基损伤。

【不良反应】 尚不明确。

【禁忌证】 尚不明确。

【美国 FDA 妊娠期药物安全性分级】 无相关数据。

【注意事项】 尚不明确。

【孕妇及哺乳期妇女用药】 尚不明确。

【儿童用药】 尚不明确。

【老年用药】 尚不明确。

【药物相互作用】 尚不明确。

【用法用量】 每日 1~2 次，每次 2 粒。

【制剂与规格】 番茄红素胶囊：0.5g，每粒含番茄红素提取物 100mg。

【在口腔黏膜病治疗中的应用】

1. 适应证及用法用量。

本品可作为非糜烂型口腔扁平苔藓、口腔白斑病、口腔黏膜下纤维性变的辅助用药，利用其抗氧化作用，缓解患者症状及体征。

用法：口服，每次 2 粒，每日 1~2 次，连续服用 1 个月为一疗程。

2. 使用中的注意事项。

无特殊注意事项。

（何明靖　孙思露　金鑫）

【参考文献】

［1］Piyush P，Mahajan A，Singh K，et al. Comparison of therapeutic response of lycopene and curcumin in oral submucous fibrosis: A randomized controlled trial [J]. Oral Diseases, 2019, 25 (1): 73-79.

[2] Lu R, Dan HX, Wu RQ, et al. Lycopene: features and potential significance in the oral cancer and precancerous lesions [J]. Journal of Oral Pathology & Medicine, 2011, 40 (5): 361-368.

第七节　镇痛药

【药品名称】

加巴喷丁（Gabapentin）

【成分】加巴喷丁。

【适应证】

1. 疱疹病毒感染后遗神经痛：用于成人疱疹病毒感染后遗神经痛的治疗。

2. 癫痫：用于 12 岁以上，伴或不伴继发性全身发作的部分性发作癫痫的辅助治疗。常与其他抗癫痫药物合用。

【药理】

1. 药效学。

加巴喷丁为人工合成的人 γ-氨基丁酸（GABA）类似物，抗惊厥作用的机制尚不明确。动物试验提示，与其他上市的抗惊厥药物相似，加巴喷丁可抑制癫痫发作。小鼠和大鼠最大电休克试验、苯四唑癫痫发作试验以及其他动物试验（如遗传性癫痫模型等）结果提示，加巴喷丁具有抗癫痫作用，但这些癫痫模型与人体的相关性尚不清楚。加巴喷丁对 GABA 受体无激动作用，也不抑制 GABA 的再摄取与降解，它能与 L 型钙通道蛋白结合，但不影响钙的内流。有报道指出本品可能促进 GABA 的释放。

2. 药动学。

（1）吸收：口服吸收快，达峰时间（t_{max}）为 2～3 小时。吸收过程可饱和，口服 300mg 时，生物利用度约为 65%；口服 600mg 时，约为 42%；口服 1600mg 时，约为 35%。

（2）分布：在体内分布广，可通过血脑屏障，脑脊液中药物浓度约为血浓度的 20%，脑组织内药物浓度可达血浓度的 80%；可从乳汁分泌。血浆蛋白结合率很低（≤5%），正常肾功能状态下，表观分布容积为 0.9L/kg。

（3）代谢：在体内不被代谢。

（4）排泄：以原型药物形式从尿中排出，其排泄率与肌酐清除率成正比。半衰期（$t_{1/2}$）为 5~7 小时；肾功能异常者 $t_{1/2}$ 可延长达 13 小时，但在透析中可在 3.8 小时内清除。

【不良反应】

1. 较常见的有共济失调、站立不稳、头晕、嗜睡、眼球震颤、外周性水肿。较少见的不良反应有遗忘、疲劳、抑郁、易激动、心境不稳、敌对行为及其他情绪和精神方面的改变。罕见粒细胞减少症，一般没有症状。偶有发热、咳嗽、下背痛及排尿困难等。

2. 过量的症状为严重腹泻、复视，严重的头昏、嗜睡和严重构音障碍，口齿不清。最严重者致死。

3. 严重的反应有 Stevens—Johnson 综合征（罕见）、癫痫发作、昏迷。

【禁忌证】

1. 已知对该药中任一成分过敏的人群。

2. 急性胰腺炎患者。

3. 癫痫原发性全身发作，如失神发作的患者。

【美国 FDA 妊娠期药物安全性分级】 口服给药：C 级。

【注意事项】

1. 用药之前应当注意患者对本品是否过敏。

2. 哺乳期妇女用药对婴儿的危害不能排除。

3. 抗癫痫药物包括加巴喷丁会增加患者自杀念头或出现自杀行为的风险，故服药者出现任何不好迹象都应受到监督。

4. 本品口服后可出现假性蛋白尿和白细胞减少。

5. 肾功能减退和老年患者应注意减少药物剂量，减量标准应与肌酐清除率成比例。

6. 抗酸药能减少 20% 以上本品的吸收，因此必须在服抗酸药 2 小时后服用。

7. 不能突然停用，若换用其他药物，至少要一周的减量期。

8. 首次给药应当在睡前，以减少药物用量。

9. 驾车及认知功能的影响：应注意加巴喷丁可能引起头晕、嗜睡等中枢神经系统抑制症状。因此，应建议患者服用该药时避免驾车或操作其他复杂机械。但有随机双盲对照试验显示低剂量加巴喷丁（250mg）对次日的模拟驾驶或认知功能没有明显影响。

【孕妇及哺乳期妇女用药】有研究表明在妊娠期服用加巴喷丁，不会增加母婴不良事件发生的风险，但只有在充分评估利益与风险后，才可以使用本品。本品在母乳中有分泌。有研究显示哺乳期妇女服用该药不会引起婴儿的不良事件，但不能排除本品致婴儿不良事件的可能，所以哺乳期妇女在必须使用本品时，应停止哺乳。

【儿童用药】

1. 不推荐 12 岁以下儿童使用本品，因其可引起中枢神经系统相关的不良反应，如情绪不稳定、敌意、思维紊乱、运动机能亢进等。也可能引起湿疹、皮疹、恶心、呕吐。

2. 12 岁以上儿童用药：在给药第一日可采用每日 1 次，每次 300mg；第二日为每日 2 次，每次 300mg；第三日为每日 3 次，每次 300mg，之后维持此剂量服用。

【老年用药】老年人和肾功能不全者应当减少药物用量，具体见"用法用量"部分。治疗疱疹病毒感染后遗神经痛，同样的剂量对 75 岁及以上患者的疗效比年轻患者好，但是也不能排除其他因素的影响。除周围性神经水肿和共济失调随年龄增长而增加外，不良反应的类型和发生率在各年龄组之间相似。关于治疗癫痫，在 65 岁及以上的人群，未进行过系统的研究。

【药物相互作用】

1. 与含铝、镁的抗酸药合用可减少吸收。

2. 饮酒或与中枢抑制药物合用可使中枢抑制作用增强。

【用法用量】

1. 成人，口服，第一日 300mg；第二日 600mg，分 2 次服；第三日 900mg，分 3 次服。以后根据临床情况可继续增加至维持量，维持量为 900～1800mg。但剂量增至每日 2400～3600mg 亦能耐受。

2. 老年人使用剂量由肾功能肌酐清除率决定。

（1）肌酐清除率>60ml/min 者，每日最大剂量≤1200mg（每次 400mg，每日 3 次）。

（2）肌酐清除率在 30～60ml/min 者，每日最大剂量≤600mg（每次 300mg，每日 2 次）。

（3）肌酐清除率在 15～30ml/min 者，每日最大剂量≤300mg（每次 300mg，每日 1 次）。

（4）肌酐清除率<15ml/min 者，每日最大剂量≤150mg（每次 300mg，隔日 1 次）。

【制剂与规格】

1. 加巴喷丁胶囊：（1）100mg；（2）300mg；（3）400mg。

2. 加巴喷丁片：300mg。

【在口腔黏膜病治疗中的应用】

1. 适应证及用法用量。

加巴喷丁可用于治疗带状疱疹病毒感染后遗神经痛，剂量见"用法用量"部分，注意使用时不可盲目增加该药剂量。

2. 使用中的注意事项。

见"注意事项""孕妇及哺乳期妇女用药""儿童用药""老年用药"部分。

（孙思露　刘佳佳）

【参考文献】

[1] Wang J，Zhu YY. Different doses of gabapentin formulations for postherpetic neuralgia：A systematical review and meta-analysis of randomized controlled trials [J]. Journal of Dermatological Treatment，2017，28（1）：65－77.

[2] Wilton LV，Shakir S. A postmarketing surveillance study of gabapentin as add-on therapy for 3,100 patients in England [J]. Epilepsia，2002，43（9）：983－992.

[3] Montouris G. Gabapentin exposure in human pregnancy：results from the Gabapentin Pregnancy Registry [J]. Epilepsy & Behavior，2003，4（3）：310－317.

[4] Kristensen JH，Ilett KF，Hackett LP，et al. Gabapentin and breastfeeding：a case report [J]. Journal of Human Lactation，2006，22（4）：426.

[5] Kay GG，Schwartz HI，Wingertzahn MA，et al. Next-day residual effects of gabapentin，diphenhydramine，and triazolam on simulated driving performance in healthy volunteers：a phase 3，randomized，double-blind，placebo-controlled，crossover trial [J]. Human Psychopharmacology Clinical & Experimental，2016，31（3）：217－226.

【药品名称】

双氯芬酸钠（Diclofenac Sodium）

【成分】双氯芬酸钠。

【适应证】

1. 急、慢性风湿性关节炎、急慢性关节炎、急慢性强直性脊柱炎、骨关节炎。

2. 肩周炎、滑囊炎、肌腱炎及腱鞘炎。

3. 腰背痛、扭伤、劳损及其他软组织损伤。

4. 急性痛风。

5. 痛经或附件炎、牙痛和术后疼痛。

6. 创伤后的疼痛与炎症，如扭伤、肌肉拉伤等。

7. 耳鼻喉严重的感染性疼痛和炎症（如扁桃体炎、耳炎、鼻窦炎等），应同时使用抗感染药物。

【药理】

1. 药效学。

本品为非甾体抗炎药（NSAIDs），具有强抗炎、镇痛和解热作用，通过抑制前列腺素合成过程中环氧化酶（COX）的活性发挥作用。它是非甾体抗炎药中作用较强的一种，对前列腺素合成的抑制作用强于阿司匹林和吲哚美辛（消炎痛）等。

2. 药动学。

（1）吸收：本品口服吸收快，血浆蛋白结合率为 99.5%。

（2）代谢：大约 50% 在肝脏代谢。

（3）排泄：40%～65% 从肾脏排出，35% 从胆汁、粪便排出。

【不良反应】

1. 可引起腹痛、便秘、腹泻、胃烧灼感、恶心、消化不良等胃肠道反应。

2. 偶见头痛、头晕、眩晕。血清谷草转氨酶（AST）浓度、谷丙转氨酶（ALT）浓度升高。

3. 少见肾功能下降，可导致水钠潴留，表现为尿量少、面部水肿、体重骤增等。极少数可引起心律不齐、耳鸣等。

4. 罕见：皮疹、胃肠道出血、消化性溃疡、呕血、黑便、胃肠道溃疡、穿孔、出血性腹泻、嗜睡，过敏反应如哮喘、肝炎、水肿。

5. 有导致骨髓抑制或使之加重的可能。

【禁忌证】

1. 以往对本品过敏的患者。

2. 服用阿司匹林或其他非甾体抗炎药后诱发哮喘、荨麻疹或过敏反应的患者。

3. 禁用于冠状动脉搭桥手术围手术期疼痛的治疗。

4. 有应用非甾体抗炎药后发生胃肠道出血或穿孔病史的患者。

5. 有活动性消化性溃疡出血，或者既往复发溃疡出血的患者。

6. 重度心力衰竭患者。

7. 12 个月以下的婴儿。

8. 妊娠 3 个月以内的孕妇。

【美国 FDA 妊娠期药物安全性分级】眼部给药，C 级；口服及肠道外给药，B 级；妊娠晚期或临近分娩时给药，D 级；口服给药、局部、皮肤外用、眼部给药、肠道外给药，C 级；肠道外给药，D 级。

【注意事项】

1. 避免与其他非甾体抗炎药，包括选择性 COX-2 抑制剂合并用药。

2. 根据控制症状的需要，在最短治疗时间内使用最低有效剂量，可以使不良反应降到最低。

3. 在使用所有非甾体抗炎药治疗的过程中，可能随时出现胃肠道出血、溃疡和穿孔，且可能是致命的。这些不良反应可能伴有或不伴有警示症状，无论患者是否有胃肠道不良反应史或严重的胃肠事件病史。既往有胃肠道病史（溃疡性结肠炎、克罗恩病）的患者应谨慎使用非甾体抗炎药，以免使病情恶化。当患者服用该药发生胃肠道出血或溃疡时，应停药。

4. 针对多种 COX-2 选择性或非选择性非甾体抗炎药持续时间达 3 年的临床试验显示，本品可能引起严重心血管血栓性不良事件，使心肌梗死和脑卒中风的风险增加，这些可能是致命的。所有的非甾体抗炎药，包括 COX-2 选择性或非选择性药物，可能有相似的风险。有心血管疾病或心血管疾病危险因素的患者，其风险更大。即使既往没有心血管症状，医师和患者也应对此类事件的发生保持警惕。应告知患者严重心血管危险性的症状和（或）体征，以及如果发生应采取的步骤。患者应该警惕如胸痛、气短、无力、言语含糊等症状和体征，而且当有任何上述症状或体征发生后应该马上寻求医师帮助。

5. 和其他非甾体抗炎药一样，本品可导致新发高血压或使已有的高血压症状加重，其中的任何一种都可导致心血管事件的发生率增加。服用噻嗪类或髓袢利尿剂的患者，服用非甾体抗炎药时，可能会影响这些药物的疗效。

6. 有高血压和（或）心力衰竭（如液体潴留和水肿）病史的患者应慎用。在开始使用本品治疗和整个治疗过程中，应密切监测血压。

7. 非甾体抗炎药，包括本品，可能引起致命的、严重的皮肤不良反应，例如剥脱性皮炎、Stevens-Johnson 综合征和中毒性表皮坏死松解症。这些严重事件可在没有征兆的情况下出现。应告知患者严重皮肤超敏反应的症状和体征。在第一次出现皮疹或皮肤过敏反应的其他征象时，应停用本品。

8. 血液系统异常患者慎用。

9. 本品含钠，限制钠盐摄入的患者应慎用。

10. 对于有胃肠道症状或曾有胃肠溃疡病史、严重肝功能损害的患者，如需使用本品，应严密监护。

11. 正在应用利尿剂治疗的心、肾功能损害者、进行大手术后的恢复期患者，以及由于任何原因致细胞外液丢失的患者应慎用本品。

12. 个别需要长期治疗的患者，应定期检查肝功能和血常规，发生肝功能损害时应停用本品。

13. 有眩晕史或其他中枢神经疾病史的患者在服用本品期间，应禁止驾车或操作机械。

14. 应注意与锂制剂、地高辛制剂、保钾利尿药、抗凝血药、降糖药和甲氨蝶呤等配合使用的剂量及不良反应。

15. 体重较低的患者应降低用量。

16. 有动物试验表明本品可改变雄性大鼠的生殖代谢状态、雄激素活性和睾丸组织结构，并诱发肝毒性和肾毒性。长期应用需慎重。

【孕妇及哺乳期妇女用药】本品可通过胎盘。动物试验显示对胎鼠有毒性，但不致畸。孕妇及哺乳期妇女不宜使用。

【儿童用药】安全性尚未确定，14 岁以下儿童暂不推荐使用本品。

【老年用药】老年人对本品不良反应的耐受性低于年轻人，本品可致或加重老年人胃肠道出血、胃溃疡和穿孔，同时具肝肾毒性，应慎用。

【药物相互作用】

1. 饮酒或与其他非甾体抗炎药同用时增加胃肠道不良反应，并有致溃疡的危险。长期与对乙酰氨基酚同用可增加对肾脏的毒性作用。

2. 与肝素、双香豆素等抗凝血药及血小板聚集抑制药同用时有增加出血的危险。

3. 与呋塞米同用时，呋塞米的排钠和降压作用减弱。

4. 与维拉帕米、硝苯地平同用时，本品的血药浓度增高。

5. 本品可增高地高辛的血药浓度，同用时须注意调整地高辛的剂量。

6. 本品可降低胰岛素和其他降糖药物的作用，使血糖升高。

7. 本品与抗高血压药物同用时可影响后者的降压效果。

8. 丙磺舒可降低本品的排泄，增加血药浓度，从而增加毒性，故同用时宜减少本品剂量。

9. 本品可降低甲氨蝶呤的排泄，增高其血药浓度，甚至可达中毒水平，故本品不应与中或大剂量甲氨蝶呤同用。

10. 与保钾利尿药同用时可引起高钾血症。

【用法用量】

1. 口服：成人每日 100~150mg，分 2~3 次。

2. 肌内注射：50mg，每日 1 次，深部肌内注射。

3. 外用：乳膏或擦剂适量涂于患处，每日 2~4 次，轻轻按摩。喷雾剂局部喷患处，成人每次 3~4 揿，每 2~3 小时 1 次。

【制剂与规格】

1. 双氯芬酸钠肠溶片：(1) 25mg；(2) 50mg。

2. 双氯芬酸钠肠溶胶囊：50mg。

3. 双氯芬酸钠缓释片：(1) 75mg；(2) 100mg。

4. 双氯芬酸钠缓释胶囊：50mg。

5. 双氯芬酸钠栓：(1) 12.5mg；(2) 50mg。

6. 双氯芬酸钠搽剂：(1) 0.1%；(2) 1%；(3) 20ml：0.2g；(4) 45ml：0.45g。

7. 双氯芬酸钠凝胶剂：1%。

8. 双氯芬酸钠乳膏。25g：0.75g。

9. 双氯芬酸钠喷雾剂。8ml：80mg（每揿含双氯芬酸钠 0.5mg）。

【在口腔黏膜病治疗中的应用】

1. 适应证及用法用量。

双氯芬酸钠可用于缓解或消除口腔溃疡或糜烂性损害（如复发性阿弗他溃疡、放疗化疗性口炎或三叉神经带状疱疹等）引起的疼痛。一般只用于疼痛剧烈者。由于其药效学和药动学在个体间差异较大，建议观察双氯芬酸钠的有利和不利影响后调整剂量。

2. 使用中的注意事项。

除“注意事项”“孕妇及哺乳期妇女用药”“儿童用药”“老年用药”部分提到的内容外，双氯芬酸钠喷雾剂在口腔黏膜病中应用时，少数患者口腔溃疡局部有一过性刺激痛，很快即可消失，偶见头晕。

（孙思露　刘佳佳）

【参考文献】

周永梅，周曾同. 双氯芬酸钠含片治疗口腔溃疡性疼痛的临床研究 [J]. 临床口腔医学杂志，2004，20（5）：310-312.

【药品名称】

卡马西平（Carbamazepine）

【成分】卡马西平。

【适应证】

1. 用于癫痫单纯或复杂部分性发作、继发性全身强直阵挛性发作或其他部分性或全面性发作，亦用于全身性发作中的强直阵挛性发作；对典型或不典型失神发作、肌阵挛或失张力发作无效。

2. 用于三叉神经痛和舌咽神经痛发作，亦用于三叉神经痛缓解后的长期预防性用药。也可用于脊髓结核和多发性硬化、糖尿病周围性神经痛、幻肢痛和外伤后神经痛以及疱疹后遗神经痛。

3. 预防或治疗躁狂抑郁症：对锂、抗精神病药物或抗抑郁药物无效或不能耐受的躁狂抑郁症，可单用或与锂及其他抗抑郁药物合用。

4. 中枢性部分性尿崩症，可单用或与氯磺丙脲或氯贝丁酯等合用。

5. 某些精神疾病，包括精神分裂症性情感性疾病、顽固性精神分裂症及与边缘系统功能障碍有关的失控综合征。

6. 酒精成瘾的戒断综合征。

7. 不宁腿综合征（Ekbom综合征）、偏侧面肌痉挛。

【药理】

1. 药效学。

本品化学结构和三环类抗抑郁药物相似，有抗胆碱作用，还可抗抑郁、抑制神经肌肉接头的兴奋传递。药理作用类似于苯妥英钠，对癫痫单纯或复杂部分性发作、全面强直阵挛性发作疗效好；对失神发作、肌阵挛或失张力发作无效。由于具有自身诱导代谢的作用，抗癫痫作用起效时间相差很大。对外周神经痛的疗效优于苯妥英钠，用药 8~72 小时即可缓解三叉神经痛。

2. 药动学。

（1）吸收：口服吸收慢而不规则，因人而异，达峰时间（t_{max}）为 4~8 小时。口服 400mg 后峰浓度（C_{max}）为 8~12 $\mu g/ml$，但个体差异很大。生物利用度为 75%~85%。血浆蛋白结合率 75%~80%，而其活性代谢产物 10,11-环氧化卡马西平的血浆蛋白结合率为 48%~53%。

（2）分布：体内分布广，表观分布容积为 0.8~2.2L/kg。

（3）代谢：在肝脏代谢，主要代谢产物为 10，11-环氧化卡马西平。

（4）排泄：72% 从尿排泄，28% 随粪便排出。单次给药半衰期（$t_{1/2}$）为

25~65 小时。长期服用者，由于可对药酶产生诱导，加快自身代谢，$t_{1/2}$ 缩短为 8~29 小时，平均为 12~17 小时。10，11－环氧化卡马西平的 $t_{1/2}$ 为 5~24 小时。恒量多次给药，达稳态血药浓度的时间为 40 小时（8~55 小时）。

【不良反应】

1. 因刺激抗利尿激素分泌可引起水潴留和低钠血症（或水中毒），发生率为 10%~15%。

2. 最常见的不良反应是中枢神经系统的反应，表现为视力模糊、复视、眼球震颤。其他常见的不良反应有恶心、呕吐、高血压、低血压、头晕、嗜睡、笨拙、精神错乱。

3. 较少见的不良反应：①变态反应；②Stevens-Johnson 综合征或中毒性表皮坏死松解症、皮疹、荨麻疹、瘙痒；③儿童行为障碍；④严重腹泻；⑤稀释性低钠血症（水中毒）；⑥红斑狼疮样综合征。

4. 罕见的不良反应：①腺体疾病（如腺体瘤或淋巴腺病）；②血液系统疾病：再生障碍性贫血、急性间歇性卟啉病、粒细胞减少、白细胞增多或减少、全细胞减少和血小板减少、骨髓抑制；③心血管系统疾病：包括心律失常、房室传导阻滞、心动过缓、充血性心力衰竭、水肿、晕厥；④中枢神经系统中毒：语言困难、精神不安、耳鸣、眼球震颤、幻视；⑤肝炎；⑥低钙血症；⑦肾中毒、急性肾功能衰竭；⑧感觉异常或周围神经病；⑨血管性水肿；⑩过敏性肺炎。

【禁忌证】

1. 已知对卡马西平或三环类抗抑郁药物过敏者。

2. 房室传导阻滞者。

3. 血清铁严重异常者。

4. 有骨髓抑制史者。

5. 具有肝卟啉病病史者（如急性间歇性卟啉病、变异型卟啉病、迟发性皮肤卟啉病），严重肝功能不全者等。

6. 禁止与单胺氧化酶抑制药物合用，禁止在单胺氧化酶停药不足 2 周时使用。

【美国 FDA 妊娠期药物安全性分级】 口服给药：D 级。

【注意事项】

1. HLA－B* 1502 等位基因阳性者，使用本品出现 Stevens-Johnson 综合征、中毒性表皮坏死松解症等致死性皮肤反应的风险大。

2. 用药期间应注意监测：全血细胞（包括血小板、网织红细胞及血清铁，

2~3 年内需定期复查），尿常规，肝功能，卡马西平血药浓度，进行眼科检查。

3. 本品有引起再生障碍性贫血和粒细胞减少的报道，用药前应做血液学检查供对照。用药过程中如出现白细胞和血小板计数降低，应密切监测。

4. 本品能通过胎盘，妊娠期妇女用药对胎儿的致畸作用低于苯妥英钠及扑米酮，脊柱裂的发生率为 0.5%。

5. 有癫痫不典型失神发作史的患者，全身痉挛发作的频率可能增加。

6. 心电图有异常或有心脏传导障碍史的患者，出现房室传导阻滞的风险增加。

7. 卡马西平或三环类药物可抗抑郁。

8. 对于眼内压升高患者，由于本品有抗胆碱作用，病情可加重。

9. 有精神病史患者，有激活潜在精神病的风险。

10. 有报道称使用本品后自杀风险增加。

11. 一般疼痛时不要用本品。

12. 糖尿病患者可能出现尿糖增加。

13. 癫痫患者不能突然撤药。

14. 已用其他抗癫痫药物的患者，本品用量应逐渐增加，治疗 4 周后可能需要增加剂量，避免自身诱导所致血药浓度下降。

15. 出现下列情况应停药：肝中毒或骨髓抑制症状出现，心血管系统不良反应或皮疹出现。

16. 用于特异性疼痛综合征止痛时，如果疼痛完全缓解，应每月减量直至停药。

17. 饭后服用可减少胃肠反应，漏服时应尽快补服，不可一次服双倍量，可一日内分次补足。

18. 有下列情况者应慎用：乙醇中毒、心脏损害、冠心病、糖尿病、青光眼、对其他药物有血液反应史（易诱发骨髓抑制）、肝病、抗利尿激素分泌异常或其他内分泌紊乱、尿潴留、肾病。

【孕妇及哺乳期妇女用药】卡马西平能通过胎盘，女性患者如果在接受卡马西平治疗期间怀孕或计划生育，应仔细权衡利弊，特别是妊娠初期三个月。有文献报道，在此期使用本品单药，导致先天畸形的发生率为 3.3%，脊柱裂是唯一一种与本品单药治疗显著相关的先天畸形。英国癫痫和妊娠登记处发现，与其他抗癫痫药物相比，卡马西平导致先天畸形的概率最低；同时也有研究显示，对于患有癫痫综合征的妊娠期妇女，卡马西平单药治疗是一种相对安全、经济的方法。对于育龄期妇女，卡马西平也应尽量作为单一治疗用药，合并使用多种抗癫痫药物的妇女生产的婴儿先天异常的发生率比单药治疗高。推荐给予最低有效剂量，并建议监测血药浓度。应告知患者此药有增加胎儿畸形危险的可能性，需及时做产前检查。

本品能经乳汁分泌，约为血药浓度的 60%，哺乳期妇女不宜服用。

【儿童用药】由于儿童对卡马西平的清除较快，所以服用卡马西平的剂量可高于成人。目前并未发现学龄期儿童使用本品在智力和语言发展上受到影响。

【老年用药】老年患者中对本品敏感者多，常可引发认知障碍、激越、不安、焦虑、精神错乱、房室传导阻滞或心动过缓，也可引起再生障碍性贫血，应慎重确定卡马西平的剂量。

【药物相互作用】

1. 丙戊酸钠及新型抗癫痫药物萘咪酮、登齐醇、司替戊醇等可抑制本品的代谢，苯巴比妥、苯妥英钠、扑米酮可诱导本品的代谢。此外，本品有诱导丙戊酸肝毒性代谢产物增加的趋势，可缩短乙琥胺和氯硝西泮的半衰期。本品对苯妥英钠的作用不恒定，合用时须监测血药浓度。

2. 雷诺嗪，主要由 CYP3A4 代谢。本品禁止与之合用，否则雷诺嗪的血药浓度会大幅下降。

3. 与奈法唑酮、伏立康唑或奈非那韦合用为禁忌。合用时 CYP3A4 调节的这些药物或其活性代谢物的代谢被诱导，使其血药浓度降低，而 CYP3A4 调节的本品的代谢被抑制，血药浓度上升，出现毒性的风险增加。

4. 与腺苷合用，对心脏传导的作用相加，发生传导阻滞的风险加大。

5. 与曲马多、厄诺替尼、伊马替尼、拉帕替尼、依曲韦林、洛匹那韦、地拉韦啶、马拉韦罗等 CYP3A4 的底物合用时，这些药物或其活性代谢物的代谢被本品诱导，血药浓度降低，故应避免合用。

6. 与氯氮平合用时，两药骨髓抑制和神经毒性的作用有叠加。

7. 与对乙酰氨基酚合用可使肝毒性增加。

8. 与香豆素类抗凝血药物合用，由于本品对肝药酶的诱导作用，使抗凝血药物的血药浓度降低，半衰期缩短，抗凝作用减弱，应监测凝血酶原时间，调整药量。

9. 与碳酸酐酶抑制药物合用可使骨质疏松的危险性增加。

10. 由于本品的肝药酶诱导作用，与氯磺丙脲、氯贝丁酯、去氨加压素、赖氨加压素、垂体后叶素等合用时，可加强其抗利尿作用，合用的药物需减量使用。

11. 与含雌激素的避孕药、环孢素、洋地黄类、左甲状腺素或奎尼丁合用时，可加快上述药物的代谢，降低疗效，用量应调整。与口服避孕药合用可能出现阴道大出血。

12. 与多西环素（强力霉素）合用，多西环素的血药浓度可能降低，必要时需要调整用量。

13. 红霉素、醋竹桃霉素以及右丙氧芬可抑制本品的代谢，引起本品血药浓度升高，出现毒性反应。

14. 氟哌啶醇、洛沙平、马普替林、噻吨类或三环类抗抑郁药物可增强本品的代谢，引起本品血药浓度升高，出现毒性反应。

15. 锂盐可以降低本品的抗利尿作用。

16. 与单胺氧化酶（MAO）抑制剂合用，可引起高热和（或）高血压危象、严重惊厥甚至死亡，两药应用时至少要间隔 14 天。当本品用作抗惊厥剂时，MAO 抑制剂可以改变癫痫发作的类型。

17. 本品可以降低诺米芬辛的吸收并加快消除。

18. 苯巴比妥和苯妥英可加速本品的代谢，可将本品的 $t_{1/2}$ 降至 9～10 小时。

【用法用量】

口服。

1. 成人。

（1）抗惊厥：开始每次 0.1g，每日 2～3 次；自第二日开始每日增加 0.1g，直到出现疗效为止，口服。注意个体化，每日最大剂量不超过 1.6g。

（2）镇痛：开始每次 0.1g，每日 2 次；自第二日开始，隔日增加 0.1～0.2g，直到疼痛缓解；维持量为每日 0.4～0.8g，分次口服；每日最高量不超过 1.2g。

（3）抗躁狂或抗精神病：开始每日 0.2～0.4g，以后每周逐渐增加至最大量每日 1.6g，分 3～4 次口服。

成人的每日限量为 1.2g，少数用至每日 1.6g。用于止痛时每日不超过 1.2g。

2. 儿童。

抗惊厥：6 岁以前，每日按体重 5mg/kg 计算给药，每 5～7 日增加 1 次用量，达每日 10mg/kg，必要时增至 20mg/kg，维持量调整到血药浓度维持在 8～12mg/kg，一般为按体重 10～20mg/kg，每日 0.25～0.3g，不超过 0.4g；

6~12岁，第一日0.05~0.1g，服2次，隔周增加0.1g至出现疗效，维持量调整到最小有效量，一般为每日0.4~0.8g，不超过1g，分3~4次服用；12~15岁，每日不超过1g；15岁以上，每日不超过1.2g。

【制剂与规格】

1. 卡马西平片：(1) 0.1g；(2) 0.2g。

2. 卡马西平缓释片：0.2g。

3. 卡马西平胶囊：0.2g。

4. 卡马西平缓释胶囊：0.1g。

【在口腔黏膜病治疗中的应用】

1. 适应证及用法用量。

卡马西平可用于三叉神经带状疱疹后神经痛，剂量见"用法用量"部分。

2. 使用中的注意事项。

见"注意事项""孕妇及哺乳期妇女用药""儿童用药""老年用药"部分。

（孙思露 刘佳佳）

【参考文献】

[1] Jentink J, Dolk H, Loane MA, et al. Intrauterine exposure to carbamazepine and specific congenital malformations：systematic review and case-control study [J]. British Medical Journal, 2010, 341：c6581.

[2] Verrotti A, Mencaroni E, Castagnino M, et al. Foetal safety of old and new antiepileptic drugs [J]. Expert Opinion on Drug Safety, 2015, 14 (10): 1563－1571.

[3] Campbell E, Kennedy F, Russell A, et al. Malformation risks of antiepileptic drug monotherapies in pregnancy：updated results from the UK and Ireland Epilepsy and Pregnancy Registers [J]. Journal of Neurology Neurosurgery & Psychiatry, 2014, 85 (9): 1029－1034.

[4] Johnson EL, Stowe ZN, Ritchie JC, et al. Carbamazepine clearance and seizure stability during pregnancy [J]. Epilepsy & Behavior, 2014, 33 (4): 49－53.

[5] Bromley R, Weston J, Adab N, et al. Treatment for epilepsy in pregnancy：neurodevelopmental outcomes in the child [J]. Cochrane Database of Systematic Reviews, 2014 (10): CD010236.

第八节　抗生素

【药品名称】

盐酸米诺环素（Minocycline Hydrochloride）

【成分】 盐酸米诺环素。

【适应证】

1. 作为首选或选用药物可用于下列疾病：立克次氏体病，包括流行性斑疹伤寒、地方性斑疹伤寒、落基山斑点热、恙虫病和 Q 热；支原体感染；衣原体感染，包括鹦鹉热、性病淋巴肉芽肿、非特异性尿道炎、输卵管炎、宫颈炎及沙眼；回归热；布氏菌病；霍乱；兔热病；莱姆病；鼠疫。治疗布氏菌病和鼠疫时需与氨基糖苷类抗生素联合应用。

2. 亦可应用于对青霉素类抗生素过敏者的破伤风、气性坏疽、雅司病、梅毒、淋病和钩端螺旋体病。

3. 可选用于敏感的金黄色葡萄球菌、肺炎链球菌、化脓性链球菌、淋病奈瑟菌、脑膜炎奈瑟菌、大肠埃希菌、产气肠杆菌、志贺菌属、耶尔森菌、单核细胞增多性李斯特菌、放线菌属等所致的呼吸道、胆道、尿路、皮肤和软组织感染，也可用于严重痤疮。

4. 中度、重度牙周炎在龈下刮治后，于牙周袋内放入本品，可提高疗效，减少复发。也可在急性冠周炎局部清洗后，于盲袋内放入本品。

【药理】

1. 药效学。

四环素类药物具有广谱抗病原微生物作用，为抑菌药物，高浓度时具杀菌作用。其作用机制在于能特异性地与核糖体 30S 亚基的 A 位置结合，阻止氨基酰－tRNA 在该位置上的联结，从而抑制肽链的延长和影响细菌或其他病原微生物的蛋白质合成。

2. 药动学。

（1）吸收：本品口服后在胃肠道吸收完全，可吸收给药量的 95%，食物对本品的吸收无明显影响。口服本品 200mg 后，t_{max} 为 2.1 小时，C_{max} 为 3.5mg/L。

（2）分布：本品脂溶性较高，易渗透入许多组织和体液，且能进入细胞，本品在胆汁和尿中的浓度比血药浓度高 $10\sim30$ 倍,在唾液和泪液中的浓度比其他四环素类抗生素高。本品能储存于肝、脾、骨、骨髓、牙本质和牙釉质,并能进入胎儿循环及羊水,在乳汁中的浓度相当高。本品不易透过血脑屏障进入脑脊液。血浆蛋白结合率为 $55\%\sim75\%$。

（3）排泄：在尿中排泄的原型药物远低于其他四环素类药物,仅 $4\%\sim9\%$ 药物由肾脏排泄,相当部分药物由粪便排出。本品排泄缓慢,$t_{1/2}$ 为 15.5 小时,肝功能不全患者用药后的半衰期无显著延长。

【不良反应】

1. 本品可沉积在牙齿、骨骼和指甲中,致牙齿产生不同程度的变色、黄染,牙釉质发育不良及龋齿,并可致骨发育不良。可引起皮肤色素沉着。

2. 胃肠道症状特别是腹泻发生率明显低于四环素。

3. 本品可使人体内正常菌群减少,导致维生素缺乏、真菌繁殖,出现口干、咽痛、口角炎、舌炎、舌苔色暗或变色等。

4. 本品长期应用可诱发消化道、呼吸道和尿路的耐药金黄色葡萄球菌、革兰氏阴性杆菌和真菌等感染,严重者可致败血症。

5. 本品可引起肝脂肪变性,妊娠期妇女、高剂量给药者、原有肾功能损害者易发生肝毒性,但肝毒性亦可发生于并无上述情况的患者。

6. 肾功能损害少见,有致间质性肾炎的个例报道。

7. 过敏反应较青霉素类少见,可引起药物热或皮疹,后者可表现为荨麻疹、多形红斑、湿疹样红斑等,光感性皮炎少见。偶有发生过敏性休克、哮喘、紫癜。

8. 婴幼儿及年轻人在使用本品后偶可出现良性颅内压增高（假性脑瘤）,可表现为头痛、呕吐、视力模糊、视乳头水肿等。

9. 本品可引起眩晕、耳鸣、共济失调伴恶心等前庭功能紊乱表现,常发生于用药后第 3 日起,女性多于男性。部分病例需停药,停药后 $1\sim2$ 天症状消失。

10. 静脉应用时,局部可产生疼痛等刺激症状,严重者发生血栓性静脉炎。

11. 偶可引起血小板减少。在高剂量静脉用药时有损伤凝血功能的报道。也有致溶血性贫血的少数病例报道。

【禁忌证】对任何四环素类药物或本品中的任一成分过敏者禁用。

【美国 FDA 妊娠期药物安全性分级】D 级。

【注意事项】

1. 在盐酸米诺环素治疗期间，有案例出现中枢神经系统的不良反应，包括头晕、头昏或眩晕。这些症状在治疗期间可能消失，通常停药后消失。由于可致头晕、倦怠等，汽车驾驶员、从事危险性较大的机械操作及高空作业者应避免服用本品。

2. 肝功能不全患者以及与其他肝毒性药物合用时应谨慎。

3. 在严重肾功能损害患者中，高血清水平的四环素类药物可导致氮质血症、高磷酸血症和酸中毒。严重肾功能不全患者的用药剂量应低于常用剂量，如需长期治疗，应监测血药浓度。

4. 用药期间应定期检查肝、肾功能。

5. 急性淋病奈瑟菌性尿道炎患者疑有初期或二期梅毒时，通常应进行暗视野检查，疑有其他类型梅毒时，每月应进行血清学检查，并至少进行 4 个月。

6. 本品有可能引起光敏性皮炎，应告知患者服用四环素类药物可引起较重的晒斑反应，故用药期间应避免日晒。

7. 对实验室检查指标的干扰。

（1）测定尿邻苯二酚胺（Hingerty 法）浓度时，由于本品对荧光的干扰，可能使测定结果偏高。

（2）可能使碱性磷酸酶、血尿素氮、血清淀粉酶、血清胆红素、血清氨基转移酶（AST、ALT）的测定值升高。

【孕妇及哺乳期妇女用药】

1. 本品可通过胎盘，对胎儿的发育产生毒性作用（通常与骨骼发育的延迟有关）。如果在怀孕期间服用盐酸米诺环素或在服药期间怀孕，应告知患者药物对胎儿的潜在危险。

2. 胎儿牙齿发育期间（孕后期）孕妇使用本品可引起牙齿的永久性变色。牙釉质的发育不全亦有报道。

3. 一些临床经验提示，有新生儿先天性畸形的发生。

4. 本品可自乳汁分泌，乳汁中药物浓度较高，因此哺乳期妇女应避免使用，或在用药期间停止哺乳。

【儿童用药】 由于本品可引起牙齿永久性变色、牙釉质发育不良，并抑制骨骼的发育生长，故不推荐用于 8 岁以下的儿童。

【老年用药】 老年患者的剂量选择要谨慎，通常从最小剂量开始，因为老年人存在肝脏、肾脏或心脏功能减退的可能较高，并可能同时患有其他疾病或正在使用其他药物治疗。

【药物相互作用】

1. 与抗酸药如碳酸氢钠等合用时，由于胃内 pH 值增高，四环素类药物的吸收减少、活性降低，故在服用四环素类药物后 1~3 小时内不应服用抗酸药。

2. 与葡萄糖酸钙、乳酸钙及含镁缓泻药等各种含钙、镁、铁离子的药物合用时，四环素类药物可与其中的金属离子形成不溶性络合物而使药物吸收减少。

3. 降血脂药物考来烯胺或考来替泊与本品合用时，可能影响本品的吸收。

4. 由于巴比妥类、苯妥英或卡马西平可诱导肝微粒体酶的活性，致使本品血药浓度降低，故合用时须调整本品的剂量。

5. 全麻药甲氧氟烷和本品合用可导致致命性的肾毒性。

6. 由于抑菌药物能干扰青霉素的抑菌活性，所以应避免四环素类药物与青霉素类药物合用。

7. 本品与强利尿药物（如呋塞米等）合用可加重肾损害。

8. 本品与其他肝毒性药物（如抗肿瘤化疗药物）合用可加重肝损害。

9. 由于四环素能降低凝血酶原的活性，故本品与抗凝血药物合用时，应降低抗凝血药物的剂量。

10. 避免在服用本品前、使用期间及使用后即刻使用异维甲酸或其他系统性类视黄醇或维生素 A。这些药物中的任何一种都与假性脑瘤发生有关。

11. 当麦角生物碱或其衍生物与四环素类药物同时给药时，会增加麦角生物碱中毒的风险。

12. 口服四环素类药物和含雌激素类避孕药合用，能降低口服避孕药的效果，以及增加经期外出血。

13. 进食不影响本品的吸收，故本品可与食物同服，减少胃肠道反应。

【用法用量】

1. 口服给药。

（1）成人。

1）常用剂量：首次剂量为 200mg，以后每次 100mg，每 12 小时 1 次。对于肾功能损害患者，其 24 小时内的日总剂量不应超过 200mg。

2）沙眼衣原体、解脲脲原体所致的单纯性非淋病奈瑟菌性尿道炎：每次 100mg，每 12 小时 1 次，至少用药 7 日。

3）寻常性痤疮：每次 50mg，每日 2 次，6 周为一疗程。

（2）8 岁以上儿童。

首剂为 4mg/kg，以后每 12 小时用 2mg/kg。

2. 口腔局部用药。

（1）软膏：将本品注入牙周袋内，直至充满，每周 1 次，连用 4 周。

（2）缓释膜：将本品放入牙周袋中，每周 1 次，一般用 2~4 次。

【制剂与规格】

1. 盐酸米诺环素片：（1）50mg；（2）0.1g。

2. 盐酸米诺环素胶囊：（1）50mg；（2）0.1g。

3. 盐酸米诺环素软膏。0.5g：10mg。

4. 盐酸米诺环素缓释膜：1.4mg。

【在口腔黏膜病治疗中的应用】

1. 适应证及用法用量。

盐酸米诺环素可用于口腔黏膜类天疱疮的治疗，一般剂量为 100~200mg/d，通常与烟酰胺（每次 200mg，每日 3 次）联用，也有联合免疫抑制剂使用的报道。其与烟酰胺联用治疗天疱疮，可避免糖皮质激素、免疫抑制剂的不良反应。此外，对青霉素过敏的早期梅毒患者，可口服盐酸米诺环素 100mg，每日 2 次，连服 28 日。

2. 使用中的注意事项。

有文献报道盐酸米诺环素在口腔黏膜类天疱疮患者中引起的不良反应主要为口腔黏膜色素沉着、口腔念珠菌病和胃肠道不适，必要时需停止药物治疗。

其余见"注意事项""孕妇及哺乳期妇女用药""儿童用药""老年用药"部分。

（王同珂　金鑫）

【参考文献】

［1］Carrozzo M，Arduino PG，Baldovino S，et al. Minocycline in combination with mycophenolate mofetil in oral mucous membrane pemphigoid ［J］. European Journal of Dermatology，2008，18（2）：198－200.

［2］von Köckritz A，Ständer S，Zeidler C，et al. Successful monotherapy of pemphigus vegetans with minocycline and nicotinamide ［J］. Journal of the European Academy of Dermatology & Venereology，2017，31（1）：85－88.

［3］Shao LL，Guo R，Shi WJ，et al. Could lengthening minocycline therapy better treat early syphilis？［J］. Medicine（Baltimore），2016，95（52）：e5773.

［4］Poskitt L，Wojnarowska F. Minimizing cicatricial pemphigoid orodynia with minocycline ［J］. British Journal of Dermatology，1995，132（5）：784－789.

【药品名称】

奥硝唑（Ornidazole）

【成分】奥硝唑。

【适应证】

本品适用于敏感原生动物和厌氧菌引起的如下感染：

1. 毛滴虫引起的男女泌尿生殖道感染。

2. 阿米巴原虫引起的肠、肝阿米巴虫病（包括阿米巴痢疾、阿米巴肝脓肿）。

3. 贾第鞭毛虫病。

4. 厌氧菌感染：如败血症、脑膜炎、腹膜炎、手术后切口感染、产后脓毒病、脓毒性流产、子宫内膜炎以及敏感菌引起的其他感染。

5. 各种手术后厌氧菌感染。

【药理】

1. 药效学。

本品为第三代硝基咪唑类衍生物，其发挥抗微生物作用的机理可能是通过其分子中的硝基在无氧环境还原成氨基或通过自由基的形成，与细胞成分相互作用，从而导致微生物死亡。

2. 药动学。

（1）吸收：吸收容易（口服和阴道给药），血浆药物浓度达峰时间：2 小时（口服），12 小时（阴道给药）。口服生物利用度为 90%。

（2）分布：广泛分布于组织和体液，可进入脑脊液。血浆蛋白结合率小于 15%。

（3）代谢：在肝脏代谢。

（4）排泄：经尿液（以结合物和代谢产物形式）和粪便（小部分）排泄，清除半衰期为 12~14 小时。活性代谢产物的半衰期为 5 小时或 6 小时。

【不良反应】

1. 可见轻度不良反应，如嗜睡、头痛、胃肠不适（包括恶心、呕吐）。

2. 个别患者可见中枢神经系统障碍（如头痛、震颤、强直、癫痫发作、运动失调、疲劳、眩晕、意识短暂消失）或周围神经病。

3. 味觉障碍、肝功能异常和皮肤反应。

【禁忌证】

1. 对本品或对硝基咪唑类药物过敏者禁用。

2. 禁用于脑和脊髓存在病变的患者，癫痫及各种器官硬化症患者。

3. 禁用于造血功能低下、慢性酒精中毒患者

【美国 FDA 妊娠期药物安全性分级】 C 级。

【注意事项】

1. 中枢神经系统疾病如癫痫、多发性硬化症患者慎用。

2. 肝脏疾病患者、酗酒者、脑损伤患者慎用。

【孕妇及哺乳期妇女用药】 动物试验研究表明本品无致畸或胎儿毒性作用，然而，未在妊娠期妇女中进行对照研究，因此除绝对需要外，妊娠早期或哺乳期妇女应避免使用。

【儿童用药】 儿童用量酌情减少，或遵医嘱。

【老年用药】 无需调整剂量。

【药物相互作用】

1. 奥硝唑可增强香豆素类口服抗凝血药物的作用，故当两者同时使用时，应调整抗凝血药物的剂量。

2. 奥硝唑可延长维库溴铵的肌肉松弛作用，降低其疗效并可影响凝血。

3. 巴比妥类药物、雷尼替丁、西咪替丁可加快奥硝唑的消除，故应避免合用。

【用法用量】

1. 厌氧菌感染。

（1）预防术后感染：手术前 12 小时口服 1500mg，以后每次 500mg，每日 2 次，服药至手术后 3~5 日。

（2）治疗厌氧菌感染：成人及体重 35kg 及以上儿童，每次 500mg，每日 2 次；体重 35kg 以下儿童，20mg/kg，分 2 次口服。

2. 在毛滴虫病、阿米巴虫病、贾第鞭毛虫病治疗中的用法用量：略。

【制剂与规格】 奥硝唑分散片：0.25g。

【在口腔黏膜病治疗中的应用】

1. 适应证及用法用量。

本品主要用于继发性敏感菌感染的治疗，每次 0.5g，每日 2 次。

2. 使用中的注意事项。

见"注意事项""孕妇及哺乳期妇女用药""儿童用药"部分。

（张雪峰　王同珂　金鑫）

【参考文献】

Gupta S, Jain VK, Aggarwal K, et al. Fixed drug eruption caused by ornidazole［J］.

Contact Dermatitis，2005，53（5）：300—301.

【药品名称】

阿莫西林（Amoxicillin）

【成分】 阿莫西林。

【适应证】

1. 本品适用于敏感菌（不产 β-内酰胺酶菌株）所致的以下感染：

（1）溶血链球菌、肺炎链球菌、葡萄球菌或流感嗜血杆菌所致耳鼻喉感染、呼吸道感染和皮肤、软组织感染。

（2）大肠埃希菌、奇异变形杆菌和粪肠球菌所致的泌尿系统、生殖系统感染。

（3）淋病奈瑟菌引起的尿道炎、宫颈炎。

2. 本品尚可用于治疗伤寒、其他沙门菌感染和伤寒带菌者及钩端螺旋体病。

3. 本品亦可与克拉霉素、兰索拉唑联合治疗幽门螺杆菌感染，降低消化道溃疡复发率。

【药理】

1. 药效学。

本品能抑制细菌的细胞壁合成，使之迅速成为球形体而溶解、破裂，杀菌作用优于氨苄西林。对某些链球菌属和沙门菌属的作用较氨苄西林强，但志贺菌属对本品多数耐药。

2. 药动学。

（1）吸收：口服本品后吸收迅速，75%～90%可自胃肠道吸收，食物对药物吸收的影响不显著，血浆药物浓度达峰时间为 1～2 小时。

（2）分布：本品在多数组织和体液中分布良好。本品可通过胎盘，在脐带血中浓度为母体血药浓度的 1/4～1/3，在乳汁、汗液和泪液中也有微量存在。血浆蛋白结合率为 17%～20%。

（3）代谢：药物消除半衰期为 1～1.3 小时，服药后 24%～33% 的给药量在肝内代谢。

（4）排泄：6 小时内 45%～68% 给药量以原型药形式自尿中排出，尚有部分药物经胆道排泄。血液透析可清除本品的作用，腹膜透析则无清除本品的作用。

【不良反应】

1. 恶心、呕吐、腹泻及假膜性肠炎等胃肠道反应。

2. 皮疹、药物热和哮喘等过敏反应。

3. 贫血、血小板减少、嗜酸性粒细胞增多等。

4. 血清氨基转移酶轻度增高。

5. 由念珠菌或耐药菌引起的二重感染。

【禁忌证】青霉素过敏及青霉素皮肤试验阳性患者禁用。

【美国 FDA 妊娠期药物安全性分级】口服给药：B 级。

【注意事项】

1. 无论以何种给药方式，用药前必须做青霉素皮肤试验，阳性反应者禁用。

2. 传染性单核细胞增多症患者应用本品易发生皮疹，应避免使用。

3. 服药疗程较长的患者应检查肝、肾功能和血常规。

4. 本品可导致采用班氏试剂或斐林（Fehling）试剂的尿糖实验出现假阳性。

5. 有下列情况者应慎用：

（1）有哮喘、枯草热等过敏性疾病史者。

（2）老年人和肾功能严重损害的患者用药时可能需调整剂量。

【孕妇及哺乳期妇女用药】动物生殖试验显示，10 倍于人类剂量的阿莫西林未损害大鼠和小鼠的生育力和胎儿。但本品在人类尚缺乏足够的对照研究，鉴于动物生殖试验不能完全预测人体反应，孕妇应仅在确有必要时才应用本品。由于乳汁中可分泌少量阿莫西林，哺乳期妇女服用后可能导致婴儿过敏。

【儿童用药】见"用法用量"部分。

【老年用药】见"注意事项"部分。

【药物相互作用】

1. 丙磺舒竞争性地减少本品的肾小管分泌，两者同时应用可引起阿莫西林血药浓度升高、半衰期延长。

2. 氨基糖苷类抗生素在亚抑菌浓度时可增强本品对粪肠球菌的体外杀菌作用。

【用法用量】

1. 口服

（1）成人：每次 0.5g，每 6～8 小时 1 次，每日剂量不超过 4g。

（2）儿童：每日剂量按体重 20～50mg/kg 计算，每 8 小时 1 次。

（3）新生儿和早产儿：每日 30mg，每 12 小时 1 次。

（4）肾功能严重损害患者：内生肌酐清除率为 10~30ml/min 的患者，每 12 小时 0.25~0.5g；内生肌酐清除率小于 10ml/min 的患者，每 24 小时 0.25~0.5g。

2. 肌内注射或稀释后静脉滴注。

（1）成人：每次 0.5~1g，每日 3~4 次。

（2）儿童：每日按体重 40~80mg/kg 计算，分 3~4 次静脉滴注。

【制剂与规格】

1. 阿莫西林片（按无水物计）：（1）0.125g；（2）0.25g；（3）0.5g。

2. 阿莫西林分散片：（1）0.125g；（2）0.25g；（3）0.5g。

3. 阿莫西林肠溶片：0.3g。

4. 阿莫西林胶囊：（1）0.125g；（2）0.25g；（3）0.3g；（4）1.5g。

5. 注射用阿莫西林钠（按阿莫西林计）：（1）0.5g；（2）1g；（3）2g。

【在口腔黏膜病治疗中的应用】

1. 适应证及用法用量。

抗菌药物在口腔黏膜病中的应用较少，一般用于球菌性口炎、坏死性龈口炎、口腔黏膜继发性细菌感染的治疗。建议根据药敏试验结果选择具有针对性的抗菌药物；同时根据不同的感染类型、病情轻重程度、微生物检查结果、宿主易感性等情况选择用药方式、剂量和疗程。

2. 使用中的注意事项。

见"注意事项"和"孕妇及哺乳期妇女用药"部分。

（王同珂　金鑫）

【参考文献】

《抗菌药物临床应用指导原则》修订工作组．抗菌药物临床应用指导原则（2015 年版）［M］.北京：人民卫生出版社，2015.

【药品名称】

头孢克洛（Cefaclor）

【成分】头孢克洛。

【适应证】

本品主要适用于由敏感菌所致的轻度、中度感染：

1. 肺炎链球菌青霉素敏感株、流感嗜血杆菌、甲氧西林敏感金黄色葡萄球菌或化脓性链球菌所致急性中耳炎。

2. 肺炎链球菌、流感嗜血杆菌和化脓性链球菌所致下呼吸道感染及肺炎。

3. 化脓性链球菌所致咽炎、扁桃体炎。

4. 大肠埃希菌、奇异变形杆菌、肺炎克雷伯菌和腐生葡萄球菌所致尿路感染。

5. 甲氧西林敏感金黄色葡萄球菌及化脓性链球菌所致单纯性皮肤、软组织感染。

6. 流感嗜血杆菌（仅非产 β-内酰胺酶菌株）、卡他莫拉菌（包括 β-内酰胺酶菌株）和肺炎链球菌所致慢性支气管炎急性细菌性加重和急性支气管炎继发上述细菌感染。

【药理】

1. 药效学。

本品对甲氧西林敏感金黄色葡萄球菌、化脓性链球菌、草绿色链球菌和表皮葡萄球菌的活性与头孢羟氨苄相同，对不产酶金黄色葡萄球菌和肺炎链球菌的抗菌作用较头孢羟氨苄强 2～4 倍，对革兰氏阴性杆菌如大肠埃希菌、沙门菌属和志贺菌属的活性较头孢羟氨苄强。2.9～8mg/L 本品可抑制所有流感嗜血杆菌，包括氨苄西林耐药株。卡他莫拉菌和淋病奈瑟菌对本品敏感。吲哚阳性变形杆菌、沙雷菌属和其他多数肠杆科细菌、不动杆菌属和绿脓杆菌均对本品耐药。

2. 药动学。

（1）吸收：空腹吸收良好。不管本品是否与食物同时服用，总吸收量相同。然而，当本品与食物同服时，达到的峰浓度为空腹服用后观察到的峰浓度的 50%～70%，而且通常要延缓 45～60 分钟才出现。

（2）分布：本品在体内分布广泛，在中耳脓液中可达到有效浓度，在唾液和泪液中浓度也高。本品可通过胎盘，但乳汁中浓度低。血浆蛋白结合率低，约为 25%。

（3）代谢：约给药量的 15% 在体内代谢。

（4）排泄：在 8 小时内，60%～85% 的药物以原型药形式经肾从尿中排泄，尿中浓度高，少量自胆汁排泄，胆汁中的药物浓度较血药浓度低，大部分药物在服药 2 小时内排出。本品在正常人中的半衰期为 0.6～0.9 小时。对于肾功能受损的患者，本品的半衰期稍延长。对于肾功能严重受损的患者，本品的排泄途径尚未测出，血液透析可使其半衰期缩短 25%～50%。

【不良反应】

1. 不良反应总发生率为 3.4%：以软便、腹泻、胃部不适、恶心、食欲不

振、嗳气等胃肠道反应较多见，程度均较轻；皮疹、瘙痒等变态反应仅占
0.8%；血清氨基转移酶升高者占0.3%；其他不良反应尚有多形红斑、关节
痛、关节炎等。

2. 血清病样反应较其他口服抗生素多见，儿童患者中尤其常见，典型症
状包括皮肤反应和关节痛。

3. 因不良反应而停药者约为1%。

【禁忌证】对本品或其他头孢菌素类过敏者禁用。

【美国FDA妊娠期药物安全性分级】B级。

【注意事项】

1. 本品与青霉素类或头霉素有交叉过敏反应，因此对青霉素类、青霉素
衍生物、青霉胺及头霉素过敏者慎用。

2. 肾功能减退及肝功能损害者慎用。

3. 有胃肠道疾病史者，特别是溃疡性结肠炎、局限性肠炎或抗生素相关
性结肠炎者慎用。

4. 长期服用本品可致菌群失调，引起继发性感染。

5. 对实验室检查指标的干扰：抗球蛋白试验可出现阳性；硫酸铜尿糖试
验可呈假阳性，但葡萄糖酶试验法不受影响；血清丙氨酸氨基转移酶、天门冬
氨酸氨基转移酶、碱性磷酸酶和血尿素氮可升高；采用Jaffe反应进行血清和
尿肌酐值测定时可有假性增高。

6. 因食物可延迟其吸收，本品宜空腹口服。牛奶不影响本品吸收。

【孕妇及哺乳期妇女用药】

1. 孕妇：对小鼠和大鼠进行多次的生殖研究，剂量高达人体用量的12
倍，对白鼬的研究剂量为人体最大用量的3倍。结果表明没有头孢克洛损害生
育力或危及胎儿的任何证据。然而，对孕妇尚无充分的严格对照的临床研究。
因为动物生殖研究并不能完全预测人体的反应，所以除非确有必要，孕妇不宜
使用本品。

2. 哺乳期妇女：哺乳期妇女每次口服头孢克洛500mg后，在母乳中可测
出少量的头孢克洛。本品对婴儿的作用未知。给哺乳期妇女应用头孢克洛时要
谨慎。

【儿童用药】1个月内的婴儿使用本品的疗效和安全性尚未确立。

【老年用药】除非老年患者有明显虚弱、营养不良或严重肾功能损害，否
则一般不需要调整剂量。

【药物相互作用】

1. 抗酸剂：在使用氢氧化铝或氢氧化镁 1 小时内服用本品，则本品的吸收程度会降低。H_2 受体拮抗剂不会改变本品的吸收程度和速率。

2. 丙磺舒：丙磺舒可降低本品的肾排泄率。

3. 华法林：本品与华法林合用时，临床上很少有报道凝血酶原时间延长，产生或不产生出血。目前，尚无特别的研究探讨这方面的作用。

4. 呋塞米、依他尼酸、布美他尼等强利尿药物，卡氮芥、链佐星等抗肿瘤药物及氨基糖苷类抗生素等肾毒性药物与本品合用有增加肾毒性的可能。

5. 克拉维酸可增强本品对某些因产生 β—内酰胺酶而对本品耐药的革兰氏阴性杆菌的活性。

【用法用量】

1. 成人：每日 0.75～1g，对于较重感染或低敏感细菌所致感染，剂量可加倍。

2. 1 个月以上婴儿及儿童：每日按体重 20～40mg/kg 计算，分 3 次给药，但每日总剂量不超过 1g。

3. 肾功能中度和重度减退患者：剂量分别减为正常剂量的 1/2 和 1/4。

【制剂与规格】

1. 头孢克洛片：0.25g。

2. 头孢克洛缓释片：（1）0.125g；（2）0.375g。

3. 头孢克洛咀嚼片：0.125g。

4. 头孢克洛颗粒：（1）0.1g；（2）0.125g；（3）0.25g。

5. 头孢克洛胶囊：（1）0.125g；（2）0.1875g。

6. 头孢克洛缓释胶囊：（1）0.125g；（2）0.1875g。

7. 头孢克洛干混悬剂：（1）0.125g；（2）0.25g；（3）0.375g；（4）0.75g；（5）1.5g。

8. 头孢克洛混悬液。1ml：25mg。

【在口腔黏膜病治疗中的应用】

1. 适应证及用法用量。

参见"阿莫西林"的"适应证"及"用法用量"部分。

2. 使用中的注意事项

见"注意事项""孕妇及哺乳期妇女用药"和"老年用药"部分。

（王同珂　金鑫）

第九节　其　他

【药品名称】

阿维 A（Acitretin）

【成分】阿维 A。

【适应证】

1. 严重的银屑病，其中包括红皮病型银屑病、脓疱型银屑病等。

2. 其他角化性皮肤病，如毛发红糠疹、毛囊角化病等。

【药理】

1. 药效学。

阿维 A 为视黄醛类药物，是阿维 A 酯的活性代谢产物，具有调节表皮细胞分化和增殖等作用，但其对银屑病及其他角化性皮肤病的作用机制尚不清楚。

2. 药动学。

（1）吸收：与食物同服，口服吸收最佳。口服 2~5 小时血药浓度达高峰，连服多次后，其血浆药物浓度在 2 周内可达到一个稳定的水平。

（2）分布：血浆蛋白结合率大于 99%。组织中含量低于阿维 A 酯。

（3）代谢：经代谢及简单的同分异构化互变为 13－顺式异构体。阿维 A 及其 13－顺式异构体主要通过代谢成短链的降解产物和结合物从体内清除。

（4）排泄：以原型和代谢产物形式经尿液和胆汁排泄。

【不良反应】

阿维 A 常见的不良反应为维生素 A 过多综合征样反应，主要表现为：

1. 皮肤：瘙痒、感觉过敏、光过敏、红斑、干燥、鳞屑、甲沟炎等。

2. 黏膜：唇炎、鼻炎、口干等。

3. 眼：眼干燥、结膜炎等。

4. 骨骼肌肉系统：肌痛、背痛、关节痛、骨增生等。

5. 神经系统：头痛、步态异常、颅内压升高、耳鸣、耳痛等。

6. 其他：疲劳、厌食、食欲改变、恶心、腹痛等。

7. 实验室检查异常：可见谷草转氨酶、谷丙转氨酶、碱性磷酸酶、甘油三酯、胆红素、尿酸、网织红细胞等短暂性轻度升高，也可见高密度脂蛋白及磷、钾等电解质减少。

【禁忌证】

1. 孕妇、哺乳期妇女及两年内有生育计划的妇女禁用。

2. 对阿维 A 或其他维 A 酸类药物过敏者禁用。

3. 存在严重肝肾功能不全、高血脂、维生素 A 过多症或对维生素 A 及其代谢物过敏者禁用。

【美国 FDA 妊娠期药物安全性分级】 X 级。

【注意事项】

1. 育龄期妇女在开始阿维 A 治疗前 2 周内，必须进行血液或尿液妊娠试验，确认妊娠试验为阴性后，在下次正常月经周期的第 2 日或第 3 日开始用阿维 A 治疗。在开始治疗前、治疗期间和停止治疗至少 3 年内，必须使用有效的避孕方法。治疗期间，应定期进行妊娠试验，如妊娠试验阳性，应立即与医师联系，共同讨论对胎儿的危险性及是否继续妊娠等。

2. 在服用阿维 A 的男性精液中可发现少量阿维 A 酸存在，但其对怀孕的危险较小。

3. 在阿维 A 治疗期间或治疗后 2 个月内，应避免饮用含酒精的饮料、食品及药品。

4. 在服用阿维 A 前和治疗期间，应定期检查肝功能。若出现肝功能异常，应每周监测。若肝功能未恢复正常或进一步恶化，必须停止治疗，并持续监测肝功能至少 3 个月。

5. 有脂代谢障碍、糖尿病、肥胖症、酒精中毒的高危患者和长期服用阿维 A 的患者，必须定期检查血清胆固醇和甘油三酯。

6. 长期服用阿维 A 的患者，应定期监测有无骨异常。

7. 正在接受维 A 酸类药物治疗及停药后 2 年内，患者不得献血。

8. 治疗期间，不要使用含维生素 A 的制剂或保健品，同时避免在阳光下过多暴露。

【孕妇及哺乳期妇女用药】 本品有生殖毒性，孕妇和哺乳期妇女禁用。

【儿童用药】 阿维 A 在儿童中应用的疗效和安全性尚未确认，因而阿维 A 只用于患有严重角化异常性疾病，且无有效替代疗法的儿童。

【老年用药】 对老年患者用药，未见报道，需进行特殊对待。

【药物相互作用】 不能与四环素、甲氨蝶呤、维生素 A 及其他维 A 酸类药物并用。

【用法用量】

个体间对阿维 A 的反应差异较大，用药剂量需要个体化，才能取得最大的临床治疗效果，同时将不良反应控制到最小。

1. 开始治疗：开始阿维 A 治疗时应为每日 25mg 或 30mg，作为一个单独剂量与主餐一起服用。如果经过 4 周治疗效果不满意，又没有毒性反应，每日最大剂量可以逐渐增加至 75mg。如果需要把不良反应减至最小，此剂量还可减少。

2. 维持治疗：治疗开始有效后，可给予每日 20～30mg 的维持剂量。维持剂量应以临床效果和耐受性作为根据。对于一些病例，剂量可能增加至最大剂量每日 75mg。一般来说，当皮损已充分消退，治疗应该停止。复发时可按开始治疗的方法再次进行治疗。

3. 其他角化性疾病：治疗角化性疾病的维持剂量为每日 10mg，最大剂量为每日 50mg。

【制剂与规格】阿维 A 胶囊：（1）10mg；（2）25mg。

【在口腔黏膜病治疗中的应用】

1. 适应证及用法用量。

阿维 A 主要用于口腔白斑病及斑块型口腔扁平苔藓的高角化病损，一般为局部应用。使用前擦干局部病损，并隔离唾液，将 1 粒（10mg）阿维 A 胶囊脱去壳衣后将药粉兑于 15ml 纯净水中，涂于病损表面，每日 1 次。

2. 使用中的注意事项。

除"注意事项""孕妇及哺乳期妇女用药""儿童用药""老年用药"部分提到的内容外，阿维 A 在口腔黏膜病中应用时还应注意：

（1）不得用于糜烂、溃疡病损，不得用于唇红病损。

（2）避免将药物涂于高角化斑块病损之外，以免引起黏膜充血糜烂。

（姚懿桓　王同珂）

【参考文献】

Gaeta GM，Gombos F，Femiano F，et al. Acitretin and treatment of the oral leucoplakias：A model to have an active molecules release［J］. Journal of the European Academy of Dermatology & Venereology，2000，14（6）：473－478.

【药品名称】

盐酸氨溴索（Ambroxol Hydrochloride）

【成分】盐酸氨溴索。

【适应证】

1. 伴痰液分泌不正常及排痰功能不良的急性、慢性呼吸道疾病，如慢性支气管炎急性加重、喘息性支气管炎、支气管扩张及气管哮喘的祛痰治疗。

2. 术后肺部并发症的预防性治疗。

3. 早产儿及新生儿、婴儿呼吸窘迫综合征（IRDS）的治疗。

【药理】

1. 药效学。

盐酸氨溴索为溴己新在人体内的代谢产物，作用较溴己新强，能促进呼吸道黏膜浆液腺的分泌，减少黏液腺分泌，减少和断裂痰液中糖纤维，使痰液黏度降低，痰液变薄。本品还可促进肺表面活性物质的分泌，增强支气管纤毛运动，使痰液易于咳出。

2. 药动学。

（1）吸收：口服迅速完全吸收，达峰时间为 0.5～3 小时。

（2）分布：主要分布于肺、肝、肾。本品可进入脑脊液，也可透过胎盘屏障。血浆蛋白结合率为 90%，口服生物利用度为 70%～80%。

（3）代谢：主要经肝脏代谢。

（4）排泄：90% 的代谢产物及少于 10% 的原型药物从肾脏清除。

【不良反应】

1. 轻微的上消化道症状，主要是胃部不适、消化不良，偶见恶心、呕吐。

2. 过敏反应少见，主要为皮疹。

3. 有极少数病例出现严重的急性过敏反应。

【禁忌证】 对盐酸氨溴索或配方中其他任何成分过敏者禁用，过敏体质者慎用。

【美国 FDA 妊娠期药物安全性分级】 无相关数据。

【注意事项】

1. 妊娠期间，特别是妊娠前 3 个月慎用；本品可经乳汁分泌，治疗剂量时对婴儿没有影响。

2. 应避免与中枢性镇咳药（如右美沙芬等）同时使用，以免稀化的痰液堵塞气道。

3. 本品为黏液调节剂，仅对咳痰症状有一定作用，在使用时应注意咳嗽、咳痰的原因，如使用 7 日后未见好转，应及时就医。

4. 少数患者可出现严重的皮肤损害，如多形红斑、Stevens-Johnson 综合征、中毒性表皮坏死松解症以及急性泛发性发疹性脓疱病。

5. 对于肾功能受损或严重肝病患者，只有在咨询医师后，才可使用本品。

6. 临床前数据未显示本品对生育能力有直接或间接的有害影响。

7. 目前尚无证据表明本品对驾驶和使用机械能力有影响，尚未开展对驾驶和使用机械能力影响的研究。

【孕妇及哺乳期妇女用药】盐酸氨溴索可透过胎盘屏障。动物研究未发现本品对妊娠、胚胎、胎儿发育、分娩或产后发育有直接或间接的有害影响。妊娠 28 周后的大量临床经验表明，没有证据显示本品对胎儿存在有害影响。尽管如此，妊娠期间用药仍需谨慎，尤其是妊娠前 3 个月，不推荐使用本品。

【儿童用药】尚不明确。

【老年用药】尚不明确。

【药物相互作用】盐酸氨溴索与抗生素（阿莫西林、头孢呋新、红霉素、强力霉素）同时服用，可导致抗生素在肺组织中浓度升高。

【用法用量】

1. 成人。每次 30～60mg，每日 2～3 次，餐后服，如需长期服用，14 日后剂量可减半。

2. 儿童。每日按体重 1.2～1.6mg/kg 计算，分 3 次。

【制剂与规格】

1. 盐酸氨溴索片：（1）30mg；（2）60mg。

2. 盐酸氨溴索胶囊剂：（1）30mg；（2）60mg。

3. 盐酸氨溴索缓释胶囊：（1）25mg；（2）75mg。

4. 盐酸氨溴索口服液。（1）2.5ml：7.5mg；（2）5ml：15mg；（3）10ml：30mg；（4）60ml：180mg；（5）100ml：0.3g；（6）100ml：0.6g；（7）50ml：0.3g。

5. 盐酸氨溴索糖浆液。（1）100ml：0.6g；（2）60ml：0.36g。

6. 盐酸氨溴索注射液。（1）1ml：7.5mg；（2）2ml：15mg；（3）4ml：30mg。

【在口腔黏膜病治疗中的应用】

1. 适应证及用法用量。

盐酸氨溴索主要用于唾液黏稠的口干症患者，每日 3 次，每次 30mg。2. 使用中的注意事项。

见"注意事项""孕妇及哺乳期妇女用药"部分。

（姚懿桓　王同珂）

【药品名称】

茴三硫（Anethol Trithione）

【成分】茴三硫。

【适应证】

1. 用于治疗 Sjögren 综合征（口、眼、鼻干燥综合征）的干燥症状，纠正服用某些药品（如安定剂、抗抑郁药、抗帕金森药等）引起的药源性口干症及口咽区接受放射治疗后出现的口干症。

2. 用于胆囊炎、胆结石及消化不良，并用于伴有胆汁分泌障碍的慢性肝炎的辅助治疗。

【药理】

1. 药效学。

茴三硫可显著增加毒蕈碱受体数量，明显提高腺体（唾液腺、泪腺）的分泌量，对抗药源性、放化疗及老年腺体萎缩引起的口干症，拮抗由阿托品等 M 受体拮抗剂所致唾液腺分泌抑制。亦能增强肝脏谷胱甘肽水平，明显增强谷氨酰半胱氨酸合成酶、谷胱甘肽还原酶和谷胱甘肽转移酶活性，从而增强肝细胞活力，使胆汁分泌增多，有利胆作用。本品还能促进胃肠道蠕动，消除腹胀、口臭、便秘等症状。

2. 药动学。

（1）吸收：服用后 15～30min 起效，1 小时后达血药浓度峰值。

（2）排泄：在体内主要代谢为对羟基苯基三硫酮与葡萄糖醛酸的结合物和无毒的硫酸盐，通过肾排泄。

【不良反应】

1. 过敏反应：偶有发生荨麻疹样红斑、皮疹、皮肤瘙痒，停药可消失。

2. 消化道：可发生腹胀、腹泻、腹痛、恶心、肠鸣、软便等轻中度胃肠道反应，减少药量或停药后可缓解或消失。

3. 肝脏：偶有发生血清转氨酶（ALT、AST）升高。

4. 其他：偶有发生心悸。

【禁忌证】

1. 胆道、总胆管完全梗阻者禁用。

2. 急性期的肝脏及胆道疾病患者禁用（有增加肝细胞及胆道负荷、恶化病情的可能）。

3. 严重肝功能障碍、黄疸、肝硬化者禁用。

4. 对本品过敏者禁用。

【美国 FDA 妊娠期药物安全性分级】 尚无相关数据。

【注意事项】

1. 甲状腺功能亢进患者慎用本品。在动物（大鼠）试验中，连续灌胃至人体用量 400~600 倍时，病理组织学检查发现有甲状腺萎缩现象，服用本品时请注意监测甲状腺功能。

2. 茴三硫的代谢会导致尿液呈深黄色。但临床上需同时注意由疾病本身引起的黄疸而导致的尿色加深。

【孕妇及哺乳期妇女用药】 孕妇及哺乳期妇女慎用。妊娠期妇女用药的安全性尚未得到确认，妊娠期妇女应避免服用本品。

【儿童用药】 本品不适用于儿童。

【老年用药】 本品主要经过肝脏代谢，老年人由于肝功能减退导致药物在血液中可维持较高的浓度，故老年患者应酌情减量服用。

【药物相互作用】 未进行该项试验且无可参考文献。

【制剂与规格】

1. 茴三硫片：（1）12.5mg；（2）25mg。

2. 茴三硫胶囊：25mg。

【用法用量】 成人常用量：每次 25mg，每日 3 次，口服，或遵医嘱。

【在口腔黏膜病治疗中的应用】

1. 适应证及用法用量。

茴三硫主要用于口干症，包括：①抗高血压药物、利尿药物、镇静药物、抗抑郁症药物、抗帕金森病药物等导致的药源性口干症；②头颈部放射治疗后引起的口干症；③某些系统疾病如糖尿病、干燥综合征、艾滋病、丙型病毒性肝炎等引起的口干症。每次 25mg，每日 3 次。

2. 使用中的注意事项

见 "注意事项" "孕妇及哺乳期妇女用药" "儿童用药" "老年用药" 部分。

（姚懿桓　王同珂）

【参考文献】

[1] Hamada T，Nakane TT，Arisawa K，et al. Treatment of xerostomia with the bile secretion-stimulating drug anethole trithione：a clinical trial [J]. American Journal of the Medical Sciences，1999，318（3）：146-151.

[2] 吉中孚，李道，林瑞明，等. 茴三硫治疗药物性口干症 [J]. 中国新药与临床杂志，1994（4）：205-207.

【药品名称】

硫糖铝（Sucralfate）

【成分】硫糖铝。

【适应证】用于治疗胃、十二指肠溃疡及胃炎。

【药理】

1. 药效学。

本品能在受损的胃黏膜表面形成一层薄膜，从而抵御胃酸对黏膜的侵袭，起到保护胃黏膜的作用。此外，硫糖铝还能吸附胃蛋白酶，中和胃酸及胆汁酸，但作用较弱。本品还能促进内源性前列腺素 E 的合成以及吸附表皮生长因子，使之在溃疡处或炎症处聚集，有利于黏膜再生。

2. 药动学。

（1）吸收：本品口服后可释放出铝离子和硫酸蔗糖复合离子，其中约 5% 被胃肠道吸收，作用持续时间约为 5 小时。

（2）排泄：以双糖硫酸盐形式自尿中排出，其余随粪便排出。慢性肾功能不全者的血清和尿中铝离子浓度明显高于肾功能正常者。

【不良反应】

1. 较常见的不良反应是便秘。少见或偶见腰痛、腹泻、恶心、眩晕、嗜睡、口干、消化不良、疲劳、皮疹、瘙痒、背痛及胃痉挛。

2. 长期及大剂量用药可增加磷丢失，引起低磷血症，患者可能出现软骨化。

【禁忌证】

1. 对本品过敏者禁用。

2. 早产儿及未成熟新生儿禁用。

【美国 FDA 妊娠期药物安全性分级】口服给药：B 级。

【注意事项】

1. 习惯性便秘、肝功能不全者或透析患者慎用或不用。

2. 用药前后及用药时应当检查或监测：配合 X 线或内镜检查观察溃疡愈合与否，用药期间应监测血清铝浓度。

3. 低磷血症（如原发性甲状旁腺功能亢进、佝偻病）患者不宜长期使用。

4. 用药前应检查胃溃疡的良恶性。

5. 本品对严重十二指肠溃疡疗效较差。

6. 出现便秘时可加服镁乳等轻泻剂。

7. 硫糖铝必须空腹摄入，餐前 1 小时与睡前服用效果最好。嚼碎与唾液搅和，或研成粉末后服下能发挥最大疗效。

8. 连续应用不宜超过 8 周。

【孕妇及哺乳期妇女用药】虽未证明硫糖铝对胎儿有影响，但孕妇仍需慎用；硫糖铝可能会经母乳排出，哺乳期妇女应慎用。

【儿童用药】尚不明确。

【老年用药】尚不明确。

【药物相互作用】

1. 可干扰脂溶性维生素（维生素 A、维生素 D、维生素 E 和维生素 K）的吸收。

2. 可减少口服抗凝血药物（如华法林）、地高辛、喹诺酮类药物（如环丙沙星、洛美沙星、诺氟沙星、司帕沙星）、苯妥英钠、布洛芬、吲哚美辛、氨茶碱、甲状腺素等的消化道吸收。硫糖铝与这些药物必须同用时，与这些药物的服药时间宜间隔 2 小时以上。

3. 可影响四环素在胃肠道的吸收，如必须合用，应至少在服用四环素 2 小时后再给予硫糖铝，应避免在服用四环素前给予硫糖铝。

4. 可明显影响阿米替林的吸收，如需两药合用，应尽量延长两药服用的间隔时间，并注意监测阿米替林的疗效，必要时增加阿米替林的剂量。

5. 与多酶片合用时，两药的疗效均降低。

6. 抗酸药可干扰硫糖铝的药理作用，硫糖铝也可减少西咪替丁的吸收，但临床为缓解溃疡疼痛也可合并应用抗酸药，抗酸药须在服用本药前半小时或服用本药 1 小时后再给予。

7. 在酸性环境中起保护胃、十二指肠黏膜的作用，故不宜与碱性药物合用。

8. 抗胆碱药物可缓解硫糖铝所致的便秘和胃部不适等不良反应。

【用法用量】

1. 活动性胃及十二指肠溃疡：每次 1g，每日 3~4 次，餐前 1 小时及睡前服用，用药 4~6 周。

2. 预防十二指肠溃疡的复发：每次 1g，每日 2 次，餐前 1 小时及睡前服用。

【制剂与规格】

1. 硫糖铝片：（1）0.25g；（2）0.5g。

2. 硫糖铝胶囊：0.25g。

3. 硫糖铝混悬剂。(1) 5ml：1g；(2) 10ml：1g；(3) 200ml：20g。

【在口腔黏膜病治疗中的应用】

1. 适应证及用法用量。

硫糖铝主要用于需长期服用糖皮质激素治疗大疱性疾病的患者，预防胃及十二指肠溃疡的发生，以防治糖皮质激素的不良反应。常规剂量为每次 1g，每日 2～4 次，餐前 1 小时及睡前服用，并按病情需要调整剂量。

2. 使用中的注意事项。

若使用过程中患者仍出现胃部不适，需及时至消化内科进一步检查并调整用药。余见"注意事项"和"孕妇及哺乳期妇女用药"部分。

（王非　王同珂）

【药品名称】

雷尼替丁（Ranitidine）

【成分】 雷尼替丁。

【适应证】

1. 治疗活动性胃溃疡及十二指肠溃疡、吻合口溃疡、反流性食管炎、胃泌素瘤（卓－艾综合征）及其他高胃酸分泌疾病。

2. 预防和治疗应激性溃疡和药物性溃疡等。

3. 预防和治疗消化性溃疡引起的反复出血，预防 Mendelson 综合征。

4. 用于全身麻醉、大手术后以及衰弱昏迷患者，以防止出现胃酸反流合并吸入性肺炎。

5. 缓解胃酸分泌过多导致的胃痛、烧心和反酸。

6. 皮肤科用于慢性荨麻疹（常与 H_1 受体阻断剂合用），也可用于遗传性过敏性皮炎（异位性皮炎）、银屑病等。

【药理】

1. 药效学。

雷尼替丁为选择性的 H_2 受体拮抗药，能竞争性地拮抗组胺与胃壁细胞上的 H_2 受体结合，有效地抑制基础胃酸分泌，以及由组胺、五肽胃泌素和食物刺激引起的胃酸分泌，降低胃酶的活性，还能抑制胃蛋白酶的分泌；但对胃泌素及性激素的分泌无影响。

2. 药动学。

(1) 吸收：口服吸收迅速但不完全，有首过消除作用，生物利用度仅为

50％。其吸收不受食物和抗酸药的影响。单次口服雷尼替丁 150mg 后 1～3h 血药浓度达峰值，有效血药浓度为 100ng/ml，作用可维持 8～12h。

（2）分布：体内分布广，血浆蛋白结合率为 15％。动物试验表明，雷尼替丁在消化器官、肝脏、肾脏浓度较高，在卵巢、眼球等处较低。可经胎盘到达胎儿体内，乳汁内浓度高于血药浓度。

（3）代谢：半衰期约为 2～3h；肾功能不全时，半衰期延长。

（4）排泄：大部分以原型药形式经肾排泄，肾脏清除率为每分钟 7.2ml/kg，少量在肝内代谢后随尿排出，也可经胆汁随粪便排出。

【不良反应】

1. 与西咪替丁相比，本品损伤肾功能、性腺功能和中枢神经的不良作用较轻。

2. 心血管系统：可出现突发性心律不齐、心动过缓、心源性休克及轻度的房室阻滞。另有静脉注射本品引起心搏骤停的个案报道。

3. 神经与精神系统：可出现头痛、头晕、乏力，也可出现可逆的意识不清、精神异常、行为异常、幻觉、激动、失眠等。肝肾功能不全者及老年患者，偶见服药后定向力障碍、嗜睡、焦虑等。

4. 消化系统：可出现恶心、便秘、腹泻、腹痛，少数患者服药后可引起轻度肝功能损伤，停药后症状即消失，肝功能也恢复正常。

5. 血液系统：偶见白细胞及血小板减少、嗜酸性粒细胞增多，停药后即可恢复；罕见粒细胞缺乏症或全血减少的报道，有时会伴发骨髓发育不全或形成不良。

6. 代谢与内分泌系统：

（1）长期服用可致维生素 B_{12} 缺乏。

（2）男性乳房女性化少见，其发生率随年龄的增加而升高，停药后可恢复。

（3）极少导致血卟啉病，但有急性间歇性血卟啉病病史的患者应避免使用本品。

7. 过敏反应：罕见，表现为风疹、血管性水肿、发热、支气管痉挛、低血压、过敏性休克、胸痛等，减少用量或停药，症状好转或消失。

8. 眼：有少数发生视力模糊的报道，可能与眼球调节能力改变有关。

9. 皮肤：可出现皮疹、皮肤瘙痒等，但多不严重，停药后即消失；另有极少数发生多形红斑的报道。

10. 肌肉和骨骼：罕见关节痛、肌痛的报道。

11. 其他：肾功能损伤，减少用量或停药，症状可好转或消失。

【禁忌证】

1. 对组胺 H_2 受体拮抗剂过敏者禁用。

2. 苯丙酮酸症患者禁用。

3. 有急性间歇性血卟啉病既往史者禁用。

【美国 FDA 妊娠期药物安全性分级】B 级。

【注意事项】

1. 肝、肾功能不全者慎用。

2. 对诊断的干扰：血清肌酐及氨基转移酶水平可轻度升高，到治疗后期可恢复到原来的水平。

3. 疑为癌性溃疡患者，使用前应先明确诊断，以免延误治疗。

4. 治疗周期超过 4~8 周尚需继续维持治疗者，应定期检查，以免发生意外。

【孕妇及哺乳期妇女用药】禁用。

【儿童用药】8 岁以下儿童禁用；肌酐清除率小于 50ml/min，8 岁及以上者，剂量减半。

【老年用药】老年人的肝肾功能降低，为保证用药安全，剂量应进行调整。

【药物相互作用】

1. 与华法林、利多卡因、地西泮、普萘洛尔（心得安）等经肝代谢的药物合用时，雷尼替丁的血药浓度不会升高而出现不良反应。但雷尼替丁可减少肝脏血流量，因而与普萘洛尔、利多卡因等代谢受肝血流量影响大的药物合用时，可延缓这些药物的作用。

2. 与抗凝血药物或抗癫痫药物合用时，比西咪替丁更为安全。

3. 与苯妥英钠合用时，可使苯妥英钠的血药浓度升高；停用雷尼替丁后，苯妥英钠的血药浓度可迅速下降。

4. 与普鲁卡因胺合用时，可使普鲁卡因胺的清除率降低。

5. 与铋制剂合用时，在愈合胃溃疡、根除幽门螺杆菌以及减少溃疡复发等方面优于雷尼替丁单独应用。

6. 与抗幽门螺旋杆菌的抗生素合用时，可减少溃疡复发。

7. 可增加糖尿病患者口服磺酰脲类降糖药物（如格列吡嗪和格列本脲）的降糖作用，有引起严重低血糖的危险。建议糖尿病患者最好避免同时使用雷尼替丁和磺酰脲类降糖药物。

8. 含有氢氧化铝和氢氧化镁的复方抗酸药，可使雷尼替丁的血药浓度峰值下降。

9. 因胃肠局部用药可降低雷尼替丁的消化道吸收，故应间隔两者的服用时间，必要时间隔 2h 以上。

10. 可减少维生素 B_{12} 的吸收。

11. 可减少氨苯蝶啶在肠道的吸收，抑制其在肝脏的代谢，并降低其肾脏清除率。

12. 可使依诺沙星的吸收减少，但对环丙沙星的血药浓度无影响。

【用法用量】

1. 十二指肠溃疡和良性胃溃疡：

（1）急性期治疗：标准剂量为每次 150mg，每日 2 次，早晚饭时服用；或 300mg 睡前一次服。一般疗程为 4~8 周，如需要可治疗 12 周。

（2）长期治疗：通常采用夜间顿服，每日 150mg。急性十二指肠溃疡愈合后的患者，应进行 1 年以上的维持治疗，可以避免溃疡复发。

2. 非甾体抗炎药引起的胃黏膜损伤：每次 150mg，每日 2 次或夜间顿服 300mg，疗程为 8~12 周；

3. 胃溃疡：每次 150mg，每日 2 次。绝大部分患者于 4 周内治愈，未能完全治愈的患者通常在接下来的 4 周内治愈。

4. 胃－食管反流性疾病：每次 150mg，每日 2 次，口服，治疗 8~12 周。

5. 卓－艾综合征：宜用大量，每日 600~1200mg，口服。

6. 间歇性发作性消化不良：每次 150mg，每日 2 次，治疗 6 周。

7. 预防重病患者的应激性溃疡出血或消化性溃疡引起的反复出血：一旦患者可恢复进食，可用每次口服 150mg，每日 2 次代替注射给药。

8. 肾功能不全：严重肾功能不全的患者（肌酐清除率小于 50ml/min），口服剂量为每次 75mg，每日 2 次，注射时的推荐剂量为 25mg。

9. 透析：长期非卧床腹透或长期血透的患者，透析后应立即口服 150mg。

【制剂与规格】

1. 盐酸雷尼替丁片：（1）150mg；（2）300mg。

2. 盐酸雷尼替丁胶囊：150mg。

3. 盐酸雷尼替丁注射液。（1）2ml：50mg；（2）2ml：150mg；（3）2ml：300mg；（4）5ml：50mg。

【在口腔黏膜病治疗中的应用】

1. 适应证及用法用量。

在口腔黏膜病中主要作为糖皮质激素治疗大疱性疾病的辅助用药，以减轻糖皮质激素治疗所致胃酸分泌过多和避免胃肠道溃疡，每次 150mg，每日 2 次。

此外有报道，雷尼替丁局部使用可用于治疗复发性阿弗他溃疡，可有效促进溃疡愈合，减轻疼痛。

2. 使用中的注意事项。

见"注意事项""孕妇及哺乳期妇女用药""儿童用药""老年用药"部分。

（王非　金鑫）

【参考文献】

[1] 刘惠敏. 西瓜霜联合雷尼替丁治疗口腔溃疡随机平行对照研究 [J].实用中医内科杂志，2017，31（11）：43-45.

[2] 王斌，陈丽君，赵玺，等. 雷尼替丁治疗老年复发性口腔溃疡的疗效及对细胞免疫、炎性因子的影响 [J].疑难病杂志，2018，17（1）：59-62.

【药品名称】

肿痛安胶囊

【成分】 三七、天麻、僵蚕、白附子（制）、防风、羌活、天南星（制）、白芷。

【功能主治】

祛风化痰，行瘀散结，消肿定痛。

1. 用于风痰瘀阻引起的牙痛、咽喉肿痛、口腔溃疡及风痰瘀血阻络引起的痹病，症见关节肿胀疼痛、筋脉拘挛、屈伸不利。

2. 用于破伤风的辅助治疗。

【不良反应】 尚不明确。

【禁忌证】 尚不明确。

【美国 FDA 妊娠期药物安全性分级】 尚无相关数据。

【注意事项】 孕妇慎用。

【孕妇及哺乳期妇女用药】 孕妇慎用。

【儿童用药】 尚不明确。

【老年用药】 尚不明确。

【药物相互作用】 未进行该项试验且无可靠参考文献。

【用法用量】

1. 口服：每次 2 粒，每日 3 次，小儿酌情减少。

2. 外用：用盐水清洁创面，将胶囊内的药粉撒于患处，或用香油调敷。

【制剂与规格】肿痛安胶囊：0.28g。

【在口腔黏膜病治疗中的应用】

1. 适应证及用法用量。

肿痛安胶囊主要用于复发性阿弗他溃疡、斑纹类疾病如口腔扁平苔藓伴进食疼痛者的治疗，常用剂量为口服，每次 2 粒，每日 3 次。

肿痛安胶囊可局部涂擦治疗复发性阿弗他溃疡。用法：生理盐水漱口后，可将肿痛安胶囊内药粉用香油调匀，先将患者溃疡面用棉签蘸干，然后再用棉签直接涂敷药粉于溃疡面，每日 4 次。

2. 使用中的注意事项。

老年患者用药酌情减少，儿童、孕妇和哺乳期妇女不建议使用。

（刘天楠　刘佳佳）

【参考文献】

［1］李玉维，邓岚，崔妍，等. 肿痛安胶囊治疗复发性口腔溃疡疗效观察［J］.临床军医杂志，2012，40（6）：1584.

［2］朱玲，钟彦. 肿痛安胶囊治疗复发性口腔溃疡疗效分析［J］.实用临床医药杂志，2012，16（21）：121－123.

［3］张家胜. 肿痛安内服加外敷治疗口腔溃疡效果分析［J］.齐齐哈尔医学院学报，2012，33（16）：2178－2179.

【药品名称】

口炎颗粒

【成分】

石膏、知母、地黄、玄参、青蒿、川木通、淡竹叶、板蓝根、儿茶、芦竹根、甘草。辅料为糊精、环拉酸钠。

【功能主治】清热解毒。用于胃火上炎所致口舌生疮、牙龈肿痛。

【不良反应】尚不明确。

【禁忌证】对口炎颗粒过敏者禁用，过敏体质者慎用。

【美国 FDA 妊娠期药物安全性分级】尚无相关数据。

【注意事项】

1. 忌烟、酒及辛辣、油腻食物。

2. 不宜在服药期间同时服用温补性中药。

3. 脾虚大便溏者慎用。

【孕妇及哺乳期妇女用药】孕妇慎用。

【儿童用药】尚不明确。

【老年用药】尚不明确。

【药物相互作用】尚不明确。

【用法用量】开水冲服。每次 3~6g，每日 3 次。

【制剂与规格】3g。

【在口腔黏膜病治疗中的应用】

1. 适应证及用法用量。

口炎颗粒主要用于急性疱疹性龈口炎、水痘、手足口病、疱疹性咽峡炎、复发性阿弗他溃疡等的治疗。成人常用剂量为每次 6g，每日 3 次；儿童剂量为每次 1.5~3g，每日 3 次。

2. 使用中的注意事项。

见"注意事项"部分。

（姚懿桓　王同珂）

【药品名称】

甘草锌颗粒（Licorzine Granules）

【成分】甘草锌。

【适应证】

1. 由于锌缺乏症引起的儿童厌食、异食癖、生长发育不良及成人锌缺乏症。

2. 寻常型痤疮。

3. 口腔、胃、十二指肠及其他部位的溃疡症。

4. 切口、创伤、烧伤。

【药理】

1. 药效学。

甘草的抗溃疡成分能增加胃黏膜细胞的"己糖胺"成分，提高胃黏膜的防御功能，延长胃上皮细胞的寿命，加速溃疡愈合；锌也有促进黏膜再生和加速溃疡愈合的作用。

本品对大鼠缺锌整体模型有良好的补锌作用，且长期服用不引起体内主要器官微量元素的改变，也不引起锌的蓄积。

本品对大鼠慢性乙酸性胃溃疡、大鼠应激性胃溃疡、利舍平（利血平）诱发小鼠胃溃疡、幽门结扎引起的大鼠胃溃疡四种模型均有一定的保护和促进溃疡愈合的作用。

锌为体内多种酶的重要组成成分，具有促进生长发育、改善味觉、加速伤口愈合等作用。

2. 药动学。

锌在十二指肠和近端小肠内被吸收，贮存于红细胞、白细胞、肌肉、骨、皮肤等，入血后 60％与血清蛋白结合，90％由粪便排出，微量经尿、汗、皮肤脱屑、毛发脱落排出。内服甘草锌 2～4 小时，血锌即达最高浓度，6 小时后恢复正常，不会造成蓄积。

【不良反应】

1. 锌剂有胃肠道刺激性，口服可有轻度恶心、呕吐和便秘。

2. 在治疗胃溃疡时，个别患者可能出现排钾储钠和轻度水肿，停药后症状可消失。

【禁忌证】

1. 对本品过敏者禁用。

2. 急性或活动性消化道溃疡者禁用。

【美国 FDA 妊娠期药物安全性分级】尚无相关数据。

【注意事项】

1. 应按推荐的剂量服用，不可过量服用。

2. 餐后服用，可减少锌剂的胃肠道刺激。

3. 心、肾功能不全或重度的高血压患者应慎用或遵医嘱。

4. 发生不良反应后，必要时可通过限制钠盐摄入量或加服氢氯噻嗪和枸橼酸钾，或加服小剂量螺内酯对症处理，可不妨碍继续用本品。

5. 锌剂超量服用导致中毒，可表现为急性肠胃炎、恶心、呕吐、腹痛、腹泻，腹泻后症状可迅速消失，偶见严重者有胃肠道出血，为胃液中盐酸与锌剂生成有腐蚀作用的氯化锌引起，曾有引起肠穿孔的报道。

【孕妇及哺乳期妇女用药】孕妇及哺乳期妇女一般需补充锌元素，但用法用量需遵医嘱。

【儿童用药】见"用法用量"部分。

【老年用药】尚不明确。

【药物相互作用】

1. 本品勿与牛奶同服。

2. 本品勿与铝盐、钙盐、碳酸盐、鞣酸等同时使用。

3. 本品可降低青霉胺、四环素类药物的作用。

【用法用量】

1. 成人。

(1) 治疗青年痤疮和口腔溃疡及其他病症：每次 5g，每日 2～3 次，开水冲服。治疗青年痤疮一个疗程为 4～6 周，愈后每日 5g，再服 4～6 周，可减少复发。其他病症疗程酌情而定。

(2) 治疗消化性溃疡：每次 10g，每日 3 次，一个疗程为 4～6 周，必要时可减半量，再服一个疗程，以巩固疗效。

(3) 补锌：建议每次 1.5g，每日 2～3 次，口服，在医师指导下使用，防止补锌过量。

2. 儿童。

(1) 常用剂量，每日按体重 0.5～1.5mg/kg 元素锌计算，分 3 次口服。也可按照年龄确定剂量，开水冲服：

①1～5 岁，每次 0.75g，每日 2～3 次；

②6～10 岁，每次 1.5g，每日 2～3 次；

③11～15 岁，每次 2.25g，每日 2～3 次。

(2) 保健营养性补锌，每次 1.5g，每日 2～3 次。

【制剂与规格】甘草锌颗粒：(1) 1.5g；(2) 5g。

【在口腔黏膜病治疗中的应用】

1. 适应证及用法用量。

甘草锌颗粒中有效成分甘草甜素是从甘草中提取的活性物，国外已有研究表明甘草甜素对患丙型病毒性肝炎的口腔扁平苔藓患者有显著疗效，且不良反应较小。而甘草锌中的锌能促进黏膜修复并对免疫起到一定作用，它不仅具有促进生长发育、改善味觉的作用，而且对维持上皮细胞组织的完整性起着重要作用，可抗氧自由基、保护细胞膜。甘草和锌两者结合对糜烂组织的修复可产生协同作用。

(1) 甘草锌颗粒主要用于复发性阿弗他溃疡的治疗。口服甘草锌颗粒，常用剂量为每次 5g，每日 3 次。

(2) 甘草锌颗粒还可用于糜烂型口腔扁平苔藓的治疗。

(3) 此外，甘草锌颗粒还可用于伴有味觉异常的灼口综合征患者的辅助治疗。

2. 使用中的注意事项。

见"注意事项"和"儿童用药"部分。

（刘天楠　刘佳佳）

【参考文献】

［1］蔡琴雅. 甘草锌颗粒用于轻型复发性口腔溃疡治疗的临床观察［J］. 中外医疗，2008（28）：100.

［2］Da Nagao Y，Sata M，Suzuki H，et al. Effectiveness of glycyrrhizin for oral lichen planus in patients with chronic HCV infection［J］. Journal of Gastroenterology，1996，31（5）：691－695.

［3］蔡敏，武云霞，于世辉. 甘草锌联合美卓乐治疗糜烂性扁平苔藓临床观察［J］. 长治医学院学报，2013，27（2）：131－133.

【药品名称】

复方丹参滴丸

【成分】丹参、三七、冰片。

【功能主治】活血化瘀，理气止痛。用于气滞血瘀所致胸痹，症见胸闷、心前区刺痛；冠心病心绞痛见上述症候者。

【药理】本品可使垂体后叶素所致大鼠缺血性心电图改善，使体外血小板聚集率降低，使离体大鼠心脏冠脉流量增加，舒张 K^+ 诱发的家兔主动脉条和猪冠状动脉环的收缩，还可使高脂血症模型大鼠增高的全血黏度、全血还原黏度、血小板黏附率和血栓指数降低，可使高脂血症模型家兔的甘油三酯、胆固醇、低密度脂蛋白降低，高密度脂蛋白增高，抑制颈动脉粥样斑块形成及内膜增生，抑制细胞粘附分子－1 表达。

【不良反应】偶见胃肠道不适。

【禁忌证】尚不明确。

【美国 FDA 妊娠期药物安全性分级】尚无相关数据。

【注意事项】孕妇慎用。

【孕妇及哺乳期妇女用药】孕妇慎用。

【儿童用药】尚不明确。

【老年用药】尚不明确。

【药物相互作用】尚不明确。

【用法用量】吞服或舌下含服。每次 10 丸，每日 3 次，28 日为一个疗程，或遵医嘱。

【制剂与规格】27mg。

【在口腔黏膜病治疗中的应用】

1. 适应证及用法用量。

复方丹参滴丸主要用于口腔白斑病、非糜烂型口腔扁平苔藓、口腔黏膜下纤维性变的治疗，每日 3 次，每次 10 丸。也可用于灼口综合征的治疗。

2. 使用中的注意事项。

老年人用药酌情减量，不建议儿童、孕妇及哺乳期妇女使用。

（姚懿桓　王同珂）

【参考文献】

左雯鑫，李晓宇，蔡淦英，等．复方丹参滴丸联合曲安奈德治疗口腔黏膜下纤维性变的临床研究［J］.实用口腔医学杂志，2014，30（6）：846-848.

【药品名称】

双歧杆菌乳杆菌三联活菌片
（Live Combined Bifidobacterium and Lactobacillus Tablets）

【成分】长型双歧杆菌、保加利亚乳杆菌和嗜热链球菌。

【适应证】本品适用于各种原因引起的肠道菌群失调所致轻中型急性腹泻、慢性腹泻、便秘、腹胀及消化不良，以及抗生素治疗无效的腹泻；也用于辅助治疗肠道菌群失调引起的内毒素血症。

【药理】

1. 药效学。

本品为长型双歧杆菌、保加利亚乳杆菌和嗜热链球菌经适当配伍而成的活菌制剂。这些菌为健康人肠道正常菌群成员。给药后，通过重建宿主肠道菌群间的微生态平衡，治疗由内源性或外袭性微生物引起的感染。其联合的优点在于：通过发酵糖类产生大量的乙酸、乳酸，分解肠道内结合状态的胆酸为游离胆酸，降低肠道 pH 值和 EH 值，形成化学屏障；通过分泌产生细胞外糖苷酶，降解肠黏膜上皮细胞上的复杂多糖，清除潜在致病菌及其内毒素与之结合的受体；在整个肠道黏膜表面形成一道生物屏障，阻止致病菌对人体的侵袭，抑制有害菌产生的内毒素和致癌物质，维持人体肠道正常的生理功能。

2. 药动学。

本品所含长型双歧杆菌、保加利亚乳杆菌和嗜热链球菌，皆为健康人肠道正常菌群，可在人体肠道中生长、繁殖。

【不良反应】推荐剂量未见不良反应。

【禁忌证】有对微生态制剂过敏史者禁用。

【美国 FDA 妊娠期药物安全性分级】尚无相关数据。

【注意事项】

1. 避免与抗菌药同服。

2. 适宜于冷藏保存。

【孕妇及哺乳期妇女用药】尚不明确。

【儿童用药】见"用法用量"部分。

【老年用药】与成人无差异。

【药物相互作用】

1. 抗酸药、抗菌药与本品合用可减弱本品疗效，应分开服用。

2. 铋剂、鞣酸、药用炭、酊剂等能抑制、吸附或杀灭活菌，不应合用。

3. 如正在服用其他药品，使用本品前请咨询医师或药师。

【用法用量】

1. 成人。

口服，每次 4 片，每日 2～3 次，重症加倍或遵医嘱。温开水（低于 40℃）或温牛奶冲服。

2. 儿童。

（1）婴幼儿：可直接嚼服，或将药片碾碎后溶于温热（约 40℃）牛奶中冲服。

（2）6 个月内婴儿：每次 1 片，每日 2～3 次。

（3）6 个月至 3 岁小儿：每次 2 片，每日 2～3 次。

（4）3 岁至 12 岁儿童：每次 3 片，每日 2～3 次。

【制剂与规格】双歧杆菌乳杆菌三联活菌片：0.5g。每片含长型双歧杆菌、保加利亚乳杆菌和嗜热链球菌活菌数都不低于 $0.5×10^6$ CFU。

【在口腔黏膜病治疗中的应用】

1. 适应证及用法用量。

双歧杆菌乳杆菌三联活菌片主要用于伴有胃肠道症状的灼口综合征、萎缩性舌炎患者，常用剂量为每次 1 片，每日 3 次，含服。

2. 使用中的注意事项。

见"注意事项""儿童用药""用法用量"部分。

（刘天楠　刘佳佳）

【药品名称】

硫辛酸 (Thioctic Acid)

【成分】硫辛酸。

【适应证】糖尿病多发性周围神经病变。

【药理】

1. 药效学。

硫辛酸为 B 族维生素，是丙酮酸脱氢酶系和 α－酮戊二酸脱氢酶系的辅酶。离体试验显示，硫辛酸可以减少神经组织的脂质氧化，抑制蛋白质糖基化，抑制醛糖还原酶。在体内，硫辛酸具有抗氧化作用，参与谷胱甘肽及辅酶 Q_{10} 等抗氧化剂再循环。此外，硫辛酸还能螯合某些金属离子（如铜、锰、锌）。

2. 药动学。

（1）吸收：血浆半衰期约为 25 分钟，口服 600mg 硫辛酸后半小时即可达最大血浆药物浓度，为 $4\mu g/ml$。

（2）排泄：肾脏为主要清除途径，占 $80\%\sim90\%$，主要以代谢物形式存在。即使在人体中，也只有少量原型药物从尿液中回收。

【不良反应】

不良反应非常罕见，可能出现：

1. 消化系统：恶心、呕吐、胃肠疼痛和腹泻。

2. 过敏反应：皮肤过敏反应如皮疹、荨麻疹和瘙痒。

3. 神经系统：味觉改变或异常。

4. 全身反应：由于糖利用的改善，少数病例出现血糖降低。此时低血糖的症状有眩晕、出汗、头痛和视物异常。

【禁忌证】对硫辛酸及其处方成分过敏者禁用。

【美国 FDA 妊娠期安全性分级】尚无相关数据。

【注意事项】

1. 食物会影响本品的吸收，因此应将硫辛酸和食物分开服用。

2. 长期饮酒是神经病变发生、发展的重要危险因素，可影响本品治疗的成功率，因此建议糖尿病周围神经病变患者尽可能戒酒，无治疗期间也如此。

3. 由于补充一定的硫辛酸可以降低血糖浓度，因此对于患糖尿病和偏头痛的耐受不良者要谨慎。有必要的话，为避免出现低血糖，要进行血糖监控和调整降血糖药物的剂量。

【孕妇及哺乳期妇女用药】只有在谨慎评估利益风险后，本品才能用于妊娠期或哺乳期妇女。生殖毒理学未提示对生育力及胚胎早期发育有影响，胚胎毒性效应不明显。目前有关硫辛酸进入母乳的途径尚未知。因此，妊娠期和哺乳期妇女只有在医师强烈建议时才能使用本品。

【儿童用药】儿童用药的安全有效性尚未确立。

【老年用药】老年患者用药的安全有效性尚未确立。

【药物相互作用】

1. 与硫辛酸同服，顺铂的疗效会减低。

2. 硫辛酸是金属螯合剂，因此应尤其注意不要与含金属成分的药物同服，如铁制剂、镁制剂，牛奶中因含钙成分，也不要同服。如早餐前半小时服用本品，午餐或晚餐时可服用铁制剂和镁制剂。

3. 硫辛酸可能增强胰岛素和口服降糖药物的降糖效果，因此建议患者定期监测血糖，特别是开始服用硫辛酸时。某些患者为避免低血糖症状的发生，甚至有必要减少胰岛素和口服降糖药物的剂量。

【用法用量】口服，每次 0.2g，每日 3 次；或每次 0.6g，每日 1 次，早餐前半个小时服用。对于较严重的症状，建议起始先采用注射治疗。由于糖尿病周围神经病变是慢性疾病，一般需长期服药，具体使用时间由医师根据个体特点决定。

【制剂与规格】

1. 硫辛酸注射液：（1）6ml：150mg；（2）12ml：300mg；（3）20ml：600mg。

2. 硫辛酸片：（1）0.2g；（2）0.3g；（3）0.6g。

3. 硫辛酸胶囊：0.1g。

【在口腔黏膜病治疗中的应用】

1. 适应证及用法用量。

硫辛酸主要用于有感觉异常症状的灼口综合征患者以及味觉异常患者，常用方法为每日 3 次，每次 0.2g。国外有硫辛酸联合糖皮质激素和透明质酸酶病损内注射治疗口腔黏膜下纤维性变的报道。

2. 使用中的注意事项。

见"注意事项""孕妇及哺乳期妇女用药"部分。

（姚懿桓　王同珂）

【参考文献】

[1] Kisely S, Forbes M, Sawyer E, et al. A systematic review of randomized trials for the treatment of burning mouth syndrome [J]. Journal of Psychosomatic Research, 2016,

86：39—46.

[2] Rao PK. Efficacy of alpha lipoic acid in adjunct with intralesional steroids and hyaluronidase in the management of oral submucous fibrosis [J]. Journal of Cancer Research & Therapeutics，2010，6（4）：508—510.

【药品名称】

利可君片（Leucogen Tablets）

【成分】利可君。

【适应证】用于预防和治疗白细胞减少症、血小板减少症、再生障碍性贫血、恶性肿瘤放疗所致骨髓抑制。

【药理】本品为半胱氨酸衍生物，服用后在十二指肠的碱性条件下可与蛋白质结合形成可溶性物质而迅速被肠道吸收，增强骨髓造血系统的功能。

【不良反应】尚未发现有关不良反应的报道。

【禁忌证】对本品过敏者禁用。

【美国 FDA 妊娠期药物安全性分级】尚无相关数据。

【注意事项】急、慢性髓细胞白血病患者慎用。

【孕妇及哺乳期妇女用药】尚不明确。

【儿童用药】尚不明确。

【老年用药】尚不明确。

【药物相互作用】尚不明确。

【用法用量】口服。每次 20mg，每日 3 次，或遵医嘱。

【制剂与规格】（1）10mg；（2）20mg。

【在口腔黏膜病治疗中的应用】

1. 适应证及用法用量。

本品主要用于白细胞减少或（伴有）血小板减少的口腔黏膜病患者的辅助治疗，每次 20mg，每日 3 次。

2. 使用中的注意事项。

老年人和儿童用药酌情减少，孕妇和哺乳期妇女不建议使用。

（刘天楠　刘佳佳）

【药品名称】

独一味颗粒

【成分】 独一味。辅料为糊精、甜菊素。

【功能主治】 活血止痛，化瘀止血。用于多种外科手术后的切口疼痛、出血，外伤骨折，筋骨扭伤，风湿痹痛以及崩漏、痛经、牙龈肿痛、出血等。

【不良反应】

1. 消化系统：胃（肠）不适、腹痛、腹胀、腹泻、恶心、呕吐、口干等，有服药后肝生化指标异常病例的报告。

2. 全身性反应：疼痛、水肿、乏力、潮红、过敏反应等。

3. 皮肤：皮疹、瘙痒等。

4. 神经系统：头晕、头痛等。

5. 心血管系统：心悸、胸闷等。

6. 其他：有鼻衄、黑便、紫癜病例报告。

【禁忌证】

1. 对独一味过敏或有严重不良反应病史者禁用。

2. 孕妇禁用。

【美国 FDA 妊娠期药物安全性分级】 尚无相关数据。

【注意事项】

1. 目前尚无儿童应用本品的系统研究资料，不建议儿童使用。

2. 用药后一旦出现潮红、皮疹、瘙痒、心悸、胸闷、憋气、血压下降等可能与严重不良反应有关的症状，应立即停药并就医。

【孕妇及哺乳期妇女用药】 孕妇禁用。

【儿童用药】 不建议使用。

【老年用药】 尚不明确。

【药物相互作用】 尚不明确。

【用法用量】 温开水冲服。每次 1 袋，每日 3 次，7 天为一疗程，或必要时服用。

【制剂与规格】 5g。

【在口腔黏膜病治疗中的应用】

1. 适应证及用法用量。

有文献报道独一味颗粒用于复发性阿弗他溃疡的治疗，每日 3 次，每次 1 袋。

2. 使用中的注意事项。

老年人用药酌情减量，不建议儿童及哺乳期妇女使用，孕妇禁用。

（姚懿桓　王同珂）

【参考文献】

漆明，赵丽萍，叶丽霞．独一味胶囊治疗复发性阿弗他溃疡 46 例疗效观察［J］．新中医，2002（3）：30－31.

【药品名称】

石辛含片

【成分】 石膏、黄芩、黄柏、栀子、细辛、麻黄、姜黄、大黄。

【功能主治】 清胃泻火，消肿止痛。用于急性智齿冠周炎（胃火上炎证）导致的牙痛，牙龈红肿、疼痛等。

【药理】 非临床药效学试验结果显示，本品可抑制二甲苯致小鼠耳廓肿胀及角叉菜胶引起的大鼠足跖与齿龈肿胀，减少腹腔注射醋酸致小鼠扭体反应次数，提高电刺激家兔齿髓时的痛阈值。

【不良反应】 个别患者用药后出现轻度口苦、恶心、欲吐、腹泻、头晕、头痛、全身皮疹等。

【禁忌证】 尚不明确。

【美国 FDA 妊娠期药物安全性分级】 尚无相关数据。

【注意事项】

1. 运动员慎用。

2. 冠周袋冲洗应在牙科等专业科室由专业医师进行。

3. 伴有肌间隙感染、全身感染，血常规检查显示伴有全身感染，全身症状明显，需要全身使用抗生素者非本品的适应证。

【孕妇及哺乳期妇女用药】 尚不明确。

【儿童用药】 尚不明确。

【老年用药】 尚不明确。

【药物相互作用】 尚不明确。

【用法用量】 含服。每次 1~2 片，每日 4 次，分别在三餐后及晚上睡前服用，疗程为 5 日。

用药前需先进行常规局部治疗，进行冠周袋冲洗（先用 3% 的双氧水 5ml，分 3 次缓慢冲洗，然后用生理盐水 10ml，分 6 次缓慢冲洗），然后含服本品。

【制剂与规格】0.6g。

【在口腔黏膜病治疗中的应用】

1. 适应证及用法用量。

（1）石辛含片主要用于复发性阿弗他溃疡的治疗。常用剂量为每次 1 片，每日 3 次。

（2）石辛含片亦可联合其他药物用于糜烂型口腔扁平苔藓的治疗。常用剂量为每次 2 片，每日 4 次，分别于三餐后及睡前服用。

2. 使用中的注意事项。

见"注意事项"部分。

（刘天楠　刘佳佳）

【参考文献】

姚世红，俞怀洲，曾立军，等．石辛含片治疗复发性口腔溃疡的临床疗效观察［J］.实用口腔医学杂志，2013，29（4）：584-586.

第三章　大疱性疾病辅助用药

【药品名称】

硫唑嘌呤（Azathioprine，AZA）

【成分】硫唑嘌呤。

【适应证】

1. 抑制器官移植时的排斥反应，如肾移植、心脏移植、肝移植。

2. 多系统受累的自身免疫性疾病，如系统性红斑狼疮、皮肌炎、多肌炎、系统性血管炎、类风湿关节炎、白塞病、自身免疫性溶血性贫血、特发性血小板减少性紫癜、自身免疫性肝炎、溃疡性结肠炎、天疱疮、类天疱疮及重症肌无力等。

3. 重度或顽固性炎症性肠病。

【药理】

1. 药效学。

硫唑嘌呤是 6-巯基嘌呤的咪唑衍生物，进入人体后迅速分解为 6-巯基嘌呤和甲基硝化咪唑。6-巯基嘌呤是嘌呤代谢的拮抗剂，可迅速通过细胞膜，并在细胞内转化为几种硫代嘌呤类似物，导致嘌呤合成障碍，进而抑制核酸的合成，并向脱氧核糖核酸（DNA）链内掺入硫代嘌呤类似物，导致 DNA 破坏；阻止参与免疫识别和免疫放大细胞的增殖，本品对 T 淋巴细胞的抑制作用较强。

此外，硫唑嘌呤还能可逆性地减少单核细胞和朗格汉斯细胞的数量，同时还可促进辅助 T 细胞依赖性 B 细胞的反应和抑制性 B 细胞的功能。

2. 药动学。

（1）吸收：口服吸收良好。经放射性核素^{35}S-硫唑嘌呤测定，血浆放射性达峰时间为 1~2 小时，$t_{1/2}$ 为 4~6 小时。静脉注射硫唑嘌呤后，硫唑嘌呤的平均血浆 $t_{1/2}$ 为 6~28 分钟；6-巯基嘌呤的平均血浆 $t_{1/2}$ 为 38~114 分钟。

（2）排泄：硫唑嘌呤主要以 6－硫脲酸随尿液排泄，在尿液中同时还有少量的通过 1－甲基－4 硝基－5－硫代咪唑途径代谢，仅有少量的硫唑嘌呤以原型药形式经尿液排泄。

【不良反应】

1. 过敏反应：偶见数种不同的过敏反应综合征。主要表现为全身不适、头晕、恶心、呕吐、腹泻、发热、寒战、皮疹、脉管炎、肌痛、关节痛、低血压、肝肾功能异常。

2. 骨髓抑制：最常见的为白细胞减少，有时有贫血和血小板减少症，罕见粒细胞缺乏症、全血细胞减少和再生障碍性贫血的发生。此不良反应与用药剂量有相关性。

3. 增加感染易感性：单独使用本品，或与其他免疫抑制剂或糖皮质激素联合用药，特别是糖皮质激素制剂，患者对病毒、真菌和细菌感染的易感性增加。

4. 肝毒性：本品引起的肝损害的发生率较高，主要表现为氨基转移酶升高、黄疸、肝大、腹水、肝硬化及肝性脑病等。

5. 胃肠道：少数患者在首次服用本品后出现恶心，餐后服药可以缓解。

6. 其他：少见的有胰腺炎、脱发、黏膜溃疡、腹膜出血、视网膜出血和肺水肿等。同时与其他免疫抑制药物相似，发生淋巴瘤及其他肿瘤的危险性增加。

【禁忌证】

1. 对硫唑嘌呤或其他代谢成分有过敏史者禁用。

2. 对巯嘌呤过敏者也可能对本品过敏。

【美国 FDA 妊娠期药物安全性分级】 口服及肠道外给药：D 级。

【注意事项】

1. 为检测本品对血液系统的影响，在患者治疗的前 8 周内，应至少每周进行一次包括血小板在内的血常规检查，并根据病情及时调整药物。

2. 接受大剂量给药或肝和（或）肾功能不全的患者，在治疗的前 3 个月内，应每半个月或一个月检查一次肝肾功能，如有变化应减少用药量或停用。

3. 使用本品的男女患者均可出现染色体异常，但停药后可逐渐恢复。除极罕见的病例外，接受本品治疗的患者的下一代中，未观察到明显的身体异常的证据。

4. 接受本品治疗的各种疾病患者，用长波紫外线照射会产生协同的致畸作用。

5. 有证据显示，患有次黄嘌呤-鸟嘌呤-磷酸核糖转移酶缺乏综合征（莱施-奈恩综合征，Lesch-Nyhan syndrome）的患者服用本品不利，故应慎用。

【孕妇及哺乳期妇女用药】

1. 孕妇：孕妇或近期有生育计划的妇女禁用本品。本品存在潜在的致畸作用。因此建议接受本品治疗的患者的配偶采取充分的避孕措施。如果患者怀孕，则需慎重权衡利弊，因为已在动物试验中观察到了致畸胎现象。孕妇服用硫唑嘌呤后，在胎儿血液和羊水中均可测到低浓度的硫唑嘌呤和（或）其代谢产物。有报道称曾有部分在妊娠期服用过硫唑嘌呤的孕妇所产下的新生儿有白细胞减少和（或）血小板减少发生，故建议妊娠期用药患者额外进行血液学监测。

2. 哺乳期妇女：已证实哺乳期妇女服用硫唑嘌呤后，在初乳和母乳中可测得6-巯基嘌呤。因此，服用本品的患者不应进行哺乳。

【儿童用药】 参见"用法用量"部分。

【老年用药】 老年人使用本品的经验有限，虽然现有的资料并未证明老年人使用本品后的不良反应发生率较高，但仍建议采用推荐剂量范围的下限值。同时加倍注意老年人用药后的血液学指标，并以最低临床有效剂量作为维持剂量。

【药物相互作用】

1. 与别嘌呤醇合用，可增加硫唑嘌呤的疗效和毒性，故本品的剂量应减至原剂量的1/4。

2. 本品可增强去极化药物如琥珀胆碱的神经肌肉阻滞作用，以及减弱非去极化药物如筒箭毒碱的神经肌肉阻滞作用。

3. 本品可减弱华法林的抗凝血作用。

4. 使用本品时，尽可能避免与细胞生长抑制剂和骨髓抑制剂合用，如青霉胺。个案报道指出本品与曲莫沙明或卡托普利合用可致血液系统异常。

5. 巯甲基丙脯酸与本品并用可引起血液学改变。

6. 体外试验证据显示，氨基水杨酸衍生物（奥沙拉秦、美沙拉秦和柳氮磺吡啶）对硫嘌呤甲基转移酶有抑制作用，故患者正在使用硫唑嘌呤时应慎用上述药物。

7. 本品的免疫抑制作用对活疫苗能够引起一种非特异的潜在性损害。因此，接受本品治疗的患者，理论上是禁止使用活疫苗的。曾有合用硫唑嘌呤和糖皮质激素的患者使用乙肝疫苗后出现此类作用的报道。

8. 硒对本品的肝损伤有防护作用。

【用法用量】

1. 成人。

（1）器官移植：起始剂量为每日 2～5mg/kg，口服或静脉注射。维持剂量需按临床需要、患者的个体反应及血液系统的耐受性进行调整，通常为每日 0.5～3mg/kg。兼有肝和（或）肾功能不全的患者，剂量酌情减少。老年人用药的不良反应发生率较高，应采用推荐剂量范围的下限。

（2）自身免疫性疾病：起始剂量为每日 1～3mg/kg，疗效明显时应将剂量减至最小有效维持量，如 3 个月内病情无改善应停用。

2. 儿童。

（1）器官移植：起始剂量为每日 2～5mg/kg，口服或静脉注射。维持剂量通常为每日 0.5～3mg/kg。

（2）类风湿：起始剂量为每日 1mg/kg，用 6～8 周，后可每月增加 0.5mg/kg，至每日 2.5mg/kg。

【制剂与规格】 硫唑嘌呤片：50mg。

【在口腔黏膜病治疗中的应用】

1. 适应证及用法用量。

一般在获取相关专科医师意见后使用。硫唑嘌呤在口腔黏膜病中主要应用于大疱性疾病的免疫抑制治疗，需在皮肤科医师指导下用药。通常与糖皮质激素联用，可减少糖皮质激素的用量。欧洲皮肤病学天疱疮诊疗指南认为，硫唑嘌呤可作为一线辅助治疗方案，用于治疗难治性天疱疮或有糖皮质激素禁忌证者，建议使用剂量为每日 1～3mg/kg，常规起始剂量为 50mg/d。日本的天疱疮诊疗指南认为硫唑嘌呤与泼尼松龙或其他药物联用，可作为二线治疗方案，推荐剂量为每天口服硫唑嘌呤 2～4mg/kg，通常 100～150mg/d。

2. 使用中的注意事项。

除"注意事项""孕妇及哺乳期妇女用药""儿童用药""老年用药"部分提到的内容外，在口腔黏膜病中应用时还应注意：

（1）硫嘌呤甲基转移酶（thiopurine methyltransferase，TPMT）基因可影响硫唑嘌呤的代谢，因此，用药前须常规进行 TPMT 基因检测。Weinshilboum 等研究显示，由于 TPMT 的基因多态性，在 298 份血样中，约有 11％的人的 TPMT 具有较低的活性，每 300 个人中就有 1 个无法测出 TPMT 的活性。因此，临床医师应根据 TPMT 的水平调节硫唑嘌呤的使用剂量。

（2）须在饭后以足量水吞服。在患者治疗前 8 周内，应至少每周进行一次包括血小板在内的血常规检查，并根据病情及时调整药物。用药期间如出现皮肤、黏膜出血，皮肤发白，血细胞减少，肝或肾功能异常，以及过敏反应等，应立即停药。

（3）儿童使用后常见的不良反应有骨髓抑制、胃肠道反应及白细胞减少，减量或停药后上述症状均可恢复。长期应用时白细胞数量应维持在 $3\times10^9/L$ 以上，小于 $2\times10^9/L$ 应立即停药。

（王非 王同珂）

【参考文献】

［1］Hertl M，Jedlickova H，Karpati S，et al. Pemphigus. S2 Guideline for diagnosis and treatment-guided by the European Dermatology Forum（EDF）in cooperation with the European Academy of Dermatology and Venereology（EADV）［J］. Journal of the European Academy of Dermatology & Venereology，2015，29（3）：405－414.

［2］Committee for Guidelines for the Management of Pemphigus Disease，Amagai M，Tanikawa A，et al. Japanese guidelines for the management of pemphigus［J］. Journal of Dermatology，2014，41（6）：471－486.

［3］Weinshilboum RM，Sladek SL. Mercaptopurine pharmacogenetics：monogenic inheritance of erythrocyte thiopurine methyltransferase activity［J］. American Journal of Human Genetics，1980，32（5）：651－662.

［4］Anstey AV，Wakelin S，Reynolds NJ. British Association of Dermatologists Therapy，Guidelines and Audit Subcommittee. Guidelines for prescribing azathioprine in dermatology［J］. British Journal of Dermatology，2004，151（6）：1123－1132.

【药品名称】

甲氨蝶呤（Methotrexate，MTX）

【成分】甲氨蝶呤。

【适应证】

1. 各型急性白血病，特别是急性淋巴细胞白血病、恶性淋巴瘤、多发性骨髓病、非霍奇金淋巴瘤和蕈样肉芽肿。

2. 头颈部癌、肺癌、各种软组织肉瘤、银屑病。

3. 乳腺癌、卵巢癌、宫颈癌、恶性葡萄胎、绒毛膜上皮癌、睾丸癌。

【药理】

1. 药效学。

四氢叶酸是体内合成嘌呤核苷酸和嘧啶核苷酸的重要辅酶，本品作为一种叶酸还原酶抑制剂，主要抑制二氢叶酸还原酶而使二氢叶酸不能还原成有生理活性的四氢叶酸，从而使嘌呤核苷酸和嘧啶核苷酸的生物合成过程中一碳基团的转移受阻，导致 DNA 的生物合成受到抑制。此外，本品也有对胸腺核苷酸合成酶的抑制作用，但抑制 RNA 与蛋白质合成的作用则较弱，属细胞周期特异性药物，主要作用于细胞周期的 S 期。

2. 药动学。

（1）吸收：低剂量时，胃肠道吸收快。高剂量时吸收较差。肌内注射后吸收快速完全。血浆浓度达峰时间：1~2 小时后（口服），30~60 分钟（肌内注射）。

（2）分布：分布在组织和细胞外液。可通过血脑屏障和胎盘。小部分进入唾液和乳汁。血浆蛋白结合率为 50%。以聚谷氨酸结合物的形式存在，其结合物可在体内存在数月，尤其是在肝脏。

（3）代谢：部分被肠道菌群代谢。低剂量治疗时代谢不显著。大剂量给药时，可以检测到 7-羟基代谢产物。经历肠肝循环。

（4）排泄：主要经过尿液排泄，小部分经过胆汁、粪便等排泄。药物清除个体差异性大，药物清除慢的患者发生中毒的风险高。

【不良反应】

1. 胃肠道反应：包括口腔炎、口唇溃疡、咽喉炎、恶心、呕吐、腹痛、腹泻、消化道出血；食欲减退常见，偶见伪膜性或出血性肠炎等。

2. 肝功能损害：包括黄疸，丙氨酸氨基转移酶、碱性磷酸酶、γ-谷氨酰转肽酶等增高，长期口服可导致肝细胞坏死、脂肪肝、肝纤维化甚至肝硬化。

3. 大剂量应用时，由于本品和其代谢产物沉积在肾小管而致高尿酸血症肾病，可出现血尿、蛋白尿、尿少、氮质血症甚至尿毒症。

4. 长期用药可引起咳嗽、气短、肺炎或肺纤维化。

5. 骨髓抑制，主要为白细胞和血小板减少。长期小剂量口服可导致明显的骨髓抑制、贫血和血小板下降而伴皮肤或内脏出血。

6. 脱发、皮肤发红、瘙痒或皮疹。

7. 白细胞低下时，可并发感染。

8. 鞘内注射后可能出现视力模糊、眩晕、头痛、意识障碍，甚至嗜睡或抽搐等。

9. 本品的致突变作用、致畸作用和致癌作用较烷化剂轻，但长期服用有潜在的导致继发性肿瘤的危险。

10. 本品对生殖功能的影响，虽也较烷化剂类抗癌药物小，但可导致闭经和精子减少或缺乏，尤其是长期应用较大剂量后。一般多不严重，有时呈不可逆性。

【禁忌证】妊娠期及哺乳期妇女、严重肝或肾功能损害者、酒精中毒或酒精性肝病者、免疫缺陷综合征者、严重感染者、有消化性溃疡病或溃疡性结肠炎的银屑病者禁用。

【美国 FDA 妊娠期药物安全性分级】X 级。

【注意事项】

1. 本品的致突变性、致畸性和致癌性较烷化剂为轻，但长期服用后，有潜在的导致继发性肿瘤的危险。

2. 对生殖功能的影响虽也较烷化剂类抗癌药物小，但亦可导致闭经和精子减少或缺乏，尤其是在长期应用较大剂量后，但一般多不严重，有时呈不可逆性。

3. 全身极度衰竭、恶液质或并发感染及心、肺、肝、肾功能不全时，禁用本品。

4. 周围血象如白细胞低于 $3.5×10^9/L$ 或血小板低于 $50×10^9/L$ 时不宜使用。请仔细阅读说明书并遵医嘱使用。

【孕妇及哺乳期妇女用药】因本品有致畸作用及可从乳汁排出，故服药期禁怀孕及哺乳。

【儿童用药】未进行该项试验且尚无可靠参考文献。

【老年用药】未进行该项试验且尚无可靠参考文献。

【药物相互作用】

1. 乙醇和其他对肝脏有损害的药物，如与本品同用，可增加肝毒性。

2. 使用本品后可引起血液中尿酸的水平升高，对于痛风或高尿酸血症患者应相应增加别嘌醇等药物剂量。

3. 可增加抗凝血作用，甚至引起肝脏凝血因子的缺少或（和）血小板减少症，慎与其他抗凝血药物同用。

4. 与保泰松和磺胺类药物同用，因与蛋白质存在结合的竞争，可能会引起本品血清浓度的增高而导致毒性反应的出现。

5. 口服卡那霉素可增加口服本品的吸收，而口服新霉素钠可减少本品吸收。

6. 与弱有机酸和水杨酸盐等同用，可抑制本品的肾排泄而导致血清药浓度增高，继而增加毒性，同用时应酌情减少用量。

7. 氨苯蝶啶、乙胺嘧啶等药物均有抗叶酸作用，如与本品同用可增加其毒不良反应。

8. 先用或同用时，与氟尿嘧啶有拮抗作用，但如先用本品，4～6 小时后再用氟尿嘧啶则可产生协同作用。本品与左旋门冬酰胺酶合用也可导致减效，如用后者 10 日后再用本品，或用本品后 24 小时内给予左旋门冬酰胺酶，可增效而减少对胃肠道和骨髓的毒不良反应。有报道，如在用本品前 24 小时或 10 分钟后用阿糖胞苷，可增加本品的抗癌活性。本品与放疗或其他骨髓抑制药物同用时宜谨慎。

【用法用量】

1. 口服。

成人每次 5～10mg，每日 1 次，每周 1～2 次，一疗程安全量为 50～100mg。用于急性淋巴细胞白血病维持治疗时，按体表面积每次 15～20mg/m²，每周 1 次。

2. 肌肉、静脉或鞘内注射给药剂量：略。

【制剂与规格】

1. 甲氨蝶呤片：2.5mg。

2. 甲氨蝶呤注射剂。（1）2ml：50mg；（2）20ml：500mg；（3）10ml：1000mg。

【在口腔黏膜病治疗中的应用】

1. 适应证及用法用量。

一般在获取相关专科医师意见后使用。可联合糖皮质激素治疗天疱疮、大疱性类天疱疮、获得性大疱表皮松解症等，增强疗效，减少激素用量及不良反应，也可单独使用，根据患者实际情况，10～20mg/w，直至完全停用糖皮质激素。日本天疱疮诊疗指南主张甲氨蝶呤与泼尼松龙或其他药物联用可作为二线治疗方案，即口服甲氨蝶呤 2.5～7.5mg/w，最大剂量为 12mg/w。欧洲皮肤病学论坛通过的天疱疮诊疗指南认为，甲氨蝶呤可作为二线辅助治疗方案用于治疗难治性天疱疮或有糖皮质激素禁忌证者，即口服甲氨蝶呤 10～20mg/w，同时口服补充叶酸 5～15mg/d。

口服甲氨蝶呤片 7.5～20mg/w，连用 4 周，曾被报道用于白塞病的治疗。

2. 使用中的注意事项。

除"注意事项""孕妇及哺乳期妇女用药""儿童用药""老年用药"部分提到的内容外，在口腔黏膜病中应用时还应注意：

（1）在接受和结束甲氨蝶呤治疗后至少 3 个月内应该采取适当的措施避孕。育龄期男女患者治疗期间均需避孕。

（2）近期接种疫苗者，尤其是肝炎疫苗，应慎用。

（杨华梅 刘佳佳 姚懿桓 金鑫）

【参考文献】

[1] Tavakolpour S. Current and future treatment options for pemphigus: Is it time to move towards more effective treatments? [J]. International Immunopharmacology, 2017 (53): 133-142.

[2] Gürcan HM, Razzaque Ahmed A. Analysis of current data on the use of methotrexate in the treatment of pemphigus and pemphigoid [J]. British Journal of Dermatology, 2009, 161 (4): 723-731.

[3] Committee for Guidelines for the Management of Pemphigus Disease, Amagai M, Tanikawa A, et al. Japanese guidelines for the management of pemphigus [J]. Journal of Dermatology, 2014, 41 (6): 471-486.

[4] Hertl M, Jedlickova H, Karpati S, et al. Pemphigus. S2 Guideline for diagnosis and treatment-guided by the European Dermatology Forum (EDF) in cooperation with the European Academy of Dermatology and Venereology (EADV) [J]. Journal of the European Academy of Dermatology & Venereology, 2015, 29 (3): 405-414.

[5] Kikuchi H, Aramaki K, Hirohata S. Low dose MTX for progressive neuro-Behçet's disease [M]. Springer, 2004.

[6] Jorizzo JL, White WL, Wise CM, et al. Low-dose weekly methotrexate for unusual neutrophilic vascular reactions: Cutaneous polyarteritis nodosa and Behçes disease [J]. Journal of the American Academy of Dermatology, 1991, 24 (6): 973-978.

[7] Davatchi F, Shahram F, Chams H, et al. High dose methotrexate for ocular lesions of Behçet's disease [J]. Springer, 2004.

[8] Alpsoy E. New evidence-based treatment approach in Behcet's disease [J]. Pathology Research International, 2012.

[9] 姚懿桓, 王囿珂, 赵奎, 等. 天疱疮的免疫抑制剂治疗方法 [J]. 国际口腔医学杂志, 2018, 45 (2): 155-161.

【药品名称】

环磷酰胺（Cyclophosphamide，CTX）

【成分】环磷酰胺。

【适应证】

1. 作为抗肿瘤药物，用于恶性淋巴瘤、多发性骨髓瘤、乳腺癌、小细胞肺癌、卵巢癌、神经母细胞瘤、视网膜母细胞瘤、尤因肉瘤、软组织肉瘤以及急性白血病和慢性淋巴细胞白血病等的治疗。对睾丸肿瘤、头颈部鳞癌、鼻咽癌、横纹肌瘤、骨肉瘤也有一定疗效。目前多与其他抗癌药物组成联合化疗方案。

2. 作为免疫抑制剂，用于各种自身免疫性疾病，如严重类风湿关节炎、全身性红斑狼疮、儿童肾病综合征、多发性肉芽肿、天疱疮以及溃疡性结肠炎、特发性血小板减少性紫癜等的治疗。也用于器官移植时抗排斥反应，通常与泼尼松、抗淋巴细胞球蛋白合用。

【药理】

1. 药效学。

本品在体外无活性，进入体内被肝脏或肿瘤内存在的过量磷酰胺酶或磷酸酶水解，变为活化作用型的磷酰胺氮芥而起作用。其作用机制与氮芥相似，与 DNA 发生交叉联结，抑制 DNA 的合成，也可干扰 RNA 的功能，属细胞周期非特异性药物。本品抗瘤谱广，对多种肿瘤细胞有抑制作用。

2. 药动学。

（1）吸收：口服胃肠道吸收良好。生物利用度为 74%～97%。约 1 小时后达血浆药物峰浓度。

（2）分布：广泛分布，可通过血脑屏障和胎盘，能进入乳汁。血浆蛋白结合率低于 20%。

（3）代谢：在肝脏代谢转化为 4－羟化环磷酰胺和醛磷酰胺。

（4）排泄：主要以代谢产物和少量原型药形式从尿液排泄。半衰期为 4～6.5 小时。

【不良反应】

1. 骨髓抑制：白细胞减少最常见，最低值出现在用药后 1～2 周，多在 2～3 周后恢复。对血小板影响较小。

2. 可影响肝功能。

3. 胃肠道反应：包括食欲减退、恶心及呕吐，一般停药 1～3 日即可消失。

4. 泌尿道反应：可致出血性膀胱炎，表现为膀胱刺激征，少尿、血尿及蛋白尿，系本品代谢产物丙烯醛刺激膀胱所致，但本品常规剂量应用时，其发生率较低。

5. 其他反应：包括脱发、口腔炎、中毒性肝炎、皮肤色素沉着、月经紊乱、无精子或精子减少及肺纤维化等。

【禁忌证】本品为抗肿瘤药物，必须在有经验的专科医师指导下用药。凡有骨髓抑制、感染、肝肾功能损害者禁用或慎用。对本品过敏者禁用。妊娠期及哺乳期妇女禁用。

【美国 FDA 妊娠期药物安全性分级】D 级。

【注意事项】

1. 本品的代谢产物对泌尿道有刺激性，应用时应鼓励患者多饮水，大剂量应用时应水化、利尿，同时给予泌尿道保护剂美司钠。

2. 当大剂量用药时，除应密切观察骨髓功能外，尤其要注意非血液学毒性，如心肌炎、中毒性肝炎及肺纤维化等。

3. 当肝肾功能损害、骨髓转移或既往曾接受多程放化疗时，本品的剂量应减少至治疗量的 1/3～1/2。

4. 由于本品需在肝内活化，因此腔内给药无直接作用。

【孕妇及哺乳期妇女用药】本品有致突变、致畸胎作用，可造成胎儿死亡或先天畸形。妊娠期妇女禁用。本品经乳汁分泌，在开始用药时必须终止哺乳。

【儿童用药】遵医嘱。

【老年用药】遵医嘱。

【药物相互作用】

1. 可使血清中假胆碱酯酶减少，使血清尿酸水平增高，因此，与抗痛风药物如别嘌醇、秋水仙碱、丙磺舒等同用时，应调整抗痛风药物的剂量。

2. 可加强琥珀胆碱的神经肌肉阻滞作用，可使呼吸暂停延长。

3. 可抑制胆碱酯酶活性，因而延长可卡因的作用并增加其毒性。

4. 大剂量巴比妥类、糖皮质激素类药物可影响本品的代谢，同时应用可增加本品的急性毒性。

【用法用量】

1. 成人。常用量：口服，每日按 2～4mg/kg 计算，连用 10～14 日，休息 1～2 周重复。

2. 儿童。常用量：口服，每日按 2～6mg/kg 计算，连用 10～14 日，休息 1～2 周重复。

【制剂与规格】

1. 环磷酰胺片：50mg。

2. 注射用环磷酰胺：（1）100mg；（2）200mg。

【在口腔黏膜病治疗中的应用】

1. 适应证及用法用量。

一般在获取相关专科医师意见后使用。对于单独使用糖皮质激素类药物控制效果不佳的天疱疮患者，联合使用本品可取得较好效果。日本天疱疮诊疗指南主张本品与泼尼松龙或其他药物联用作为二线治疗方案，即每日口服本品1～3mg/kg，通常50～100mg/d。欧洲天疱疮诊疗指南认为，本品可作为二线辅助治疗方案用于治疗难治性天疱疮或有糖皮质激素类药物禁忌证者，静脉滴注500mg/d或每日口服2mg/kg，可减少糖皮质激素类药物用量。

2. 使用中的注意事项。

见"注意事项"和"孕妇及哺乳期妇女用药"部分。

（魏子豪　王非　姚懿桓　金鑫）

【参考文献】

[1] 史宗道. 口腔临床药物学 [M]. 4 版. 北京：人民卫生出版社，2012.

[2] 姚懿桓，王闯珂，赵奎，等. 天疱疮的免疫抑制剂治疗方法 [J]. 国际口腔医学杂志，2018，45（2）：155－161.

【药品名称】

环孢素（Cyclosporine）

【成分】 环孢素。

【适应证】

1. 用于预防同种异体肾、肝、心、骨髓等器官或组织移植所发生的排斥反应，也可用于预防及治疗骨髓移植发生的移植物抗宿主反应。

2. 用于治疗经其他免疫抑制药物治疗无效的狼疮性肾炎、难治性肾病综合征等自身免疫性疾病。

【药理】

1. 药效学。

环孢素是一种强免疫抑制药物，主要作用于辅助 T 淋巴细胞，可抑制钙调磷酸酶的活化及白介素－2 的生成，减弱细胞介导的免疫反应。

2. 药动学。

（1）吸收：口服后在胃肠道部分吸收，且不稳定。

（2）分布：在体内广泛分布，可以穿过胎盘和进入乳汁。血浆蛋白结合率为 90%。

（3）代谢：在肝脏内广泛代谢。

（4）排泄：通过胆汁经粪便排泄；消除半衰期为 5～20 小时，儿童清除快。

【不良反应】

1. 较常见的有厌食、恶心、呕吐等胃肠道反应。

2. 牙龈增生伴出血、疼痛，牙龈增生一般可在停药 6 个月后消失。

3. 约 1/3 用药者表现出肾毒性，可出现血清肌酐、尿素氮增高，肾小球滤过率减低等肾功能损害。

4. 不常见的有惊厥，其原因可能为本品与肾脏毒性及低镁血症有关。

5. 尚可引起氨基转移酶升高、胆汁淤积、高胆红素血症、多毛症、手震颤、高尿酸血症伴血小板减少、微血管病性溶血性贫血、四肢感觉异常、下肢痛性痉挛等。

6. 有研究指出该品可促进 ADP 诱发血小板聚集，增加血栓烷 A2 的释放和凝血活酶的生成，增强凝血因子Ⅶ的活性，减少前列环素产生，诱发血栓形成。

7. 罕见的有过敏反应、胰腺炎、白细胞减少、雷诺综合征、糖尿病、血尿等。过敏反应一般只发生在经静脉途径给药的患者，表现为面颈部充血，气喘、呼吸短促等。

【禁忌证】

1. 对环孢素过敏者。

2. 有病毒感染时禁用本品，如水痘、带状疱疹等。

3. 有严重肝肾损害、未控制的高血压、感染及恶性肿瘤者忌用或慎用。

【美国 FDA 妊娠期药物安全性分级】 C 级。

【注意事项】

1. 应由在免疫抑制治疗方面有经验的、并能进行充分随访（包括定期全项体检、血压测定和实验室安全性参数控制）的医师开具处方。接受药物治疗的移植患者应在有充分医疗条件的医院进行治疗，负责维持疗法的医师应掌握患者的随访信息。含多种免疫抑制药物的治疗方案应慎用。

2. 考虑到皮肤恶性病变的潜在危险，应该提醒使用环孢素的患者，避免过度暴露在紫外线下。

3. 环孢素可使患者易受各种细菌、真菌、寄生虫和病毒感染，并经常伴有条件致病菌感染，这可能危及生命，因此应采取有效的预防和治疗策略，特别是对长期应用多种免疫抑制药物治疗的患者。

4. 在使用环孢素治疗的前几周里可能发生一种常见的和潜在严重的并发症，即血清肌酐和尿素氮水平升高。这些功能变化呈剂量依赖性且是可逆的，通常随给药剂量降低而减退。长期治疗期间，某些患者可能发生肾结构改变，如间质纤维化，也可引起血清胆红素及偶见肝酶呈剂量依赖性和可逆性升高。因此，要求对肝、肾功能参数进行密切监测，出现异常值时应降低给药剂量。

5. 用药期间要定期监测血压，如果出现高血压，应进行适当的降压治疗。

6. 偶有使用环孢素可引起血脂轻微可逆性升高的报道，因此建议在治疗前及治疗1个月后进行血脂测定。如果发现血脂升高，应考虑限制含脂肪的食物的摄入，以及有效降低给药剂量。

7. 环孢素可增加高钾血症的风险，特别是对于有肾功能障碍的患者。当环孢素与保钾药（如保钾利尿药、血管紧张素转换酶抑制药、血管紧张素Ⅱ受体拮抗药）和含钾药物合用时食用富含钾食物的患者也要谨慎些。

8. 环孢素可增加镁的清除，可导致症状性低镁血症，建议在移植期间控制血清镁的水平，特别是在出现神经系统症状或体征时。如果认为必要，应补充镁。

9. 在用环孢素治疗有高尿酸血症的患者时要谨慎。

10. 使用环孢素治疗期间可能降低疫苗接种的效果，应避免使用减毒活疫苗。

【孕妇及哺乳期妇女用药】孕妇和哺乳期妇女禁用。

【儿童用药】常用量：器官移植初始剂量每日按体重 6～11mg/kg，维持量每日按体重 2～6mg/kg 计算。

【老年用药】老年患者因易合并肾功能不全，故应慎用本品。

【药物相互作用】

1. 与食物的相互作用：本品与西柚汁同时服用时，可提高环孢素的生物利用度。

2. 可增加本品肾毒性的药物：阿昔洛韦、氨基糖苷类抗生素（如庆大霉素和妥布霉素）、两性霉素 B、环丙沙星、呋塞米、甘露醇、苯丙氨酸氮芥、甲氧苄氨嘧啶、磺氨甲基异噁唑、万古霉素、非甾体抗炎药（如双氯芬酸、吲哚美辛、萘普生和舒林酸）。

3. 可降低本品血药浓度的药物：巴比妥酸盐、酰氨咪嗪、苯妥英钠、新青霉素Ⅲ、磺胺二甲嘧啶静脉注射剂、利福平、奥曲肽、普罗布考、磺胺甲基异噁唑静脉注射剂。

4. 可提高本品血药浓度的药物：氯喹、大环内酯类抗生素（如红霉素、交沙霉素和普那霉素）、酮康唑、氟康唑、伊曲康唑、地尔硫䓬、尼卡地平、维拉帕米、甲氧氯普胺、口服避孕药、达那唑、甲泼尼龙（高剂量）、别嘌醇、胺碘酮、胆酸及其衍生物、强力霉素、普罗帕酮。

5. 与单独使用本品相比，合用硝苯啶可致齿龈增生率升高。

6. 本品与双氯芬酸合用，可造成后者的生物利用度显著升高，并可能导致可逆性肾功能损害。这种升高很可能由双氯芬酸的高首过效应减弱所致。本品与具低首过效应的非甾体抗炎药（例如乙酰水杨酸）合用时，它们生物利用度的升高通常与联合用药无关。

7. 本品可降低地高辛、秋水仙碱、洛伐他汀和泼尼松龙的清除率，这可导致地高辛中毒，以及增加洛伐他汀和秋水仙碱对肌肉的潜在毒性（引起肌肉疼痛和无力）、肌炎和横纹肌溶解的发生率。

8. 同时服用本品和乐卡地平后，乐卡地平的血药浓度－时间曲线下面积增加 3 倍，本品的血药浓度－时间曲线下面积增加 21％。

【用法用量】在器官移植、骨髓移植、狼疮性肾炎、难治性肾病综合征治疗中的用法用量：略。

【制剂与规格】

1. 环孢素软胶囊：（1）10 mg；（2）25mg；（3）50mg；（4）100mg。

2. 环孢素胶囊：（1）10 mg；（2）25mg；（3）50mg；（4）100mg。

3. 环孢素注射液，5ml：250mg。

4. 环孢素口服溶液，50ml：5g。

【在口腔黏膜病治疗中的应用】

1. 适应证及用法用量。

一般在获取相关专科医师意见后使用。口服给药，可减少糖皮质激素类药物用量，辅助治疗天疱疮、大疱性类天疱疮、黏膜类天疱疮等，每日 3～9mg/kg；家族性良性天疱疮，每日 2.8～3.4mg/kg。局部使用，治疗家族性良性天疱疮、黏膜类天疱疮。日本天疱疮诊疗指南认为，每日口服环孢素 3～5mg/kg，与泼尼松龙或其他药物联用可以作为二线治疗方案。一项天疱疮药物治疗随机对照试验显示，每日口服环孢素 5mg/kg 联合每日口服泼尼松 1mg/kg，与单独口服泼尼松（起始剂量为 1mg/kg）相比，结果无统计学差异；联合治疗引起的并发症更常见。

2. 使用中的注意事项。

除"注意事项""孕妇及哺乳期妇女用药""儿童用药""老年用药"部分提到的内容外，在口腔黏膜病中应用时还应注意：使用期间需经常监测血药浓度，调节环孢素的全血浓度，使其能维持在临床能起免疫抑制作用而不致有严重不良反应的范围。

（杨华梅　刘佳佳　姚懿桓　金鑫）

【参考文献】

［1］Lim KK, Su WD, Schroeter AL, et al. Cyclosporine in the treatment of dermatologic disease: an update [J]. Mayo Clinic Proceedings, 1996, 71 (12): 1182−1191.

［2］Barthelemy H, Frappaz A, Cambazard F, et al. Treatment of nine cases of pemphigus vulgaris with cyclosporine [J]. Journal of the American Academy of Dermatology, 1988, 18 (6): 1262−1266.

［3］Lapidoth M, David M, Ben-Amitai D, et al. The efficacy of combined treatment with prednisone and cyclosporine in patients with pemphigus: preliminary study [J]. Journal of the American Academy of Dermatology, 1994, 30 (5 Pt 1): 752−757.

［4］Mobini N, Padilla T, Ahmed AR. Long-term remission in selected patients with pemphigus vulgaris treated with cyclosporine [J]. Journal of the American Academy of Dermatology, 1997, 36 (2 Pt 1): 264−266.

［5］Bianchi L, Gatti S, Nini G. Bullous pemphigoid and severe erythrodermic psoriasis: combined low-dose treatment with cyclosporine and systemic steroids [J]. Journal of the American Academy of Dermatology, 1992, 27 (2 Pt 1): 278.

［6］Berth Jones J, Smith SG, Graham Brown R. Benign familial chronic pemphigus (Hailey-Hailey disease) responds to cyclosporin [J]. Clinical and Experimental Dermatology, 1995, 20 (1): 70−72.

［7］Azaña JM, De Misa RF, Boixeda JP, et al. Topical cyclosporine for cicatricial pemphigoid [J]. Journal of the American Academy of Dermatology, 1993, 28 (1): 134.

［8］Committee for Guidelines for the Management of Pemphigus Disease, Amagai M, Tanikawa A, et al. Japanese guidelines for the management of pemphigus [J]. Journal of Dermatology, 2014, 41 (6): 471−486.

［9］Ioannides D, Chrysomallis F, Bystryn JC, et al. Ineffectiveness of cyclosporine as an adjuvant to corticosteroids in the treatment of pemphigus [J]. Archives of Dermatology, 2000, 136 (7): 868−872.

［10］Yang HM, Wu YQ, Ma H, et al. Possible alternative therapies for oral lichen planus cases refractory to steroid therapiess [J]. Oral Surgery Oral Medicine Oral Pathology Oral Radiology, 2016, 121 (5): 496−509.

［11］Epstein JB, Truelove EL. Topical cyclosporine in a bioadhesive for treatment of oral lichenoid mucosal reactions: An open label clinical trial [J]. Oral Surgery Oral Medicine Oral Pathology, 1996, 82 (5): 532−536.

［12］Voute AB, Schulten EA, Langendijk PN, et al. Cyclosporin A in an adhesive base for treatment of recalcitrant oral lichen planus [J]. Oral Surgery Oral Medicine Oral Pathology Oral Radiology, 1994, 78 (4): 437-441.

[13] Demitsu T, Sato T, Inoue T, et al. Corticosteroid-resistant erosive oral lichen planus successfully treated with topical cyclosporine therapy [J]. International Journal of Dermatology, 2000, 39 (1): 79-80.

[14] Pacor ML, Biasi D, Lunardi C, et al. Cyclosporin in Behcet's disease: results in 16 patients after 24 months of therapy [J]. Clinical Rheumatology, 1994, 13 (2): 224-227.

[15] Fu JH. Analysis of the use of cyclosporin A to treat refractory immune recurrent spontaneous abortion [J]. Clinical and Experimental Obstetrics & Gynecology, 2015, 42 (6): 739-742.

【药品名称】

吗替麦考酚酯（Mycophenolate Mofetil，MMF）

【主要成分】吗替麦考酚酯。

【适应证】预防同种肾脏或肝脏移植患者的排斥反应及治疗难治性排斥反应，可与环孢素和肾上腺皮质激素同时应用。也可用于以下自身免疫性疾病：①狼疮肾炎；②原发性小血管炎导致的肾损害；③难治性肾病综合征；④不能耐受其他免疫抑制药或疗效不佳，或有严重器官损害的（弥漫性）结缔组织病。

【药理】

1. 药效学。

本品的作用机制有如下的特异性：

（1）选择性抑制淋巴细胞鸟嘌呤经典合成途径，对非淋巴细胞和（或）器官无毒性作用；

（2）直接抑制 B 细胞增殖，抑制抗体的形成；

（3）高效降低粘附分子的活性，抑制血管平滑肌细胞增殖，可预防及治疗血管性排斥反应和减少慢性排斥反应的发生。

2. 药动学。

（1）吸收：口服吸收迅速，基本完全吸收。

（2）代谢：可迅速并完全代谢为活性代谢产物霉酚酸（MPA），MPA 代谢为酚化葡糖醛麦考酚酸（MPAG）的形式，后者无药理活性。

（3）分布：97％的 MPA 与血浆白蛋白结合。

（4）排泄：MPA 的半衰期和血浆清除率的平均值（±标准差）在口服给药分别为（17.9±6.5）小时和（193±48）ml/min，在静脉给药分别为（16.6±5.8）小时和（177±31）ml/min。本品只有少量以 MPA 形式从尿中排出（不足 1%），大多数（约 87%）药量以 MPAG 的形式从尿液中排出。MPA 和 MPAG 通常不能通过血液透析清除。

【不良反应】

主要的不良反应包括呕吐、腹泻等胃肠道症状，白细胞减少症，败血症，尿频以及某些类型的感染的发生率增加。偶见血尿酸升高、高血钾、肌痛或嗜睡。具体如下：

1. 全身反应：虚弱无力、发热、头痛、身体痛（包括腹部、背部和胸部）、水肿、感染、脓肿、腹膜炎和败血症等。

2. 血液和淋巴系统：贫血（包括低色素性贫血）、白细胞减少症、血小板减少症、瘀斑和血细胞增多症等。

3. 泌尿系统：肌酐升高、少尿、急性肾功能衰竭、泌尿道感染、排尿困难、血尿、阴囊水肿、尿频和尿失禁等。

4. 心血管系统：心律失常、心动过缓、心力衰竭、高血压、低血压、心包积液、心绞痛、房颤、心脏停搏、晕厥、血管痉挛和静脉压升高等。

5. 代谢、营养：高胆固醇血症、高血糖血症、高钾血症、低钾血症、低磷血症、酸中毒、碱性磷酸酶升高、脱水、高钙血症、低钙血症、低血糖症、低蛋白血症、高尿酸血症和体重增加等。

6. 消化系统：便秘、腹泻、消化不良、恶心和呕吐、口腔念珠菌病、AST 升高、ALT 升高、胀气、胃肠炎、胃肠道出血、肠梗阻、食管炎和口炎等。

7. 呼吸系统：咳嗽增多、呼吸困难、肺炎、支气管炎、哮喘、胸腔积液、肺水肿、鼻炎和鼻窦炎等。

8. 皮肤：痤疮、单纯疱疹、脱发、皮肤的良性肿瘤、真菌性皮炎、带状疱疹、多毛症、瘙痒、皮肤癌、皮肤增生、多汗、皮肤溃疡和皮疹等。

9. 神经系统：头晕、失眠、震颤、焦虑、抑郁、张力亢进、感觉异常和嗜睡等。

10. 其他：关节痛、腿部抽搐、弱视、耳鸣和结膜炎等。

【禁忌证】

（1）禁用于对吗替麦考酚酯、MPA 或药物中其他成分发生过敏反应的患者。

（2）吗替麦考酚酯静脉制剂禁用于对聚山梨酯 80 发生过敏反应的患者。

（3）孕妇及哺乳期妇女禁用。

【美国 FDA 妊娠期药物安全性分级】 D 级。

【注意事项】

1. 服用本药的患者在第 1 个月需进行每周 1 次的全血细胞计数，第 2 和第 3 个月每月 2 次，余下的一年中每月 1 次，如果发生中性粒细胞减少症（绝对中性粒细胞绝对计数 $<1.3\times10^9/L$），应停止或减量使用本药，并进行密切观察。

2. 本品在 20 世纪 90 年代初与环孢素和糖皮质激素联合用于器官移植抗排斥反应，其剂量明显高于用于自身免疫性疾病的剂量。

3. 用于器官移植抗排斥反应包括骨髓移植时的本品剂量与用于治疗结缔组织病和（或）肾病时的剂量不同。

4. 使用本品发生皮肤癌的危险性增加，可通过穿防护衣或涂含高防护因子的防晒霜来减少暴露于阳光和紫外线下。

5. 有活动性严重消化系统疾病患者慎用。

6. 严重慢性肾功能损害的患者服用单剂量后，血浆 MPA 和 MPAG 的曲线下面积比轻度肾功能损害的患者及健康人高。应避免每次使用超过 1g，每日 2 次的剂量，并进行密切观察。肾移植后肾功能恢复的患者，平均 0~12 小时 MPA 曲线下面积与正常恢复患者相仿，但 MPAG 的 0~12 小时曲线下面积前者比后者高 2~3 倍。对这些肾功能延迟恢复的患者无须作剂量调整，但应密切观察。

7. 接受免疫抑制疗法的患者常使用联合用药方式。本药作为联合应用免疫抑制药物时，有增加淋巴瘤和其他恶性肿瘤（特别是皮肤肿瘤）发生的危险。这一危险性与免疫抑制的强度和持续时间有关，而不是与某一特定药物有关。免疫系统的过度抑制也可能导致对感染的易感性增加。

【孕妇及哺乳期妇女用药】

1. 禁用于孕妇及哺乳期妇女。

2. 育龄妇女在开始治疗前 1 周内，血清或者尿液妊娠试验应当阴性，敏感度至少为 50mIU/mL。建议医师在取得妊娠试验阴性报告之前，不要开始治疗。

3. 患者在开始治疗之前，在治疗期间以及中止治疗后 6 周都必须采取有效的避孕措施，这也包括有不育症病史的患者，已行子宫切除术的患者无需避孕。除非采取节制的方法，否则患者必须同时采取两种可靠的避孕方法（见"药物相互作用"）。

4. 哺乳：应根据此药对乳母的重要性，决定中止哺乳或停药。

【儿童用药】

1. 根据肾脏移植后儿童的药代动力学和安全性数据，推荐剂量是吗替麦考酚酯口服 600mg，每日 2 次（最大至 1g，每日 2 次）。

2. 在接受心脏或肝脏同种异体移植的儿童患者中的安全性和有效性尚未确定。

【老年用药】

慎用。吗替麦考酚酯的临床试验中未包括足够的 65 岁或以上的老年人，不能确定老年人的效果是否与年轻人不同。其他报道的临床经验也没有确定老年人和年轻人的效果差异。

【药物相互作用】

1. 不宜与硫唑嘌呤合用，因为两者可能引起骨髓抑制。

2. 消胆胺能显著减少 MPA 曲线下面积。健康人前期服用消胆胺每次 4g，每日 3 次，4 日后给予单剂量吗替麦考酚酯 1.5g，MPA 的曲线下面积减少 40%。

3. 避免本品与考来烯胺或其他影响肝肠循环的药物合用，以减少 MPA 曲线下面积下降。

4. 同时服用吗替麦考酚酯和阿昔洛韦时，MPAG 和阿昔洛韦的血药浓度均较单独用药时有所升高。

5. 与含氢氧化镁和氢氧化铝的抗酸药同时服用时，吗替麦考酚酯吸收减少。

6. 环孢素 A 的药物动力学不受吗替麦考酚酯的影响。

7. 口服避孕药：目前尚未发现吗替麦考酚酯和口服避孕药 1mg 炔诺酮或 35μg 炔雌醇之间有相互影响。但这只是单次剂量研究所得出的结论，并不能排除长期服用本药后改变口服避孕药的药物动力学的可能性。这可能导致口服避孕药的药效降低。

8. 磺胺甲基异唑：对 MPA 的生物利用度无影响。

9. 其他药物：给猴子同时服用丙磺舒和吗替麦考酚酯，可使血浆 MPAG 曲线下面积增加 3 倍。因此，其他经肾小管排出的药物可与 MPAG 竞争，从而使血浆 MPAG 或这些药物的浓度升高。

10. 本品治疗过程中，应避免使用减毒活疫苗。

【用法用量】

1. 抑制排斥反应。

（1）肾移植。

肾移植术前 12 小时或移植术后 24 小时内开始应用，推荐口服剂量为

0.75～1g，每日2次。肾移植后维持期推荐剂量为0.75～1g，每日2次（根据MPA－AUC进行调整）。肾移植后维持期如应用硫唑嘌呤免疫抑制方案，转换为吗替麦考酚酯免疫抑制方案时，吗替麦考酚酯维持应用剂量为0.75～1g，每日2次。

（2）肝移植。

成人，推荐口服剂量为0.5～1g，每日2次。儿童，推荐剂量为0.6g，每日2次；最大至1g，每日2次。

（3）静脉给药主要用于口服不能耐受的患者，每次注射时间应多于2小时。

2. 治疗结缔组织病。

（1）成人结缔组织病。

常用量：每次0.75～1g，每日2次，口服；维持量：每次0.25～0.5g，每日2次，口服。

（2）儿童结缔组织病。

推荐量：①2～6岁：每日0.5g，分2次服；②7～12岁：每日1g，分2次服；③13～16岁：每日1.5g，分2次服。

【制剂与规格】

1. 吗替麦考酚酯胶囊：（1）0.25g；（2）0.5g。

2. 吗替麦考酚酯分散片：（1）0.25g；（2）0.5g。

3. 注射用吗替麦考酚酯：0.5g。

【在口腔黏膜病治疗中的应用】

1. 适应证及用法用量。

一般在获取相关专科医生意见后使用。欧洲天疱疮诊疗指南认为，吗替麦考酚酯可作为一线辅助治疗方案，用于治疗难治性天疱疮或有糖皮质激素禁忌证者，推荐剂量为吗替麦考酚酯2g/d。为了增强胃肠耐受性，初期每周0.5g，然后逐渐增加剂量，直到最终2g/d。日本天疱疮诊疗指南认为，吗替麦考酚酯与泼尼松龙或其他药物联用可作为二线治疗方案，推荐口服吗替麦考酚酯35～45mg/（kg·d），通常2～3g/d。

2. 使用中的注意事项

见"注意事项"部分。

（刘佳佳 王同珂）

【参考文献】

[1] 姚懿桓，王同珂，赵奎，等. 天疱疮的免疫抑制剂治疗方法［J］. 国际口腔医学杂志，2018，45（2）：155－161.

［2］Hertl M，Jedlickova H，Karpati S，et al. Pemphigus. S2 guideline for diagnosis and treatment—guided by the European Dermatology Forum（EDF）in cooperation with the European Academy of Dermatology and Venereology（EADV）［J］. Journal of the European Academy of Dermatology and Venereology，2015，29（3）：405−414.

［3］Amagai M，Tanikawa A，Shimizu T，et al. Japanese guidelines for the management of pemphigus［J］. Journal of Dermatology，2014，41（6）：471−486.

【药品名称】

柳氮磺吡啶（Sulfasalazine，SASP）

【成分】柳氮磺吡啶。

【适应证】

1. 轻度、中度、重度溃疡性结肠炎及其缓解期的维持治疗。

2. 活动期克罗恩病，特别是累及结肠的患者。

3. 类风湿关节炎、强直性脊柱炎及银屑病关节炎。

【药理】

1. 药效学。

本药在远端小肠和结肠内经肠道微生物分解成 5−氨基水杨酸和磺胺吡啶。5−氨基水杨酸具有抗炎和免疫抑制作用，能抑制溃疡性结肠炎的急性发作并延长缓解期。

2. 药动学。

（1）吸收：15％柳氮磺吡啶经小肠吸收，其余则进入结肠。柳氮磺吡啶的偶氮基被结肠内菌群裂解，产生磺胺吡啶和 5−氨基水杨酸。60％的磺胺吡啶和 10％～30％的 5−氨基水杨酸在结肠被吸收。

（2）分布：磺胺吡啶及其代谢产物可进入乳汁。

（3）代谢：吸收的磺胺吡啶经乙酰化、羟基化和葡萄苷酸化被广泛代谢。磺胺吡啶对慢乙酰化者的不良反应可能会比对快乙酰化者高 2～3 倍。吸收的 5−氨基水杨酸要经过乙酰化作用才能被代谢。

（4）排泄：大部分经粪便排泄，吸收部分的乙酰化代谢物经尿液排泄。

【不良反应】常见的不良反应有厌食、头痛、恶心、呕吐、胃部不适、消化不良、黄疸、一过性肝酶升高、血细胞减少、头疼、头晕、耳鸣、肾脏损害、皮疹和对男性生殖功能的可逆性抑制。

【禁忌证】对磺胺及水杨酸盐过敏者、肠梗阻或泌尿系统梗阻者、急性间歇性卟啉症者禁用。妊娠期、哺乳期妇女，2 岁以下幼儿禁用。

【美国 FDA 妊娠期药物安全性分级】口服给药：B 级。

【注意事项】

1. 葡萄糖-6-磷酸脱氢酶缺乏、肝功能不全、肾功能不全、血卟啉症、血小板减少、粒细胞减少、血紫质症、肠道或尿路阻塞患者应慎用。

2. 服用本品期间多饮水，保持高尿流量，以防结晶尿的发生，必要时服用碱化尿液的药物。失水、休克和老年患者应用本品易致肾损害，应慎用或避免应用本品。

3. 对呋塞米、砜类、噻嗪类利尿药物，磺脲类、碳酸酐酶抑制药物及其他磺胺类药物过敏者慎用。

4. 治疗中须注意进行以下检查：①全血常规检查，对接受较长疗程治疗的患者尤为重要。②直肠镜与乙状结肠镜检查，观察用药效果及调整剂量。③治疗中定期尿液检查（每 2～3 日查尿常规 1 次），以发现长疗程或高剂量治疗时可能发生的结晶尿。④肝、肾功能检查。

5. 遇有胃肠道刺激症状，除强调餐后服药外，也可分成小量多次服用，甚至每小时 1 次，使症状减轻。

6. 根据患者的反应与耐药性，随时调整剂量，部分患者可采用间歇治疗法（用药 2 周，停药 1 周）。

7. 腹泻症状无改善时，可加大剂量。

8. 夜间停药间隔不得超过 8 小时。

9. 肾功能损害者应减小剂量。

【孕妇及哺乳期妇女用药】

1. 磺胺类药物可穿过胎盘屏障至胎儿体内，动物试验发现有致畸作用。人类中的研究缺乏充足资料，因此孕妇应禁用。

2. 磺胺类药物可自乳汁中分泌，乳汁中浓度可达母体血药浓度的 50％～100％，药物可能对婴儿产生影响；磺胺类药物在葡萄糖-6-磷酸脱氢酶缺乏的新生儿中应用有导致溶血性贫血发生的可能。因此哺乳期妇女应禁用。

【儿童用药】由于磺胺类药物可与胆红素竞争在血浆蛋白上的结合部位，而新生儿的乙酰转移酶系统未发育完善，磺胺游离血浓度增高，增加了核黄疸发生的危险性，因此 2 岁以下小儿应禁用该类药物。

【老年用药】老年患者应用磺胺类药物发生严重不良反应的概率增加。严重皮疹、骨髓抑制和血小板减少等是老年人严重不良反应中的常见者。因此老年患者宜避免应用本品，确有指征时需权衡利弊后决定。

【药物相互作用】

1. 与尿碱化药物合用可增强本品在碱性尿液中的溶解度，使排泄增多。

2. 对氨基苯甲酸可代替本品被细菌摄取，对本品的抑菌作用发生拮抗作用，因而两者不宜合用。

3. 下列药物与本品合用时，后者可取代这些药物的蛋白结合部位，或抑制其代谢，以致药物作用时间延长或毒性发生。因此当这些药物与本品合用，或在应用本品之后使用时需调整其剂量。此类药物包括口服抗凝血药物、口服降血糖药物、甲氨蝶呤、苯妥英钠和硫喷妥钠。

4. 骨髓抑制药物与本品合用时可能增强此类药物对造血系统的不良反应。如有指征需两类药物合用，应严密观察可能发生的毒性反应。

5. 避孕药（雌激素类）长时间与本品合用可导致避孕的可靠性降低，并增加经期外出血的机会。

6. 溶栓药物与本品合用时，可能增大潜在的毒性作用。

7. 肝毒性药物与本品合用时，可能引起肝毒性发生率的增高。对此类患者尤其是用药时间较长及以往有肝病史者应监测肝功能。

8. 光敏药物与本品合用可能发生光敏的相加作用。

9. 接受本品治疗者对维生素 K 的需要量增加。

10. 乌洛托品在酸性尿中可分解产生甲醛，后者可与本品形成不溶性沉淀物，使发生结晶尿的危险性增加，因此不宜两药合用。

11. 本品可取代保泰松的血浆蛋白结合部位，当两者合用时可增强保泰松的作用。

12. 磺吡酮与本品同用时可减少后者自肾小管的分泌，使其血药浓度升高且持久，从而产生毒性，因此在应用磺吡酮期间或在应用其治疗后可能需要调整本品的剂量。当磺吡酮疗程较长时，对本品的血药浓度宜进行监测，以利于剂量的调整，保证安全用药。

13. 本品与洋地黄类或叶酸合用时，洋地黄类或叶酸吸收减少，血药浓度降低，因此须随时观察洋地黄类药物的作用和疗效。

14. 本品与丙磺舒合用时，会降低肾小管磺胺排泌量，致本品的血药浓度上升，作用延长，容易引起中毒反应。

15. 本品与新霉素合用时，新霉素抑制肠道菌群，影响本品在肠道内分解，使作用降低。

【用法用量】

1. 溃疡性结肠炎、克罗恩病：成人每日 3～4g，分次口服，用药间隔不宜超过 8 小时。为防止消化道不耐受，初始从每日 1~2g 的小剂量开始，儿童初始剂量为 10mg/kg，逐渐递增至 30~50mg（总量<2g），分 3~4 次服用。

2. 类风湿关节炎：成人每次 1g，每日 2 次。

【制剂与规格】

1. 柳氮磺吡啶肠溶片：0.25g。

2. 柳氮磺吡啶肠溶胶囊：0.25g。

3. 柳氮磺吡啶栓：0.5g。

【在口腔黏膜病治疗中的应用】

1. 适应证及用法用量。

一般在获取相关专科医师意见后使用。用于具有克罗恩病、溃疡性结肠炎等疾病肠外口腔表征（如增殖性化脓性口炎）患者的治疗，常用剂量为每次 0.5g，每日 4 次，常同时口服碳酸氢钠以碱化尿液。此外，有研究报道，柳氮磺吡啶（每次 0.5g，每日 3 次）和己酮可可碱（每次 0.4g，每日 3 次）联合应用可用于辅助治疗天疱疮，可降低患者血清中的 TNF−α 水平。

2. 使用中的注意事项。

见"注意事项"部分。

（魏子豪　王非　姚懿桓　金鑫）

【参考文献】

EL-Darouti M，Marzouk S，Abdel Hay R，et al. The use of sulfasalazine and pentoxifylline（low-cost antitumour necrosis factor drugs）as adjuvant therapy for the treatment of pemphigus vulgaris：a comparative study［J］. British Journal of Dermatology，2009，161（2）：313−319.

【药品名称】

利妥昔单抗注射液（Rituximab Injection）

【成分】活性成分为重组利妥昔单抗，辅料包括枸橼酸钠、聚山梨醇酯 80、氯化钠和注射用水。

【适应证】

1. 用于中度至重度寻常型天疱疮（PV）成人患者的治疗。

2. 用于复发或耐药的滤泡性中央型淋巴瘤（国际工作分类中 B、C 和 D 亚型的 B 细胞非霍奇金淋巴瘤）的治疗。

3. 用于先前未经治疗的 CD20 阳性Ⅲ、Ⅳ期滤泡性非霍奇金淋巴瘤的治疗，应与标准 CVP 化疗（环磷酰胺、长春新碱和强的松）8 个周期联合治疗。

4. CD20 阳性弥漫大 B 细胞性非霍奇金淋巴瘤应与标准 CHOP 化疗（环磷酰胺、阿霉素、长春新碱和强的松）8 个周期联合治疗。

5. 与 FC（氟达拉滨和环磷酰胺）联合用药，治疗先前未经治疗或已治疗 CD20 阳性慢性淋巴细胞白血病。

6. 与甲氨蝶呤联用，治疗对 1 种或 1 种以上 TNF 拮抗剂治疗无效的中度到重度类风湿关节炎；联合糖皮质激素类药物，治疗肉芽肿性多血管炎、韦格纳肉芽肿或显微镜下多血管炎。

【药理】

1. 药效学。

利妥昔单抗是一种人鼠嵌合性单克隆抗体，与跨膜抗原 CD20 特异性结合。CD20 抗原位于前 B 细胞和成熟 B 淋巴细胞的表面，而造血干细胞、前前 B 细胞、正常浆细胞或其他正常组织不表达 CD20。95％以上的 B 细胞性非霍奇金淋巴瘤（Non-Hodgkin's Lymphoma，NHL）细胞表达 CD20。利妥昔单抗与 B 细胞上的 CD20 抗原结合后，启动介导 B 细胞溶解的免疫反应。

2. 药动学。

首次输注后平均血浆半衰期为 76.3 日。

【不良反应】发热、寒战、胃肠道反应、乏力、胸痛、头痛、关节或肌肉痛、皮疹、心律失常、低血压、白细胞及血小板减少、呼吸困难、皮疹等。

【禁忌证】

1. 已知对本药的任何组分和鼠蛋白过敏的患者禁用。

2. 严重活动性感染或免疫应答严重损害（如低 γ 球蛋白血症，CD4 或 CD8 细胞计数严重下降）的患者不应使用。

3. 严重心衰（NYHA 分类Ⅳ）患者不应使用。

4. 妊娠期间禁止利妥昔单抗与甲氨蝶呤联合用药。

【美国 FDA 妊娠期药物安全性分级】C 级。

【注意事项】

1. 输注相关反应。可以引起输注反应，可能与细胞因子和（或）其他化学介质的释放有关。在中止输注以后，这些症状一般都是可以逆转的。首次进行输注时应对患者进行密切观察。

2. 肺部事件。肺部事件包括组织缺氧、肺浸润和急性呼吸衰竭。其中有些事件可能继发于严重的支气管痉挛和呼吸困难。对于发生肺部事件或者其他严重输注症状的患者应该密切监视，直到其症状完全缓解为止。

3. 快速的肿瘤溶解。可以介导良性和恶性 CD20 阳性细胞发生快速溶解。有在外周血恶性淋巴细胞数目高的患者中观察到与肿瘤溶解综合征相一致的体征和症状（例如高尿酸血症、高钾血症、低钙血症、高磷酸酯酶血症、急性肾衰竭、乳酸脱氢酶水平升高）的报道。

4. 心血管。因为在利妥昔单抗输注过程中可能会发生低血压，所以在进行利妥昔单抗输注之前 12 小时以及输注过程中，应该考虑停用降压药物。

5. 血细胞计数检测。虽然利妥昔单抗在单一治疗中不具有骨髓抑制性，但是在考虑将利妥昔单抗用于中性粒细胞计数小于 $1.5\times10^9/L$ 和（或）血小板计数小于 $75\times10^9/L$ 的患者的治疗时，应该慎重。

6. 感染。不得用于治疗同时患有严重活动性感染的患者。

7. 乙型肝炎病毒感染。对于乙型肝炎病毒感染高危患者而言，在开始利妥昔单抗治疗前应考虑进行乙型肝炎病毒筛查。乙型肝炎病毒携带者和具有乙型肝炎病史的患者在应用利妥昔单抗治疗期间和治疗后几个月内，应密切监测活动性乙型肝炎病毒感染的临床体征和实验室指标。

8. 进行性多灶性脑白质病（Progressive Multifocal Leukoencephalopathy，PML）。在治疗 NHL 患者和慢性淋巴细胞白血病（Chronic Lymphocytic Leukemia，CLL）患者时，对报告有神经学症状的患者鉴别诊断时应考虑到 PML，视临床需要会诊神经科医师。

9. 免疫接种。尚未对采用利妥昔单抗治疗以后免疫接种活病毒疫苗的安全性进行过研究。不建议应用活病毒疫苗进行接种。

10. 甲氨蝶呤初始治疗的患者。利益－风险关系尚未确立，利妥昔单抗不建议用于甲氨蝶呤初始治疗的患者。

11. 不相容性。未观察到利妥昔单抗与聚氯乙烯或聚乙烯袋或输液器之间的不相容性。

12. 对驾驶和操作机械能力的影响。尚且不知利妥昔单抗是否损害驾驶和操作机械的能力，尽管药理学特性和迄今为止报告的不良反应中没有显示上述不良影响，但为了避免输注反应可预先给药（抗组胺药物），同时牢记输注反应的治疗。药物输注后，待患者状态稳定方可驾驶或操作机械。

【孕妇及哺乳期妇女用药】

1. 妊娠。

已知免疫球蛋白 IgG 可通过胎盘屏障。在人类临床试验中，还没有对母亲暴露于利妥昔单抗后对新生儿 B 细胞水平的影响进行研究。尚无与怀孕妇女有关的充分、良好的对照研究数据。但是，怀孕期间使用过利妥昔单抗的母亲所产新生儿有一过性 B 细胞耗竭和淋巴细胞减少的报告。鉴于此，孕妇应禁用利妥昔单抗，除非可能的获益高于风险。育龄期妇女在使用利妥昔单抗的过程中及治疗后的 12 个月内，应采取有效的避孕措施。

2. 哺乳。

尚不清楚乳汁中是否有利妥昔单抗排出。已知母体的 IgG 可进入乳汁，因此利妥昔单抗不得用于哺乳的母亲。

【儿童用药】利妥昔单抗应用于儿童的有效性和安全性尚未确定。

【老年用药】国外和国内临床研究中均纳入了老年患者，结果提示本品可用于老年患者。

【药物相互作用】

目前，有关利妥昔单抗与其他药物可能发生的相互作用的资料十分有限。

1. CLL 患者合用利妥昔单抗和氟达拉滨或环磷酰胺时，利妥昔单抗未显示对氟达拉滨或环磷酰胺的药代动力学产生影响；而且，氟达拉滨和环磷酰胺也不会对利妥昔单抗的药代动力学产生明显的影响。

2. 类风湿关节炎患者合用利妥昔单抗和甲氨蝶呤时，利妥昔单抗的药代动力学不受甲氨蝶呤的影响。

3. 具有人抗鼠抗体或人抗嵌合抗体效价的患者在应用其他诊断或治疗性单克隆抗体治疗时可能发生过敏或超敏反应。

【用法用量】在滤泡性 NHL、弥漫性大 B 细胞淋巴瘤治疗中的用法用量：略。

【制剂与规格】利妥昔单抗注射液，（1）10ml：100mg；（2）50ml：500mg。

【在口腔黏膜病治疗中的应用】

1. 适应证及用法用量。

一般在皮肤科住院使用。利妥昔单抗已被 FDA 批准用于中度至重度寻常型天疱疮（PV）成人患者的一线治疗，成为首个治疗 PV 的生物制剂。作为新发中度至重度天疱疮和（或）糖皮质激素和（或）免疫抑制剂不能达到临床缓解效果患者的一线用药，利妥昔单抗可减少糖皮质激素剂量，且使糖皮质激素逐渐减量过程加快。静脉注射利妥昔单抗的疗程包括 2×1000mg（间隔 2 周）或 4×375mg/m^2（间隔 1 周）；若复发或治疗后 6 个月后，可以重复治疗；再治疗时，可使用较低剂量；联合短期（<4 个月）全身糖皮质激素给药和长期（> 12 个月）免疫抑制剂治疗。

2. 使用中的注意事项。

有报道，利妥昔单抗可治疗 9~17 岁青少年或儿童天疱疮。余见"注意事项""孕妇及哺乳期妇女用药"和"老年用药"部分。

(杨华梅 刘佳佳 王同珂 金鑫)

【参考文献】

[1] Gregoriou S, Giatrakou S, Theodoropoulos K, et al. Pilot study of 19 patients with severe pemphigus: prophylactic treatment with rituximab does not appear to be beneficial [J]. Dermatology, 2014, 228 (2): 158−165.

[2] Murrell DF, Peña S, Joly P, et al. Diagnosis and management of pemphigus: recommendations by an international panel of experts [J]. Journal of the American Academy of Dermatology, 2020, 82 (3): 575−585. e1.

[3] Schmidt E. Rituximab as first-line treatment of pemphigus [J]. Lancet, 2017, 389 (10083): 1956−1958.

[4] Huang A, Madan RK, Levitt J, et al. Future therapies for pemphigus vulgaris: Rituximab and beyond [J]. Journal of the American Academy of Dermatology, 2016, 74 (4): 746−753.

[5] Tavakolpour S, Mahmoudi H, Balighi K, et al. Sixteen-year history of rituximab therapy for 1085 pemphigus vulgaris patients: A systematic review [J]. International Immunopharmacology, 2018 (54): 131−138.

[6] Ahmed AR, Kaveri S, Spigelman Z. Long-Term remissions in recalcitrant pemphigus vulgaris [J]. New England Journal of Medicine, 2015, 373 (27): 2693−2694.

[7] Joly P, Maho-Vaillant M, Prost-Squarcioni C, et al. First-line rituximab combined with short-term prednisone versus prednisone alone for the treatment of pemphigus (Ritux 3): a prospective, multicentre, parallel-group, open-label randomised trial [J]. Lancet, 2017, 389 (10083): 2031−2040.

[8] Robinson AJ, Vu M, Unglik GA, et al. Low-dose rituximab and concurrent adjuvant therapy for pemphigus: Protocol and single-centre long-term review of nine patients [J]. Australasian Journal of Dermatology, 2018, 59 (1): e47−e52.

[9] Vinay K, Cazzaniga S, Amber KT, et al. Rituximab as first-line adjuvant therapy for pemphigus: Retrospective analysis of long-term outcomes at a single center [J]. Journal of the American Academy of Dermatology, 2018, 78 (4): 806−808.

[10] Sanchez J, Ingen-Housz-Oro S, Chosidow O, et al. Rituximab as single long-term maintenance therapy in patients with difficult-to-treat pemphigus [J]. Journal of the American Medical Association Dermatology, 2018, 154 (3): 363−365.

[11] 邱于芳, 钟珊, 王佩茹, 等. 利妥昔单抗联合糖皮质激素治疗难治性大疱性皮肤病临床分析 [J]. 临床皮肤科杂志, 2011, 40 (9): 536−539.

[12] Sowerby L, Dewan AK, Granter S, et al. Rituximab treatment of nivolumab-induced bullous pemphigoid [J]. Journal of the American Medical Association Dermatology,

2017，153（6）：603－605.

[13] Vinay K，Kanwar AJ，Sawatkar GU，et al. Successful use of rituximab in the treatment of childhood and juvenile pemphigus [J]. Journal of the American Academy of Dermatology，2014，71（4）：669－675.

【药品名称】

阿法骨化醇（Alfacalcidol）

【成分】阿法骨化醇。

【适应证】

1. 骨质疏松症。

2. 改善下列疾病所致维生素 D 代谢异常（如低血钙、手足抽搐、骨痛、骨病变）：慢性肾功能衰竭、甲状旁腺功能减退、抗维生素 D 性佝偻病、软骨病。

【药理】

1. 药效学。

本品口服后，由肠道迅速吸收到血液中，在肝脏迅速代谢为有生理活性的骨化三醇，然后作用于肠道、肾脏、副甲状腺和骨组织等具有促进血钙值的正常化和骨病变的改善作用，对骨质疏松症产生的腰背等疼痛及骨病变具有明显改善作用。

2. 药动学。

本品在小肠被吸收，经由肝脏迅速代谢成为 $1,25-(OH)_2D_3$。转化后的血 $1,25-(OH)_2D_3$ 高峰出现于用药后 8～12 小时，半衰期（$t_{1/2}$）为 17.6 小时。

【不良反应】

如过量服药会出现高钙血症或高钙尿症，偶见的急性症状包括食欲缺乏、头痛、呕吐和便秘。慢性症状包括营养不良、感觉障碍，伴口干、尿多、脱水、情感淡漠、发育停止以及泌尿道感染。

1. 急性肾功能衰竭：因血清钙上升偶伴有急性肾功能衰竭的出现，尿素氮、肌酐上升，需定期观察血清钙值及肾功能，当发现有异常时，应采取确切的停药等措施。

2. 肝功能障碍、黄疸：伴谷草转氨酶、谷丙转氨酶、碱性磷酸酶水平的上升等，因有肝功能障碍、黄疸的出现，应进行充分观察。当发现有异常时，应采取确切的停药措施。

3. 消化系统：食欲不振、恶心、嗳气、腹泻、便秘、胃痛、呕吐、腹胀、胃部不适、消化不良、口腔内不适感、口渴等。

4. 精神神经系统：头痛、头重、失眠、精神恍惚、乏力、倦怠感、头晕、麻木感、嗜睡、记忆力减退、耳鸣、老年性耳聋、背痛、肩部肌肉僵硬、下肢紧张感、胸痛等。

5. 循环系统：轻度血压上升、心悸。

6. 皮肤：瘙痒，皮疹，偶有发热感。

7. 眼：结膜充血。

8. 骨：关节周围钙化。

9. 其他：声音嘶哑，水肿。

【禁忌证】

1. 禁用于与高血钙有关的疾病。

2. 禁用于已知对本品或同类药品及其任何赋形剂过敏者。

3. 禁用于有维生素 D 中毒迹象者。

【注意事项】

1. 服用本品的同时，根据医嘱，酌情补充钙剂。

2. 服药期间应在医师指导下，严密监测血钙、尿钙水平，调整剂量，发生高钙血症时，立即停药。血钙值恢复到正常范围后，可重新减量给药。

3. 超大剂量服药可能出现胃肠道系统、肝脏、精神神经系统、循环系统等方面的不良反应，如胃痛、便秘、谷草转氨酶及谷丙转氨酶水平升高、头痛、血压轻度升高等。

4. 正在服用抗凝血药物、抗癫痫药物、抗酸铝剂、含镁或含钙制剂、噻嗪类利药剂、洋地黄糖苷药物的患者，请遵医嘱使用本品。

5. 高磷血症的患者服用本品时，要并用磷酸结合剂使血清磷值下降。

6. 青年患者只限用于青年特发性骨质疏松症及糖皮质激素引起的骨质疏松症。

【孕妇及哺乳期妇女用药】使用本品要权衡利弊，只有在利大于弊的情况下才能使用。因为本品在妊娠期间使用的安全性尚未确立。在动物试验大量给药时，曾出现胚胎骨化延迟及对性腺的影响，受孕率下降，胎儿死亡率上升，胎儿的发育受到抑制及哺乳力下降等。哺乳期中最好避免用药，在不得已的情况下用药时应停止哺乳。关于哺乳期间用药的安全性尚未确立。

【儿童用药】在给小儿服用时应充分观察血清钙值，尿中 Ca/Cr 比值等，同时慎重掌握服用量，从少量渐增，以免过量服用。

【老年用药】一般来说，因高龄者生理功能低下，要注意服用量。

【药物相互作用】

1. 含钙制剂：本品与含钙制剂（乳酸钙、碳酸钙等）合用，因本品促进肠道对钙的吸收，有可能出现高钙血症。

2. 维生素 D 及其衍生物：本品与维生素 D 及其衍生物（骨化三醇等）合用，有可能出现高钙血症，因两药有相加作用。

3. 巴比妥类、抗惊厥药物与本品合用可加速本品的活性代谢产物（维生素 D 代谢物）在肝内代谢，降低药效。

4. 大剂量磷剂与本品合用，可诱发高磷血症。

5. 含镁制剂：本品与含镁制剂合用时，偶有引起高镁血症的报告。

6. 强心药制剂：本品与强心药制剂合用时，有可能出现心律不齐。由本品引起高钙血症时，强心药制剂的作用可被增强。洋地黄类药物与本品合用，患者易出现高钙血症诱发的心律失常。

7. 噻嗪类利尿药物可促进肾脏对钙的吸收，合用本品有发生高钙血症的危险。

8. 胃肠吸收抑制药物如考来烯胺或含铝抗酸药可减少本品的吸收。

【用法用量】

1. 成人：开始剂量为每日口服 $1\mu g$，每 2～4 周增加 $0.5～2\mu g/d$，必要时可增至 $3\mu g/d$。

（1）慢性肾衰竭和骨质疏松症：常用剂量为每日 1 次，每次 $0.5～1.0\mu g$，口服，但应按年龄、症状等适当增减用量。

（2）甲状旁腺功能减退、其他维生素 D 代谢异常所致的疾病：常用剂量为每日 1 次，每次 $1.0～4.0\mu g$，口服，但应按疾病、年龄、症状、病情等适当增减用量。

2. 儿童：每日口服 $0.25\mu g$，剂量过大可致中毒。

（1）骨质疏松症：常用剂量为每日 1 次，每次 $0.01～0.03\mu g/kg$，口服。但应按病情、症状等适当增减用量。

（2）其他疾病：常用剂量为每日 1 次，每次 $0.05～0.1\mu g/kg$，口服。但应按病情、症状等适当增减用量。

【制剂与规格】

1. 阿法骨化醇片：（1）$0.25\mu g$；（2）$0.5\mu g$；（3）$1\mu g$。

2. 阿法骨化醇胶囊：（1）$0.25\mu g$；（2）$0.5\mu g$；（3）$1\mu g$。

【在口腔黏膜病治疗中的应用】

1. 适应证及用法用量。

一般在获取相关专科医师意见后使用。本品主要用于需要长期服用糖皮质激素的伴有骨质疏松症或骨量减少的口腔黏膜大疱性疾病患者。也用于糖皮质激素治疗大疱性疾病导致继发性骨质疏松的防治。成人骨质疏松的常用剂量为每日 1 次，每次 $0.5\sim1.0\mu g$。国内有 Meta 分析结果显示，阿法骨化醇对继发性骨质疏松患者血磷、碱性磷酸酶和骨折率的疗效显著优于其他药物；与钙剂比较，在骨密度（BMD）、血磷和碱性磷酸酶上显著优于后者；和二膦酸盐比较，防治骨折的疗效明显劣于二膦酸盐。

2. 使用中的注意事项。

除"注意事项""孕妇及哺乳期妇女用药""儿童用药""老年用药"部分提到的内容外，应注意本品在口腔黏膜病治疗中应用时，不是每例长期服用糖皮质激素的患者均需使用，而是在必要时才使用，应注意综合患者病情及骨质疏松的程度制订个体化的治疗方案。

（王非 刘佳佳）

【参考文献】

李洪超，张心科，金雪晶，等．阿法骨化醇治疗骨质疏松的疗效——基于骨密度、生化指标和骨折率的 Meta 分析 [J]．中国药物经济学，2011（3）：49-78.

【药品名称】

阿仑膦酸钠（Alendronate Sodium）

【成分】 阿仑膦酸钠。

【适应证】

1. 骨质疏松症。

2. 高血钙症。

3. Paget 病。

【药理】

1. 药效学。

本品以及其他双膦酸盐与羟磷灰石有高度亲和性，能进入羟磷灰石晶体中，当破骨细胞溶解晶体时，药物就会释放出来，起到抑制破骨细胞活性的作用。除了对破骨细胞的直接作用，双膦酸盐还能通过成骨细胞间接起到抑制骨吸收的效应。本品对骨矿化无不良影响，可以降低多个部位骨折发生的风险，尤其降低多发椎骨骨折和髋部骨折的风险。

2. 药动学。

（1）口服生物利用度为 0.7%，药物在体内不进行代谢，很快在血浆中被清除，经肾排出或进入骨内。静脉给药后 6 小时，血浆浓度下降 95%，12 小时后不能再测得。药物在人骨中半衰期至少为 10 年。

（2）关于骨质疏松症的研究表明，在每天第 1 次进食或喝饮料前至少 30 分钟给予本品才能发挥作用。对健康者来说，口服泼尼松（20mg，每日 3 次，连用 5 日）对阿仑膦酸钠的生物利用度的影响没有临床意义（平均增加 20%~44%）。

【不良反应】

1. 少数患者有腹痛、腹泻、恶心、便秘、消化不良。偶见出血，食管溃疡、糜烂及穿孔罕见。因此，医师应该警惕可能发生食管反应的任何症状和体征，患者如果发生吞咽困难、吞咽痛、胸骨后疼痛、新发胃灼热或胃灼热加重，应指导患者停用本品并就医。

2. 全身反应：过敏反应，包括荨麻疹和血管性水肿。曾有报告服用阿仑膦酸钠后出现一过性肌痛、不适、乏力和发热，通常与初始治疗相关。在存在诱因时，会发生症状性低钙血症。

3. 罕见无症状性血钙降低，短暂血白细胞升高，尿红细胞、白细胞升高。

4. 罕见局限性下颌骨坏死：可能与拔牙和（或）局部感染愈合延迟有关。对于需要接受侵入性牙科手术的患者，停用双膦酸盐治疗可以降低下颌骨坏死的风险。治疗医师和（或）口腔外科医师应基于个体获益、风险评估，制订个体化的治疗方案。

5. 骨骼肌肉系统：骨骼、关节、肌肉疼痛，偶见严重致残的情况；关节肿胀，股骨干低能量骨折和转子下低能量骨折。

6. 神经系统：头晕和眩晕。

7. 呼吸系统：急性哮喘加重。

8. 皮肤：皮疹（偶伴对光过敏）、瘙痒、脱发。严重的皮肤反应包括 Stevens-Johnson 综合征和中毒性表皮坏死松解症。

9. 其他：眼葡萄膜炎、巩膜炎或表层巩膜炎。罕见外耳道胆脂瘤（病灶骨坏死）的报道。

【禁忌证】

1. 导致食管排空延迟的食管异常者禁用，例如食管狭窄或弛缓不能者。

2. 不能站立或直坐至少 30 分钟者禁用。

3. 有明显低钙血症者禁用。

4. 对本产品中任何成分过敏者禁用，曾经报道过的过敏反应包括荨麻疹和血管性水肿。

【美国 FDA 妊娠期药物安全性分级】C 级。

【注意事项】

1. 本品和其他双膦酸盐类药物一样，可能对上消化道黏膜产生局部刺激。由于其有可能产生刺激性及加重潜在的上消化道疾病，有活动性上消化道问题（如 Bamett's 食道、吞咽困难、其他食管疾病、胃炎、十二指肠炎或溃疡）的患者服用本品时应予以警告。

2. 肾功能减退（肌酐清除率小于 35ml/min）者不推荐使用，肌酐清除率为 35~60ml/min 者不需要调整剂量。

3. 未见骨软化报道。

4. 需严格按照给药说明口服。如果出现漏服的情况，在次日早晨服用 1 片，之后依然按照原本正常的服药计划服药，勿在同一日服用 2 次。

5. 开始使用本品治疗之前，必须纠正钙代谢和矿物质代谢紊乱、维生素 D 缺乏以及低钙血症。补钙剂、抗酸药以及一些口服制剂很可能影响本品的吸收。因此，服用本品后应至少推迟半小时再服用其他药物。

6. 如食物中摄入不足，所有骨质疏松患者都应补充钙和维生素 D。

【孕妇及哺乳期妇女用药】

1. 本品没有在妊娠期妇女中进行研究。妊娠期间，只有当证明潜在的治疗益处大于对于母亲和胎儿的潜在风险时才可使用本品。

2. 尚不明确阿仑膦酸钠是否能够通过乳汁分泌。由于许多药物都能够通过乳汁分泌，因此哺乳期妇女应慎用。

【儿童用药】长期用药可能影响骨代谢，本品不适用于儿童。

【老年用药】在临床研究中，未发现本品有年龄相关性的疗效和安全性方面的差异，但并不能排除某些老年个体更加敏感。

【药物相互作用】

1. 补钙剂或抗酸药：如果同时服用钙补充剂、抗酸药和（或）含多价阳离子的口服药物，可能会干扰本品吸收。因此，患者在服用本品以后，必须等待至少半小时后，才可服用其他药物。

2. 非甾体抗炎药：正在服用非甾体抗炎药的患者可同时服用本品。在一项为期 3 年的对照临床研究中（$n=2027$），大多数患者治疗期间同时服用非甾体抗炎药，每天服用阿仑膦酸钠 5mg 或 10mg 的患者上消化道不良事件的发生率与那些服用安慰剂的患者相似。在对阿司匹林的临床研究中，同时接受日剂量高于 10mg 的阿仑膦酸钠及阿司匹林药物治疗的患者，上消化道不良事件发生率增加。由于非甾体抗炎药会引起胃肠道刺激，当与阿仑膦酸钠同时使用时应该慎重。

【用法用量】

1. 用量。

（1）骨质疏松症：每日 10mg，每日 1 次，口服；或 70mg，顿服，一周 1 次。

（2）Paget 病：每日 40mg，口服，持续 3~6 个月（尚未被 CFDA 批准，仅供参考）。

2. 用法。

（1）空腹服用：必须在每日或每周固定的一天晨起时，第 1 次进食、喝饮料或应用其他药物前至少半小时，用一满杯清水送服，以尽快将药物送至胃部，降低对食管的刺激。

（2）在服药后至少半小时内和第 1 次进食前避免躺卧。

【制剂及规格】

阿仑膦酸钠片：（1）10mg；（2）70mg。

【在口腔黏膜病治疗中的应用】

1. 适应证及用法用量。

一般在获取相关专科医师意见后使用。阿仑膦酸钠可用于防治糖皮质激素引发的骨质疏松症。目前，美国、英国、中国的治疗指南中均已将双膦酸盐列为预防与治疗糖皮质激素性骨质疏松的一线用药。多项研究显示阿仑膦酸钠和活性维生素 D 联合应用能有效治疗骨质疏松症，增加骨密度，减少骨折。其还能有效降低骨转换，降低骨折风险。在口腔黏膜疾病中，必要时可用于因患有大疱性疾病需要长期服用糖皮质激素的患者。使用糖皮质激素的患者和患有 Paget 病的患者，还应保证摄入足够的钙和维生素 D。

2. 使用中的注意事项。

除"注意事项""孕妇及哺乳期妇女用药""儿童用药""老年用药"部分提到的内容外，本药在口腔黏膜病中应用时还应注意：

（1）不是每例长期服用糖皮质激素的患者均需使用，而是在必要时才使用，应注意综合患者病情及骨质疏松的程度制订个体化的治疗方案。

（2）目前尚未确定本品在醋酸泼尼松每日治疗剂量≤7.5mg 时的风险和益处。治疗开始之前，应确定男性和女性的性激素水平并考虑合适的替代。治疗初期应进行骨密度测量，并在联合服用本品和糖皮质激素 6~12 个月后重复测量骨密度。

（王非　刘佳佳）

【参考文献】

［1］Cotté FE, Fardellone P, Mercier F, et al. Adherence to monthly and weekly oral bisphosphonates in women with osteoporosis［J］. Osteoporosis International, 2010, 21（1）：145-155.

［2］Amin S, Lavalley MP, Simms RW, et al. The comparative efficacy of drug therapies used for the management of corticosteroid-induced osteoporosis: a meta-regression［J］. Journal of Bone & Mineral Research, 2002, 17（8）：1512-1526.

［3］Compston J. Management of glucocorticiod-induced osteoporosis［J］. Nature Reviews Rheumatology, 2010, 6（2）：82-88.

［4］Gaál J, Bender T, Varga J, et al. Overcoming resistance to bisphosphonates through the administration of alfacalcidol: results of a 1-year, open follow-up study［J］. Rheumatology International, 2009, 30（1）：25-31.

［5］Sakai S, Endo K, Takeda S, et al. Combination therapy with eldecalcitol and alendronate has therapeutic advantages over monotherapy by improving bone strength［J］. Bone, 2012, 50（5）：1054-1063.

【药品名称】

奥美拉唑（Omeprazole）

【成分】奥美拉唑。

【适应证】

1. 胃、十二指肠溃疡，并可与抗菌药合用治疗幽门螺杆菌相关消化性溃疡。

2. 反流性食管炎。

3. 佐林格-埃利森综合征。

4. 静脉注射可用于消化性溃疡急性出血，如急性胃黏膜病变出血。

5. 溃疡样症状的对症治疗及酸相关性消化不良。

【药理】

1. 药效学。

本品为质子泵抑制药，是脂溶性弱碱性药物，易浓集于酸性环境，能特异性作用于胃壁细胞顶端膜构成的分泌性微管和胞质内的管状泡上，即胃壁细胞质子泵（H^+，K^+-ATP 酶）所在部位，并转化为亚磺酰胺的活性形式，在高酸环境下，通过二硫键与质子泵的巯基呈不可逆性结合，生成亚磺酰胺与质子泵的复合物，从而抑制该酶活性，使壁细胞内的 H^+ 不能转运到胃腔中，阻断胃酸分泌，使胃液中胃酸的量大为减少，对基础胃酸的分泌和由组胺、五肽促胃液素及刺激迷走神经引起的胃酸分泌具有强而持久的抑制作用。对 H_2 受体阻滞剂不能抑制的由二丁基环腺苷酸引起的胃酸分泌，本品亦有明显的抑制作用。此外，本品对胃蛋白酶的分泌也有抑制作用。

2. 药动学。

（1）吸收：口服经小肠吸收，1 小时内起效，食物可延迟其吸收，但不影响吸收总量。单次给药时生物利用度约为 35%，反复给药的生物利用度可达约 60%。口服 0.5~3.5 小时血药浓度达峰值，达峰浓度为 0.22~1.16mg/L。吸收入血后主要与血浆蛋白结合，结合率为 95%~96%，作用持续 24 小时以上。

（2）分布：可分布到肝、肾、胃、十二指肠、甲状腺等组织。达到平衡后分布容积为 0.19~0.48L/kg，与细胞外液相当。不易透过血脑屏障，但易透过胎盘。

（3）代谢：在体内完全被肝微粒体细胞色素 P_{450} 氧化酶系统催化而迅速氧化代谢，生成至少 6 种代谢产物，主要有 5-羟奥美拉唑、奥美拉唑砜和少量奥美拉唑硫醚。本品在体内几乎完全经代谢消除，血浆消除半衰期为 0.5~1 小时，慢性肝病患者约为 3 小时。血药浓度在给药 4~6 小时后基本消失。

（4）排泄：其中有 72%~80% 经肾脏排泄，另有 18%~23% 的代谢物由胆汁分泌，随粪便排出。

【不良反应】

1. 消化系统：可有口干、轻度恶心、呕吐、腹胀、便秘、腹泻、腹痛等；丙氨酸氨基转移酶、天门冬氨酸氨基转移酶和胆红素水平可有升高，一般是轻微和短暂的，大多不影响治疗。另外，国外资料显示在长期使用奥美拉唑治疗的患者的胃体活检标本中可观察到胃黏膜细胞增生或萎缩性胃炎的表现。

2. 神经系统：可有感觉异常、头晕、头痛、嗜睡、失眠、外周神经炎等。

3. 代谢与内分泌系统：长期应用奥美拉唑可导致维生素 B_{12} 缺乏。

4. 致癌性：动物试验表明奥美拉唑可引起胃底部及胃体部主要内分泌细胞——肠嗜铬细胞增生，长期用药还可发生胃部类癌。

5. 其他：可有皮疹、男性乳房发育、白细胞降低、溶血性贫血等。

【禁忌证】

1. 对本品过敏者禁用。

2. 严重肾功能不全者禁用。

3. 婴幼儿禁用。

【美国 FDA 妊娠期药物安全性分级】 口服及肠道外给药：C 级。

【注意事项】

1. 肾功能不全及严重肝功能不全者慎用。

2. 尽管动物试验中并未发现本品对哺乳期妇女有不良影响，但建议哺乳期妇女尽可能不用。

3. 对诊断的影响：

（1）奥美拉唑可抑制胃酸分泌，使胃内 pH 值升高，反馈性地使胃黏膜中的 G 细胞分泌促胃泌素，从而使血中促胃泌素水平升高。

（2）奥美拉唑可使^{13}C－尿素呼气试验（UBT）结果出现假阴性，其机制可能是奥美拉唑对幽门螺杆菌有直接或间接的抑制作用。临床上应在奥美拉唑治疗后至少 4 周才能进行^{13}C－尿素呼气试验。

4. 用药前后及用药时应当检查或监测的项目：

（1）疗效监测：治疗消化性溃疡时，应进行内镜检查了解溃疡是否愈合；治疗幽门螺杆菌相关的消化性溃疡时，可在治疗完成后 4~6 周进行 UBT 试验，以了解幽门螺杆菌是否已根除；治疗佐林格－埃利森综合征时，应检测基础胃酸分泌值是否小于 10mEq/h（即治疗目标）。

（2）毒性监测：应定期检查肝功能；长期服用者，应定期检查胃黏膜有无肿瘤样增生；用药超过 3 年者还应监测血清维生素 B_{12} 水平。

5. 治疗胃溃疡时，应首先排除癌症的可能后才能使用本品。因用本品治疗可减轻其症状，可能延误治疗。

6. 本品抑制胃酸分泌的作用强、持续时间长，故应用本品时不宜同时服用其他抗酸或抑制胃酸分泌的药物。

7. 为防止抑酸过度，在治疗一般消化性溃疡时，建议不要长期大剂量地使用本品（用于佐林格－埃利森综合征时除外）。

【孕妇及哺乳期妇女用药】 虽然动物试验表明，本品无胎儿毒性或无致畸作用，但孕妇一般不用，哺乳期妇女也应慎用。

【儿童用药】 尚无儿童用药经验，婴幼儿禁用。

【老年用药】 老年人使用本品不需要调整剂量，但也应慎用。

【药物相互作用】

1. 奥美拉唑可提高胰酶的生物利用度，增强其疗效；两者联用时对胰腺囊性纤维化引起的顽固性脂肪泻及小肠广泛切除术后的功能性腹泻有较好疗效。

2. 对幽门螺杆菌敏感的药物（如阿莫西林等）与奥美拉唑联用有协同作用，可提高清除幽门螺杆菌的疗效。

3. 奥美拉唑具有酶抑制作用，与经微粒体细胞色素 P_{450} 氧化酶系统代谢的药物（如双香豆素、华法林、地西泮、苯妥英钠等）合用时，可使后者的半衰期延长，使代谢缓慢。但在一般临床剂量下，本品所起的作用不大，对茶碱和安替比林的药动学影响要比西咪替丁小得多，对华法林的影响也无临床意义。

4. 与钙拮抗剂联用时，两药体内清除均有所减慢，但无临床意义。

5. 可抑制泼尼松转化为活性形式，降低其药效。

6. 可造成低酸环境，使地高辛较少转化为活性物质，降低其疗效。服用奥美拉唑及其停药后短时间内应调整地高辛剂量。

7. 可使胃内呈碱性环境，使铁剂、四环素、氨苄西林和酮康唑吸收减少，血药浓度降低。

8. 可影响环孢素的血药浓度（升高或降低），机制不明。

9. 可改变胃内 pH 值，从而使缓释和控释制剂受到破坏，药物溶出加快。

10. 抑制胃酸分泌，使胃内细菌总数增加，致使亚硝酸盐转化为致癌性亚硝酸；联用维生素 C 或维生素 E，可能限制亚硝酸化合物形成。

11. 使用三唑仑、劳拉西泮或氟西泮期间，给予奥美拉唑可致步态紊乱，停用一种药即可恢复正常。

【用法用量】

1. 口服给药。

（1）治疗胃、十二指肠溃疡：每次 20mg，清晨 1 次服。十二指肠溃疡疗程通常为 2～4 周，胃溃疡疗程通常为 4～8 周。患难治性消化性溃疡者可每次 20mg，每日 2 次，或每次 40mg，每日 1 次。

（2）治疗反流性食管炎：每次 20～60mg，每日 1～2 次，晨起顿服或早晚各 1 次，疗程通常为 4～8 周。

（3）治疗佐林格－埃利森综合征：初始剂量为每次 60mg，每日 1 次，以后酌情调整为每日 20～120mg，其疗程视临床情况而定。90% 以上患者给予每日 80mg，应分 2 次给药。

（4）治疗酸相关性消化不良：上腹部疼痛或不适，伴或不伴有烧心症状的患者，推荐剂量为 20mg，每日 1 次；一些患者每日 10mg 可能已足够，因此 10mg 可作为起始剂量。如果每日 20mg 仍未能控制症状，建议做进一步检查。

（5）治疗肝功能损害：严重肝功能损害者每日剂量不超过 20mg。

（6）治疗非甾体抗炎药引起的消化性溃疡、胃十二指肠糜烂或消化不良症状：每次 20mg，每日 1 次，通常 4 周即可治愈。若初始疗程效果不肯定，应再治疗 4 周。

（7）预防非甾体抗炎药引起的消化性溃疡、胃十二指肠糜烂或消化不良症状：正常剂量为每次 20mg，每日 1 次。

2. 静脉注射。

本品用于治疗消化性溃疡出血时，可予以静脉注射，每次 40mg，每 12 小时 1 次，连用 3 日，首次剂量可加倍。

3. 静脉滴注。

出血量大时可用首剂 80mg 静脉滴注，之后改为 8mg/h 维持，至出血停止。

4. 严重肾功能不全者慎用，必要时剂量减半。

【制剂与规格】

1. 奥美拉唑片：（1）110mg；（2）220mg。

2. 奥美拉唑缓释胶囊：（1）110mg；（2）220mg。

3. 注射用奥美拉唑钠：40mg。

【在口腔黏膜病治疗中的应用】

1. 适应证及用法用量。

一般在获取相关专科医师意见后使用。在口腔黏膜病中主要用于服用糖皮质激素导致的胃酸分泌过多、胃溃疡、胃出血，一般每次 20mg，每日 1 次。

2. 使用中的注意事项。

见"注意事项""孕妇及哺乳期妇女用药""儿童用药""老年用药"部分。

（王非　王同珂）

附录一　中文药品名称索引

K

L

M

P

Q

S

T

W

X

附录二　英文药品名称索引

A

B

C

附录三 美国 FDA 妊娠期 药物安全性分级

美国食品和药物管理局（FDA）将药品的安全性分为 A、B、C、D、X 五级，有些药物有两个不同的危险度等级，是因为其危害性可因药物剂量、给药方式等不同而有所不同。

1. A 级。

在设对照组的药物研究中，在妊娠首 3 个月的妇女中未见到药物对胎儿产生危害的迹象（并且也没有在其后 6 个月具有危害性的证据），该类药物对胎儿的影响甚微。

2. B 级。

在动物繁殖研究中（并未进行孕妇的对照研究），未见到药物对胎儿的不良影响。或在动物繁殖研究中发现药物有不良反应，但这些不良反应并未在设对照的、妊娠首 3 个月的妇女中得到证实（也没有在其后 6 个月具有危害性的证据）。

3. C 级。

动物研究证明药物对胎儿有危害性（致畸或胚胎死亡等），或尚无设对照的妊娠期妇女的研究，或尚未对妊娠期妇女及动物进行研究。本类药物只有在权衡对孕妇的益处大于对胎儿的危害之后，方可使用。

4. D 级。

有明确证据显示，药物对人类胎儿有危害性，但尽管如此，孕妇用药后绝对有益（例如用该药物来挽救孕妇的生命，或治疗用其他较安全的药物无效的严重疾病）。

5. X 级。

对动物和人类的药物研究或人类用药的经验表明，药物对胎儿有危害，而且孕妇应用这类药物无益，因此禁用于妊娠期或可能怀孕的患者。